U0271768

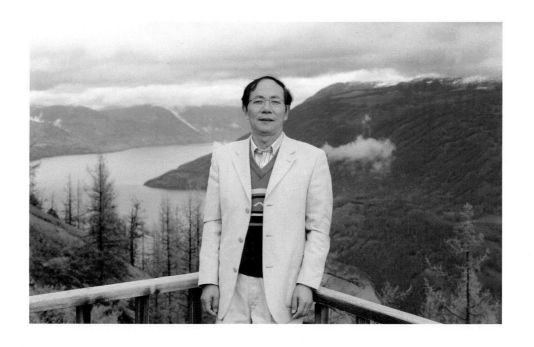

秦正红

1980 年毕业于苏州医学院医疗系，1985 获得苏州医学院药理学硕士学位，1994 获美国宾夕法尼亚医学院药理学博士学位。1994～1999 年在美国国立卫生研究院（NIH）从事博士后工作，1999～2003 年在哈佛大学任讲师、助理研究员。2003 年引进苏州大学，任药理学特聘教授、博士生导师，苏州市衰老与神经疾病重点实验室主任，苏州大学中药研究所所长。曾任苏州大学药学院副院长。

秦教授从事药理学教学和研究 30 多年，主讲留学生和本科英文班药理学总论，共培养博士后 9 名，博士生 22 名，硕士生 50 名。主要从事蛇毒神经毒素在免疫调节及其在自身免疫病中应用的研究，辅酶Ⅱ（NADPH）在抗氧化作用及其在心脑血管疾病中的应用、抗衰老研究，并获得多项创新性成果。主持国家自然科学基金重点项目 2 项和面上项目 4 项。主持国家科技部 863 项目 1 项，国家重大基础研究计划 973 项目子课题 1 项。共发表 SCI 论文 250 余篇。主编 *Autophagy-Biology and Disease*（第 1～3 版）（由科学出版社和 Springer 出版社共同出版），参编本科生和研究生《药理学》教科书多部。2014～2020 年连续 7 年被列入中国高被引学者榜单，2020 被列入全球前 2% 最具影响力的科学家（排名 9699/700000）。获得中国发明专利 23 项，有 2 个科技项目正在转化中，其中一个一类新药正在开发中。

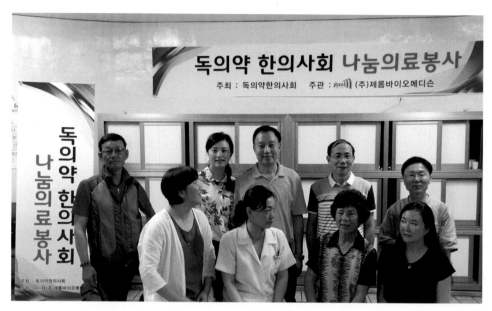

秦正红教授和韩国韩医医生在为济州岛蛙女用神经毒素免费治疗风湿痛后合影

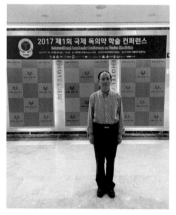

秦正红教授参加韩国首届
"国际毒素药物学术会议"，
在会议上当选为毒素药物
学会副会长

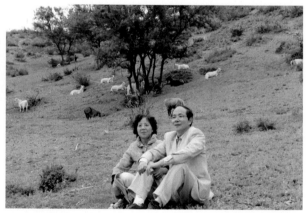

秦教授与其夫人王玉美在生活、科研上相互扶持，
尤其在眼镜蛇蛇毒、神经毒素的纯化、研究及本
书的写作中，其夫人给予了秦教授诸多技术援助
和指导

眼镜蛇神经毒素：基础和临床

秦正红　编著

科　学　出　版　社

北　京

内 容 简 介

本书第一次系统地总结和分析了眼镜蛇神经毒素的基础和临床研究成果。首先，概述了蛇与人类健康、眼镜蛇及其药用和营养价值、眼镜蛇蛇毒和神经毒素的临床应用史、眼镜蛇蛇毒的制备和质量标准。随后，详细阐述了眼镜蛇神经毒素的纯化和鉴定、理化性质、稳定性、体内过程、安全性、制剂和给药方式、与受体的相互作用及药理作用(包括在镇痛、抗炎、抗自身免疫病、抗肿瘤和神经系统疾病治疗中的药理和临床应用研究等)。最后，总结、归纳了眼镜蛇神经毒素的药理作用机制。此外，本书还简要地介绍了一些眼镜蛇蛇毒中的其他成分的研究，以便于读者了解更多的相关研究。

本书可作为医药企业、临床神经内科医生、疼痛科医生、肿瘤科医生和皮肤科医生的参考书，也可作为动物学、生物学、药理学基础研究工作者参考的读物，亦可作为相关专业的研究生教材。

图书在版编目(CIP)数据

眼镜蛇神经毒素：基础和临床 / 秦正红编著. —
北京：科学出版社，2022.2
ISBN 978 - 7 - 03 - 070894 - 6

Ⅰ.①眼… Ⅱ.①秦… Ⅲ.①眼镜蛇—神经毒素—临床应用—研究 Ⅳ.①R996.3

中国版本图书馆 CIP 数据核字(2021)第 258394 号

责任编辑：周 倩 / 责任校对：谭宏宇
责任印制：黄晓鸣 / 封面设计：殷 靓

科 学 出 版 社 出版
北京东黄城根北街 16 号
邮政编码：100717
http://www.sciencep.com

南京展望文化发展有限公司排版
广东虎彩云印刷有限公司印刷
科学出版社发行 各地新华书店经销

*

2022 年 2 月第 一 版 开本：B5(720×1000)
2025 年 5 月第二次印刷 印张：22 3/4 插页 1
字数：380 000

定价：230.00 元
(如有印装质量问题，我社负责调换)

世间绝大多数有毒生物物种体内产生的毒素物质皆是因捕食或防御天敌的物种生存适应性进化产物,其天然属性注定了具有靶向攻击的选择性、靶标异化的精准性、微量速效的特异性等与众不同的特征。

现代生命科学技术的迅猛发展与运用,对众多有毒生物物种的毒理学与药理学研究已深入个体毒素化合物或生物活性物质的分子解构定性、靶向在/离体标本的细胞与分子网络功能鉴定、机制剖析及毒素基因组学的深度探究。

借助生物毒素工具物的实际运用,一方面揭开了长期困扰生理学的一些基础性难解学术谜题。例如,银环蛇 α-神经毒素的发现,使分布在突触后膜上胆碱能受体的分子组装被解构,其生理调控功能的微妙得以透视。另一方面,不仅拓展了传统中医药的理论与实践框架视野,又为临床医学上一些顽固性疑难杂症的毒素药物干预诊治奏响了福音,范例举不胜举。简而言之,以微量毒素干预或优化设计毒素分子模板,无疑都正开启新药研制的另一曙光天地!

秦正红教授学术专注,孜孜不倦。几年前我曾受邀携门徒出席了由他主导的韩国济州岛"国际毒素药物学术会议"。其间,目睹了韩国医务人员采用由秦正红教授独家配制的低剂量高纯度中华眼镜蛇短链 α-神经毒素(cobrotoxin)注射针剂,对患有下肢静脉曲张、术后幻肢痛、红斑狼疮、腰肩疼痛患者及因常年涉海采集水产品而患有四肢疼痛的韩国众蛙女们,规范治疗,效果异常好,令人印象深刻。

由秦正红教授主编的《眼镜蛇神经毒素:基础和临床》一书,以"蛇与人类健康"为背景,广集文献资料,全面系统地归纳、总结了关于眼镜蛇神经毒素的生化、毒理与药理学的基础研究成果及若干临床病症的前期应用实例和前景估判。细读此书,专业人员可以从中吸取学术的涓涓知识养分,非专业人员也可一并从中清晰地看到秦正红教授独具匠心的科研足迹,以利借鉴坚定各自的正确道路,创造美好未来(Right way & Future Way)!

吉永华教授

上海大学生命科学学院

2021 年 7 月 22 日

　　在世界文明史长河中,蛇扮演着既是神灵又是魔鬼的角色,蛇文化是人类文明和文化的重要部分。蛇及其毒液用于治病已有数千年的历史,是人类宝贵的天然药库。近几十年来,人们开始对蛇毒的分子特征、生物靶点、药理和毒理作用进行了广泛的研究。许多活性成分被分离、鉴定出来,一些治疗疼痛、癌症和心血管疾病的药物已经成功地从毒液中分离出来。随着天然生物毒素研究的进步,越来越多的人认识到蛇毒对许多"不治之症"具有独特的治疗作用,是人类战胜疾病的有效武器。近20年来,笔者实验室致力于眼镜蛇蛇毒和响尾蛇蛇毒的研究,为中华眼镜蛇蛇毒的分离纯化、毒理学和药理学研究做出了一些贡献。

　　从美国的顺势疗法药物到中国的中医药,眼镜蛇 α-神经毒素被认为是强效镇痛药,我国中国科学院昆明动物研究所分离纯化的中华眼镜蛇 α-神经毒素被成功开发成镇痛新药。我们在该领域的主要贡献是发现了中华眼镜蛇 α-神经毒素的新镇痛机制,并发现了它的抗炎和免疫调节作用,可用于自身免疫病和其他一些疑难杂症的治疗。从中华眼镜蛇蛇毒中提取的短链 α-神经毒素(科博肽)作为治疗慢性疼痛的药物已有多年历史,在临床上的应用获得比较理想的镇痛效果。但是该药品应用的 α-神经毒素并未鉴定是何种短链神经毒素,注射剂的国标神经毒素纯度低,蛋白质含量低,应用于临床具有一定的局限性,在临床的应用中断了许多年,原因不明。为此笔者投入人力、物力从中华眼镜蛇蛇毒中纯化出高纯度的短链 α-神经毒素cobrotoxin,并对cobrotoxin的理化性质、药理和毒理作用进行了长期研究。笔者实验室的研究成果表明,不仅可以生产出符合现代生化药标准的原料和制剂，而且在多年与韩国韩医医院的合作中还取得了丰富的人体使用经验，将 cobrotoxin 潜在的治疗作用拓展到了许多其他"难（不）治之症"。本书比较全面地收集了关于眼镜蛇蛇毒，尤其在短链 α-神经毒素方面的基础研究和临床应用资料。为了增加读者对眼镜蛇蛇毒的了解，本书在知识拓展部分对眼镜蛇蛇毒中的其他活性成分和总毒的研究成果也作了一些介绍。本书中的一部分信息是从文献、文库、网站、私人通信中收集整理的，一部分是作者实验室发表过或未发表的研究成果。旨在为眼镜蛇 α-神经毒素基础研究工作者提供参考资料，也可作为相关临床医生用药的参考读物。笔者对于书中引用文献原创作者及苏州大学衰老与神经疾病重点实验室参与研究的学生和苏州人本药业有限公司的研究人员表示敬意和感谢。眼镜蛇神经毒素研究的时间跨度很大，一些早期的研究对眼镜蛇蛇毒成分命名不规范，实验研究不严谨或信息不完整。本书中还收集了一些非正式发表的资料。在整理这些资料时难免存在错误或表述不当之处，敬请读者批评指正，以便在再版时予以修正。

秦正红　教授

苏州大学药学院

2021 年 10 月 18 日

CONTENTS | **目 录**

第一章
蛇与人类健康

一、古代人们对蛇与人类健康的认识

蛇与人类生活有着密切的关系,总括起来,有害和有利两个方面。毒蛇咬人,造成蛇伤,中毒严重者,如果处理不当或治疗不及时,甚至可危及生命。所以蛇伤是对人类健康的一大危害。此外,毒蛇还常在牧区咬伤牲畜,对畜牧业造成一定危害。有些半水栖或水栖蛇类吃鱼,也给渔业带来一定损失。蛇还是人类某些疾病病原体如钩端螺旋体的携带者,可能会传播疾病。蛇对人固然有危害的一面,但是也有许多方面可以为人所利用。蛇一身是宝,蛇肉、蛇蜕、蛇胆、蛇血、蛇油、蛇鞭都有药用价值。以毒蛇而论,经过处理后,按一定的剂量和方法,可用来治疗人的某些疑难疾病。蛇对维持生态平衡也有作用,因为蛇喜食老鼠,对于减少鼠害有重要作用。

最能说明蛇与人类健康关联的莫过于关于蛇杖的传说。一些医学会以蛇盘旋在手杖上作为标志。此标志来自古希腊的神话传说,是医药之神阿斯克勒庇俄斯(Asclepius)的标志。因为蛇类蜕皮重生的特性被视为"医学智慧"象征的体现,因此"蛇杖"象征医学;而阿斯克勒庇俄斯的女儿许癸厄亚则是希腊的健康女神,手持一只药碗,碗上同样缠着一条长蛇,象征药学。木杖,代表人的脊柱,确切代表的是人的中脉,位于脊髓中间,也称命脉。因蛇具有蜕皮的特性,所以用蛇象征"更新和代谢"。在这里代表灵的能量沿着中脉升起时,作双螺旋状向上推进的运动过程。

世界上的医学标志有两种形式:一种是双蛇缠杖,立着双翼作为主题;另一种则是以单蛇缠杖作为主题。古希腊的神话传说中,太阳之神阿波罗曾将自己的孩子——阿斯克勒庇俄斯(Asclepius),交给了位懂得医术的半人半马神——喀戎抚养。阿斯克勒庇俄斯在喀戎的抚养与教导下,长大后成为一名治病救人的医生。为了丰富自己的医术,他经常不畏艰难险阻,采食植物,冒着生命危险,辨尝各类药物,总结各类治疗疾病的经验。在他的刻苦努力下,他在医术方面取得了非凡的成就。经过阿斯克勒庇俄斯的精心救治,一些濒临死亡的患者又重新找回了自己的生命。他精深的医术再加上其高尚的医德,使得他受到了人们的敬仰与膜拜。阿斯克勒庇俄斯也由此而受到了宙斯的妒忌。于是,宙斯便暗暗地吩咐雷电神劈死了阿斯克勒庇俄斯。但是,事后宙斯又对自己的所作所为感到十分的懊悔。长时间的内疚让宙斯寝食不安,终于又做出了使阿斯克勒庇俄斯得以复生的决定,并封其为"医神",让他继续为人类治病。从此,作为主管着治病救人使命的医神,阿斯克勒庇俄斯的能力得到了充分的发挥,并受到了人

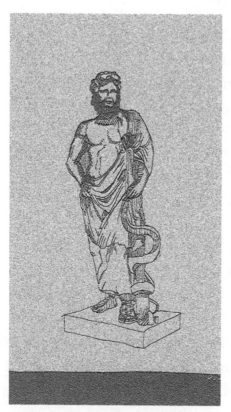

图1-1　希腊神话中的神医阿斯克勒庇俄斯和他的蛇杖

们的尊敬。有一次,在给人们治病的时候,一时找不到一个很好的方法。面对患者的痛苦,他非常着急并沉思起来。这时,有一条毒蛇悄悄地爬到了他经常使用的手杖上面,他发觉以后,便杀死了这条蛇。而过了一会儿,他却发现又有一条蛇口里衔着一棵草,爬到了那条他刚刚杀死的蛇旁边,并用口里衔着的那颗草救活了死蛇。在这件事情的启发下,阿斯克勒庇俄斯立刻有所醒悟:蛇具有一种神秘的疗伤能力,它熟知一些草木的属性,知道草木所具有的药性。从此以后,医神阿斯克勒庇俄斯在行医的时候,他的手杖上面便多了一条盘绕着的蛇(图1-1)。渐渐地这根盘绕着一条蛇的手杖便开始被人们神化,成了医神的标志,也成了从医者职业的标志。

在我国民间故事《白蛇传》中除了有许仙和白娘子忠贞不渝的爱情外,还演

绎了蛇精白娘子为当地百姓治病，小青为许仙盗取仙草救命的神话故事。这个故事和希腊神话中的神医阿斯克勒庇俄斯有共性之处并更人性化。这个故事在非物质文化遗产传承人张著权的剪纸中也得到了体现（图1-2）。他以《白蛇传》中的白素贞为原形，以灵芝为陪衬，充分表达因白娘子和许仙开药店治病救人的行善之举而流传至今的美好传说。

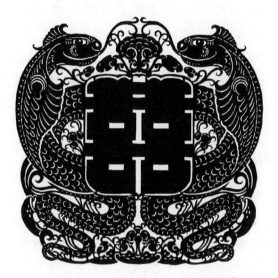

图1-2　张著权剪纸——双蛇和灵芝

我国用蛇入药治疗疾病的历史悠久，不但在民间流传着各种验方和偏方，而且在文献上亦多有记载。战国期间写成的《山海经》所记述的"巴蛇（蟒蛇）食象，三年而出其骨。君子食之无心腹之疾"，可算是用蛇治病的最早文字记载了。我国第一部药物学著作《神农本草经》中亦有收载蛇入药的纪录。唐代柳宗元撰写的《捕蛇者说》一文中，记载了五步蛇的功用，并记述在当时已有专门捕捉、饲养该蛇供医药用的事实。明代著名的医药学家李时珍所著的《本草纲目》更是举世闻名的药学经典，此书收载入药的蛇类多达17种，用于治疗疾病的处方竟多达76例。如对蝮蛇就有"蝮蛇能治半身枯死，手足脏腑间重疾……"之说。如此可见，祖国医学对于蛇类研究得深刻及蛇类药用价值之高了。

据现代医学考证，《本草纲目》收集入药的17种蛇中，其中真正蛇属的只有12种。它们分别是蟒蛇、五步蛇、乌梢蛇、水赤链游蛇、中国水蛇、黑眉锦蛇、赤链蛇、竹叶青、烙铁头、蝮蛇、钝尾两头蛇、海蛇。近年来，据有关调查资料初步统计,我国具有医药价值的蛇共有 31 种,现列名称如下：五步蛇、蝮蛇、烙铁头、中国水蛇、铅色水蛇、乌游蛇、锈链游蛇、虎斑游蛇、青环海蛇、黑头海蛇、长吻海蛇、蟒蛇、乌梢蛇、赤链蛇、黄链蛇、水赤链游蛇、双斑锦蛇、王锦蛇、灰腹绿锦蛇、玉斑锦蛇、红点锦蛇、黑眉锦蛇、草游蛇、灰鼠蛇、滑鼠蛇、翠青蛇、黄脊游蛇、眼镜蛇、眼镜王蛇、竹叶青蛇和蝰蛇。

《捕蛇者说》是柳宗元记载的永州的五步蛇：(它)黑色的质地、白色的花纹,如果这种蛇碰到草木,草木全都干枯而死;如果蛇咬了人,没有能够抵挡蛇毒的办法。然而捉到后晾干作成药饵,可以用来治疗麻风、手脚蜷曲、脖肿、恶疮,去除坏死的肌肉,杀死人体内的寄生虫等。起初,太医以皇帝的命令征集这种蛇,每年征收这种蛇两次,招募能够捕捉这种蛇的人,允许用蛇抵他们的税负。

二、现代人们对蛇与人类健康的认识

追溯人类发展的历史长河我们可以看到,人类社会发生了一次又一次的蜕变。而每一次蜕变的结果,人类社会便得到了一次升华。而医学呢？它也在人类社会的蜕变中被不断丰富充实。蛇杖的符号也逐渐地蕴含了更深的含义。在病者看来,它不仅仅再局限于一个标志,而是成了一个图腾符号,一种象征,一种驱除病魔、追求健康的象征。而对于医者们来说呢,它是一个警示,时刻提醒着每一位从医者都要担负救死扶伤的神圣责任。此时,蛇杖的符号已将医学的内涵完全表达了出来,即医学是一种责任。由于人们对于蛇与健康的广泛认知,很多与医学和健康有关的组织机构的标志都含有蛇杖的元素,其中包括世界卫生组织、中国卫生部。

我国名医张仲景说"药以治病,有毒为能",民间有"以毒攻毒"的说法,概括了包括蛇毒在内的生物毒素的药用价值。

蛇毒是由蛇的毒腺分泌的一种天然物质,含有多种蛋白质、多肽、酶类和其他小分子物质,具有广泛的生物学活性。蛇毒是生物毒素中研究最广泛、开发最早的毒素之一。在 20 世纪 60 年代,来自马来西亚的一位医生成功利用蝮蛇毒液的特殊效果来达到使血液凝固的目的。银环蛇蛇毒是极为珍贵的科研试剂,其中的神经毒素是烟碱型胆碱能受体 α_7 受体的特异性配体,因为来源有限,国际上价格极为昂贵。近年来药厂、科研单位对于蛇毒的研发逐渐产生应用性成果,蛇毒的利用率提高,市场需求增加,价格也逐年上涨。从巴西响尾蛇蛇毒中可以提取突触前神经毒素（β-神经毒素）crotoxin，由两条肽链组成，具有磷脂酶活性。药理学研究表明，crotoxin 具有镇痛作用和抗肿瘤作用。国外做过临床试验，治疗肺癌获得不错的效果。笔者实验室的动物研究肯定了 crotoxin 的抗肿瘤作用，并且发现它与靶向酪氨酸激酶的抗癌药联合应用有协同作用。此外，蛇毒还被证实可用来治疗高血压、脑损伤、心脏病等常见疾病，如抗高血压药卡托普利就是从一种巴西蝮蛇毒液中发现的缓激肽增强因子衍生来的。

 知识拓展

其他动物毒液

现代医学正在发掘生物毒素的药用价值，如个别种类的毒蜘蛛所喷射出来的毒液对人体具有一定的治疗作用。这类毒蜘蛛中就有管巢蛛、"黑寡妇"和隐士蜘蛛等，所能治疗的疾病有肌肉萎缩症、疼痛，甚至是癌症。此外，研究人员发现漏斗网蛛毒液能够治疗卒中引起的脑损伤，而狼蛛毒液是一种不会让人产生依赖的镇痛剂，目前已有临床使用的案例。锥形蜗牛，也称鸡心螺，这种分布在热带区域的蜗牛虽然个头和一个指甲盖差不多大小，但是它们的毒液足以让成年人丧命。医学专家从复杂的毒液中发现了芋螺毒素，它在镇痛方面有出色的效果，目前已经成功开发成新药。

多肽毒素用于新药发现，已展现出强大的应用价值和经济、社会效益，据张云介绍，目前全球已有 40 余种多肽毒素实现商品化，有 10 种以上动物多肽毒素成为临床应用的新药。如美国 FDA 分别于 2004 年和 2005 年批准了具有极大市场前景的镇痛新药 Ziconotide（商品名 Prialt）和治疗 2 型糖尿病新药 Exenatide（商品名 Byetta），它们分别是来源于芋螺和蜥蜴的多肽毒素。此外，有 30 种以上动物多肽毒素进入临床试验或临床前试验阶段，极有可能成为又一批动物多肽毒素新药。

三、中国对蛇毒的研究和利用

中国有毒蛇类资源丰富，占蛇类总数的 31.03%，约占全球毒蛇种类的 5%，其中剧毒类 10 余种，非常有利于开展蛇毒的研究工作。近年在生物化学和分子生物学等学科迅速发展的推动下，蛇毒的许多组分已经得到分离纯化和序列测定，并被广泛地应用于理论研究和临床应用中。目前，蝮蛇蛇毒的药用需求最大，中国、日本都有从蝮蛇蛇毒中提取溶栓酶作为药物供应市场，日本的蝮蛇蛇毒主要依赖中国进口。五步蛇蛇毒中提取的类凝血酶也被作为抗血栓药供应市场，因此这2种蛇毒的价格较高。蛇毒神经毒素由于它的强大的镇痛作用受到越来越广泛的关注。眼镜蛇神经毒素是眼镜蛇蛇毒中最主要的致死成分，也是最主要的镇痛成分。国外很早时候就将亚洲眼镜蛇蛇毒制成 cobroxin（考博罗新）和 nyloxin（纳劳辛）两种制剂，分别用于治疗顽固性疼痛、恶性肿瘤疼痛和关节痛，这两种药物已列入美国顺势疗法的正式药品中（Homeopathic 产品）。在20世纪初，我国许多医院开始应用蛇毒来缓解恶性肿瘤疼痛、神经性疼痛、顽固性疼痛和关节痛。从中华眼镜蛇蛇毒中提取的短链神经毒素（科博肽）制成的复方镇痛药克洛曲、科博肽注射液用于镇痛。从文献报道的结果看，科博肽在治疗各种疼痛包括神经痛、癌症疼痛方面取得较好的疗效。在作用机制方面它既不涉及环氧化酶（COX），也不涉及阿片受体，确切的镇痛作用机制尚未完全阐明。在镇痛作用强度方面介于解热镇痛药和吗啡之间，优点是没有耐受性和成瘾性。科博肽的临床价值将在自身免疫病和神经系统疾病的治疗方面获得提升。

蛇一身都是宝，都有药用价值。比如蛇胆有清火明目的功效，而蛇泡制的药酒还有祛风湿等作用，所以有着很强的药用性。蛇肉蛋白质中含人体必需的8种氨基酸，而胆固醇含量很低，对防治血管硬化有一定的作用，同时有润肤养颜、调节人体新陈代谢的功能。蛇肉含有丰富的营养成分，脂肪中含有亚油酸等成分，而胆固醇含量则低于猪肝、鸡蛋等，对防治血管硬化等有一定作用。特别是蛇油中富含2-羟基脂肪酸，这类脂肪酸被发现有抗肿瘤作用。

点　评

对于蛇的看法南方和北方有比较大的差别，南方人有食蛇肉的习惯，尤其是入夏时节，人们认为可以使皮肤健康，有些地方产妇坐月子时要吃蛇肉。此外，很多人相信蛇是有灵性的动物，不能随便杀死蛇。

　　蛇与人类健康的关系见于很多的传说及现代科学研究,随着现代生物科学和医学的发展,蛇与健康的关系将会越来越紧密,蛇毒的研究和应用将会越来越多,国外有专门的研究机构在研究毒素组学和毒素生态学,通过解析毒素的结构、功能和作用机制,希望从生物毒素中获得更多的治疗药物,这也将为解读"蛇杖密码"注入新的内容。

第二章
眼镜蛇及其药用和营养价值

　　眼镜蛇为眼镜蛇属动物的通称,是眼镜蛇科的一属,其成员大多被统称为眼镜蛇。眼镜蛇属目前约有 20 多个已确认物种,但分类学上经常就物种的独立性问题而存有争论,因此某些资料也可能有所出入。虽然世上也有不少其他蛇类的名字包含"眼镜蛇"称呼(如眼镜王蛇、水眼镜蛇、唾蛇),但它们因演化亲缘性不足而并不归为此属。眼镜蛇的成员主要分布于中东、东南亚、非洲、印度尼西亚等地。

一、眼镜蛇的分类和生活习性

　　1. 名称　中文名:眼镜蛇;拉丁名:*Naja*;英文名:Cobra;别称:饭匙倩、蝙蝠蛇、胀颈蛇、扇头风、扁头风等。

　　2. 界　动物界。

　　3. 门　脊索动物门;亚门:脊椎动物亚门。

　　4. 纲　爬行纲;亚纲:双孔亚纲。

　　5. 目　蛇目;亚目:新蛇亚目。

　　6. 科　眼镜蛇科。

　　7. 属　眼镜蛇属。

　　8. 分布区域　亚洲和非洲的热带和沙漠地区、东南亚岛屿。

　　9. 形态特征(眼镜蛇科主要特征)　多数眼镜蛇体形很大,长可达 1.2～2.5 m。头部呈椭圆形,从外形看与无毒蛇不易区别,瞳孔圆形,颈背有白色圈纹状似眼镜,故称为眼镜蛇;全身背面黑色或黑褐色,体及尾背常有均匀相间的黄白色细横纹,幼蛇尤为明显;头腹及体前腹面黄白色,颈腹有一黑色宽横纹,在其前方两侧各有一黑色斑点,体中段之后的腹面逐渐呈灰褐色或黑褐色。尾圆柱状。上颌骨较短,前端有沟牙,沟牙之后往往有1至数枚细牙,系前沟牙类毒蛇,毒液主要含神经毒素。眼镜蛇最明显的特征是其颈部皮褶。该部位可以向外膨起用以威吓对手。眼镜蛇被激怒时,会将身体前段竖起,颈部皮褶两侧膨胀,此时背部的眼镜圈纹愈加明显,同时发出"呼呼"声,借以恐吓敌人。事实上很多蛇都可以或多或少地膨起颈部,而眼镜蛇只是更为典型而已(图2-1)。

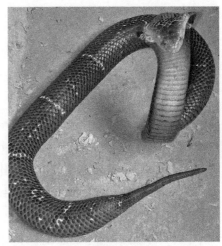

彩图2-1

图2-1　人工养殖的眼镜蛇(见彩图)

10. 世界眼镜蛇品种

(1) 南非眼镜蛇(*Naja anchietae*):分布于安哥拉、纳米比亚、赞比亚、津巴布韦东部。

(2) 喙眼镜蛇(*Naja annulifera*):分布于马拉维岛、莫桑比克、南非、赞比亚、津巴布韦。

(3) 阿氏射毒眼镜蛇(*Naja ashei*):分布于埃塞俄比亚南部、肯尼亚、索马里、乌干达。

(4) 中华眼镜蛇(*Naja atra*):分布于中国、越南。

(5) 埃及眼镜蛇(*Naja haje*):分布于贝宁、喀麦隆、中非、刚果、乍得、埃及、加纳、几内亚、科特迪瓦、利比亚、马里、摩洛哥、尼日尔、尼日利亚、阿曼、沙特阿拉伯、塞内加尔、苏丹、坦桑尼亚、多哥、乌干达、也门。

(6) 孟加拉眼镜蛇(*Naja kaouthia*):分布于孟加拉国、缅甸、柬埔寨、中国、印度、老挝、马来西亚、泰国及越南。

(7) 马里眼镜蛇(*Naja katiensis*):分布于贝宁、喀麦隆、加纳、几内亚、科特迪瓦、马里、冈比亚、毛里塔尼亚、尼日尔、尼日利亚、塞内加尔、多哥。

(8) 缅甸眼镜蛇(*Naja mandalayensis*):分布于缅甸。

(9) 非洲森林眼镜蛇(*Naja melanoleuca*):分布于安哥拉、贝宁、喀麦隆、中非、乍得、刚果、埃塞俄比亚、加蓬、加纳、冈比亚、几内亚、科特迪瓦、肯尼亚、利比亚、塞拉利昂、索马里、苏丹、坦桑尼亚、多哥、乌干达、赞比亚、津巴布韦。

（10）莫桑比克射毒眼镜蛇（*Naja mossambica*）：分布于安哥拉东南部、马拉维、莫桑比克、索马里、纳米比亚、南非、坦桑尼亚、赞比亚、津巴布韦。

（11）印度眼镜蛇（*Naja naja*）：分布于孟加拉国、不丹、印度、尼泊尔、巴基斯坦、斯里兰卡。

（12）斑马射毒眼镜蛇（*Naja nigricincta*）：分布于安哥拉、纳米比亚、南非。

（13）黑颈射毒眼镜蛇（*Naja nigricollis*）：分布于安哥拉、贝宁、喀麦隆、中非、乍得、刚果、埃塞俄比亚、加蓬、冈比亚、加纳、几内亚、科特迪瓦、肯尼亚、利比亚、马里、毛里塔尼亚、纳米比亚、尼日尔、尼日利亚、塞内加尔、塞拉利昂、苏丹、坦桑尼亚、索马里、多哥、乌干达、赞比亚。

（14）黄金眼镜蛇（*Naja nivea*）：分布于博茨瓦纳、纳米比亚、南非。

（15）努比亚射毒眼镜蛇（*Naja nubiae*）：分布于乍得、埃及、尼日尔、苏丹。

（16）中亚眼镜蛇（*Naja oxiana*）：分布于阿富汗、印度、伊朗、巴基斯坦、土库曼尼斯坦、乌兹别克斯坦。

（17）红颈射毒眼镜蛇（*Naja pallida*）：分布于埃塞俄比亚、肯尼亚、索马里、坦桑尼亚。

（18）菲律宾眼镜蛇（*Naja philippinensis*）：分布于菲律宾。

（19）安达曼眼镜蛇（*Naja sagittifera*）：分布于印度安达曼群岛。

（20）萨马眼镜蛇（*Naja samarensis*）：分布于菲律宾、中南半岛。

（21）射毒眼镜蛇（*Naja siamensis*）：分布于柬埔寨、老挝、泰国、越南。

（22）马来射毒眼镜蛇（*Naja sputatrix*）：分布于印度尼西亚。

（23）苏门塔那射毒眼镜蛇（*Naja sumatrana*），分布于印度尼西亚、马来西亚、菲律宾、泰国南部。

11. 眼镜蛇的生活习性　眼镜蛇不爱活动,常喜欢生活在平原、丘陵、山区的灌木丛或竹林里,山坡坟堆、山脚水旁、溪水鱼塘边、田间、住宅附近也常见出现。该蛇食物谱很广,既吃蛇类、鱼类、蛙类,也食鸟类、蛋类、蝴蝎等。属昼行性蛇类,主要在白天外出活动觅食。

12. 眼镜蛇的生理特点　眼镜蛇能耐高温,在 35~38℃ 的炎热环境中照样不回避阳光,仍四处活动,但对低温的承受能力较差,冬季都喜集群冬眠,在气温低于9℃时易遭冻死。卵生,5~6月交配,6~8月产卵,每窝产蛋9~18枚。自然孵化,亲蛇在附近守护,孵化期约50天,幼蛇3年后达到性成熟。

13. 眼镜蛇的分布　眼镜蛇分布范围极广,分布于从非洲南部经亚洲南部至东南亚岛屿的区域。主要分布在亚洲和非洲的热带和沙漠地区、东南亚岛屿。在我国,眼镜蛇主要分布在南方,如云南、贵州、安徽、浙江、江西、湖南、福建、台湾、广东、广西、海南等地,尤其以湖南永州的量多,北方亦偶尔可见。

二、眼镜蛇的人工饲养

眼镜蛇的养殖历史比较长,养殖技术成熟,能够在室内、半室内进行全天候人工繁养。眼镜蛇是一种性情懒惰的动物,只要饲养环境的温度、湿度调节良好,清洁卫生,就能饲养成功。

(一) 眼镜蛇人工养殖方式

1. 蛇场养蛇　场地要选择僻静、位置较高、离水源近的地方。四周建2 m以上的坚固围墙,墙基向下挖深0.5~0.8 m,并用水泥灌注防止老鼠打洞贯通院内外。墙内四壁刷成灰色、黑色或草绿色,但不能刷成白颜色。内墙要求光滑无缝,四个墙角要做成圆弧形,绝对不能成直角,否则蛇会靠腹鳞借助90度直角夹住蛇身两侧沿墙外逃。围墙的出入门一定要设两层,内门开向蛇场,外门开向场外,这样比较安全。蛇场围墙也可不设进出门,每次用木梯进出。蛇场内设蛇洞、水池、水沟、饲料池、产卵室和活动场。可在活动场栽种一些小灌木、短草并垒上一些石堆,有利于夏季遮阴、降温和蛇类蜕皮。蛇场内保持干净、潮湿、阴凉和卫生。

2. 室内蛇池养蛇　最好的养殖眼镜蛇的方法是室内蛇池养殖,是目前养殖眼镜蛇最成功的方法,可采用室内、室外相结合,尽量模仿蛇类野外生活的自然环境。蛇房的房屋和围墙需专门设计后使用,房内要有水池,适当放置几盆花卉,以增加蛇房湿度,有利于眼镜蛇的健康生长。室内配备温控、湿度调节设备。蛇室内放置多层木板,层间留有5 cm左右间隙,最上层覆盖一层棉被或毛毯,便于眼镜蛇在不吃食时休息。还可在室内铺上发酵床,眼镜蛇在这样的环境中饲养,环境相对干净,有不易生病、生长速度快等优点。一般每平方米可饲养1 kg左右的蛇10条,小眼镜蛇可适当多放一些。蛇房内放置盛放食物和饮水的器具

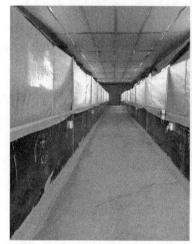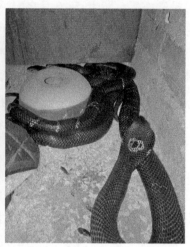

图2-2　简易室内养蛇场(见彩图)

（图2-2）。人工投的食物多为活体的大白鼠、小白鼠、黄金地鼠、青蛙、蟾蜍、泥鳅或小鱼类。可人工养殖蚯蚓、黄粉虫、地鳖虫等，以保证大规模养蛇的需要。投食要广谱多样化才能保证蛇类的健康和生长。

3. 室内蛇箱养蛇　一般建在通风采光好的房内或房边，多是建成长方形，大小和高低要根据眼镜蛇的种类和数量而定。蛇箱的材料可用木板或砖。可在蛇箱内铺5 cm厚的潮湿沙土，四周放几块适合的石块供眼镜蛇躲藏和蜕皮。蛇箱一般长2.5 m、宽1 m、高0.8 m，蛇箱要有活动气窗，内遮金属网可防眼镜蛇外逃。蛇箱内有放食物的食盆和饮水的水盆。每周投喂1~2次。做到勤换水和垫料，保持好蛇箱卫生。

（二）眼镜蛇的繁殖和孵化

眼镜蛇性成熟后，多在每年冬眠初醒后第一次蜕皮时便开始交配。由于雄蛇的精子在母蛇体内可以存活数年之久，所以母蛇一生中最多交配3~4次，交配期在3~4月。母蛇在每年的6月初或8月底产卵，数量在几枚到二十几枚不等（图2-3）。人工孵化的温度一定要控制在20~27℃之间，相对湿度控制在74%~95%之间，由于眼镜蛇的种类不同，蛇孵化时间的长短也不尽一样，最短孵化时间25天，最长则需55天左右。

幼蛇的饲养。幼蛇的饲养方法很简单，只要关在小板箱内，只供水，不需供

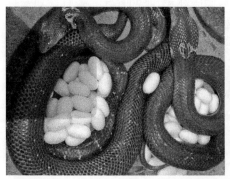
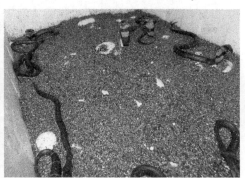

彩图 2-3

图 2-3　眼镜蛇的蛇卵和幼蛇 (见彩图)

食,因其腹中的卵黄可维持 5 天左右。随着卵黄的耗尽,幼蛇的活动能力逐渐增强。这时可投喂小昆虫、蚯蚓或小青蛙。对于不开口吃食的幼蛇,可用灌胃器喂食。待生长到一定时期,投喂可与大蛇一样。

(三) 眼镜蛇的饲料

眼镜蛇的食谱较广,目前养殖眼镜蛇都是用孵化场淘汰的小鸡仔、小鸭仔、鹌鹑作为饲料。眼镜蛇最喜欢吃小鸡,虽然也爱吃老鼠,但饲养大白鼠比较麻烦。用小木箱高密度养殖眼镜蛇时不喂活体动物,主要原因:① 因为活体动物饲料会在蛇箱内跳动,眼镜蛇难捕食;② 眼镜蛇为追捕食料,会碰伤头部及身体或多次排毒,易导致消化不良及肠胃病和口腔病毒感染;③ 活体动物会跳入水盆内把水污染而且产生细菌发臭,污染箱内空气,为逃避眼镜蛇的捕食,活体动物会跳入水盆里溅出水弄湿蛇箱,影响蛇生长速度和成活率,也直接影响到蛇场的产量和质量,造成不必要的经济损失。用于喂养蛇类的死动物饲料必须用冰箱储存保持新鲜,投喂前解冻。国外投喂冰冻的小鼠,采用先解冻,然后微波炉稍加温,有温度时眼镜蛇会误认为是活体动物,比较喜欢捕食。

用木箱养殖眼镜蛇一定要有充足的饲料,定时、定量饲喂,要使蛇能吃饱、吃好,防病力强,才能有高产值。在饲料旺季把新鲜的活体动物洗干净,滴干水,放入冰箱冷藏起来。如果没有储备保鲜料,到缺料季节不能按时给足食物喂养,眼镜蛇饿了就会撞箱盖想逃跑找食,碰箱就会伤眼镜蛇,如果不及时处理好,必然会导致一连串的恶性循环。所以每养殖 250 kg 以下的蛇,必须具备 400~500 L

冰箱一台,用来冷藏保鲜饲料。要保证饲料储满冰箱,不断补充。要有计划安排饲料量,整个养殖过程要达到良性循环的饲养管理,才能把蛇养好。

（四）眼镜蛇的越冬

越冬温度为 $10 \sim 14$℃,相对湿度为 90% 左右。冬眠前应逐条检查蛇园内存养的眼镜蛇,对部分体瘦体弱的应立即处理或加工,膘肥体健的可移入冬眠场所让其冬眠,亦须防止老鼠入侵,啃食正在冬眠的蛇。

三、眼镜蛇蛇毒的应用

蛇毒是毒蛇腺体中分泌出来的一种毒液,眼镜蛇蛇毒为高危混合毒液。主要的致死成分为 α-神经毒素（分子量为 7 kDa 左右）、心脏毒素（cardiotoxin）及磷脂酶 A_2。α-神经毒素作用于运动神经支配的横纹肌,使其不能收缩而麻痹,与箭毒素作用相同。同时含有心脏毒素,其具有细胞毒性,动物实验表明,其可以使平滑肌及心肌停止收缩,使血压下降,也会破坏局部组织而引起细胞坏死及局部红肿痛,另富含磷脂酶 A_2 可分解磷脂质,而引起间接溶血作用。

（一）采毒和冻干

从眼镜蛇中取毒比较简单,不是一个复杂的技术工作,但有一定危险性。当眼镜蛇 0.5 kg 以上（2 年龄）时,可以开始取毒,取毒前需要停止喂食 3 天以上,然后才能取毒。一般采用咬皿法从眼镜蛇中取毒。该方法是找一个玻璃杯（金属或塑料杯亦可）,上面覆盖一层橡皮布,采集眼镜蛇毒腺的时候,右手抓住眼镜蛇的头颈结合处,迫使眼镜蛇口张开,以使毒牙露出来。将眼镜蛇头部移到固定的采毒杯口,将牙齿刺破橡皮膜,轻叩在玻璃杯的壁上,轻轻施压眼镜蛇,使其排毒。此时,眼镜蛇一般不会一次排完毒液,需要用右手辅助排毒。方法是用右手手指轻轻按压眼镜蛇头部两侧的毒囊部位,挤压以使没有排完的毒液继续通过毒牙排到玻璃杯中,最大化地提高采毒液量。但是按压毒腺强制排毒容易损伤牙齿和毒腺,不利于长期采毒,故一般不提倡。

如果收购商不需要加工干燥,就直接分装到玻璃试管或玻璃瓶中冷冻保存。如果需要冻干粉或长期保存,或暂时找不到买家,需要用冷冻干燥机干燥后保存在冰箱冷冻室里,待机销售。眼镜蛇蛇毒在室温下很快分解,因此采毒时接收毒液的器具必须置于冰上,或者将小型冰箱上面打孔,将采毒器具直接连接固定在小冰箱上,毒液通过导管流入冰箱内的容器。采收的毒液必须先快速冷冻结冰后放入冷冻干燥机冻干,一般需要48 h才能完全冻干。眼镜蛇蛇毒冻干粉为淡黄色到黄色细颗粒粉末,蛇毒冻干粉含水分越少越稳定。蛇毒冻干粉容易吸潮,盛装蛇毒冻干粉的容器必须干燥、密封,放置蛇毒冻干粉的容器放在含有干燥剂的容器内方能长久保存(图2-4)。

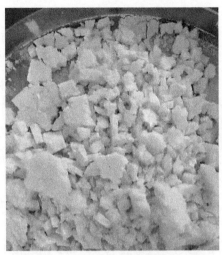

彩图2-4

图2-4　眼镜蛇蛇毒冻干粉(见彩图)

除蛇毒之外,眼镜蛇的蛇胆和蛇油都具有较高的药用价值。眼镜蛇的蛇胆胆汁比较稠厚,品质比五步蛇等其他蛇种的胆汁优异,冻干后的固体物较多,腥味相对较轻。冻干后的胆汁粉末呈墨绿色,蓬松质轻,容易飘飞。蛇胆冻干粉易于保存,易溶解于水。眼镜蛇的蛇油有腥味,精制去味后是化妆品的极佳原料。现代研究证明蛇油具有加速伤口愈合和抗肿瘤作用。

(二) 眼镜蛇蛇毒的毒性作用和中毒治疗

1. 毒性作用

(1) 对神经系统的毒性:眼镜蛇蛇毒对人或动物是以神经毒素为主的混合毒,神经毒素作用于运动神经支配的横纹肌,阻断运动终板的AChR,与箭毒的作用相同,使骨骼肌麻痹。大部分中毒致死的原因主要是呼吸肌麻痹引起的呼吸停止。

(2) 对循环系统的毒性:呼吸麻痹虽然是眼镜蛇科毒蛇咬伤致死的首要原因,但是轻度中毒患者或呼吸尚未遭受抑制以前,大多数患者已呈现心肌损害和心肌炎的心电图变化,而且眼镜蛇咬伤中毒较严重的患者,甚至在呼吸遭受抑制以前已经出现严重休克。因此,对循环系统的毒害也是中毒致死的重要因素,不可忽视。

(3) 其他:蛇毒本身含有很多酶,可对机体起严重的毒害作用。包括类凝血酶、磷脂酶、氨基酸酶等,可以引起严重水肿、组织破坏和出凝血障碍。

2. 中毒治疗　早期症状包括眼睑下垂、复视、吞咽困难、晕眩、面瘫、呕吐，继而逐渐出现呼吸肌麻痹。眼镜蛇咬伤以局部组织中毒坏死为主要临床表现，局部组织坏死与否与面积的大小、进入人体的蛇毒量和处理方法有关。被咬伤的早期，蛇毒比较集中，浓度较高，且其中的透明质酸酶使其扩散更加容易，吸收更加迅速，大部分在 30 min 内吸收，至伤后 4 h 吸收达到高峰，此后以缓慢的速度衰减。

急救要点：护理应遵循快速、准确、认真、细致的原则，防治局部感染，确保抢救成功。

（1）蛇伤发生后，应就地取材于伤口的近心端缚扎，以阻断静脉回血而不妨碍动脉血流为原则。被咬伤后不宜奔跑，以免加速血流和蛇毒吸收。缚扎时间不要太长，应每隔 15~30 min 稍放松 1 次，每次 1~2 min，一般在伤口排毒或服药后 1 h 可解除缚扎。咬伤已超过 12 h 则不宜缚扎。

（2）局部处理。早期局部有效的去毒处理非常重要，原则是尽快对伤口作排毒处理，破坏蛇毒和阻止蛇毒的吸收。

排毒方法主要有以下 3 种。① 扩创法：常规皮肤消毒后，沿牙痕作纵向切口 1.5 cm，深达皮下，或作"十字形"切口，并用手由近心端向远心端伤口的周围挤压，使毒血排出，并用 1/5 000 的高锰酸钾溶液反复多次冲洗，使蛇毒在伤口内被破坏，减少播散及全身中毒；② 烧灼法：如当时在野外被毒蛇咬伤，可用火柴头 5~7 个或打火机火焰放在伤口上点燃烧灼 1~2 次，局部高温可使蛇毒蛋白凝固丧失毒性；③ 吮吸法：用口、拔火罐或抽吸器等吮吸，将伤口毒血吸出。如用口吮吸，吮吸后应用清水反复冲洗口腔，若吮吸者口腔黏膜有炎症或破损时，不宜作吮吸法，以免引起中毒。

在治疗方面，最理想的情况是使用眼镜蛇蛇毒抗毒血清，但是眼镜蛇的抗毒血清来源稀缺，在没有眼镜蛇蛇毒抗毒血清时，根据神经毒素相近的原理，采用其他蛇毒的抗毒血清治疗也可以收到一定成效。其他主要是支持疗法，防止感染等。

（三）眼镜蛇蛇毒的应用

疼痛是多种疾病引起的常见临床症状，缓解疼痛是患者求医问药的主要目的。临床上常用的镇痛药主要为阿片类强效镇痛药和解热镇痛抗炎药。前者以吗啡为代表，是强镇痛药，后者以阿司匹林为代表，是弱镇痛药。

（1）阿片类镇痛药：是麻醉性镇痛药,临床限于急性锐痛的短期止痛,如外科手术中和手术后止痛、骨折和急性内脏绞痛,用于一些终末期患者无法治疗的顽固性疼痛,如晚期癌症的剧烈疼痛。这类药物的特点是起效快,镇痛作用强。缺点是具有成瘾性,快速耐受性（即几次用药后疗效逐渐降低以致失效）,引起便秘和呼吸抑制等严重不良反应。

（2）解热镇痛药：具有抗炎、退热和镇痛作用,临床用途较广。作为镇痛药主要用于慢性疼痛。这类药物的特点是镇痛作用温和,无成瘾性。缺点是镇痛作用强度不够,有比较严重的消化道不良反应,个别药物有心血管方面的副作用、肝脏毒性或过敏反应。

慢性疼痛是困扰众多患者的共同临床症状之一,影响生活质量和工作,美国每年用于慢性疼痛的医药费用高达 260 亿美元,目前缺乏作用强又无成瘾性、可长期安全服用的镇痛药。眼镜蛇蛇毒的镇痛作用已经被发现多年并用于临床,眼镜蛇蛇毒的镇痛作用的研究主要集中在泰国眼镜蛇和中华眼镜蛇的 α -神经毒素（α - neurotoxin）。眼镜蛇蛇毒中的 α -神经毒素是蛇毒主要的毒性成分,也是镇痛的主要活性成分。泰国眼镜蛇含有的眼镜蛇神经毒素是长链神经毒素,由 71 个氨基酸组成,有 5 个二硫键,中华眼镜蛇含有的眼镜蛇神经毒素是短链神经毒素,由 62 个氨基酸组成,有 4 个二硫键,这些二硫键被认为是维持活性所必需的。

美国的《顺势疗法药典》（*Homeopathic Pharmacopoeia*）收载了制备亚洲眼镜蛇蛇毒用于治疗疼痛的方法。美国食品药品监督管理局（Food and Drug Administration,FDA）批准的眼镜蛇蛇毒制剂有纳劳辛（nyloxin）、考博罗新（cobroxin）和佩帕龙（peperon）。我国民间医药及中医应用蛇毒治病历史悠久,主要在癌症、关节炎和疼痛领域。我国中国科学院昆明动物研究所早年从中华眼镜蛇分离出短链神经毒素［没有经过氨基酸组成鉴定,误命名为眼镜蛇蛇毒（cobratoxin）］,并制成镇痛药克痛宁［后更名为科博肽注射液（cobrotide）］,后又研制出复方制剂克洛曲（含科博肽、曲马多和布洛芬）。后者曾临床用于癌症等引起的疼痛镇痛,并取得较好的效果,但目前已停产。现在临床应用的是科博肽注射液,有粉针剂和水针剂两种剂型,都用于镇痛。但是注射给药的局部反应可能比较明显,安全范围比较小,该药在生产中断数年后由云南南诏药业有限公司首先恢复生产供应市场。通化惠康生物制药有限公司采用新的纯化工艺也恢复了科博肽注射液的生产,提高了科博肽注射剂的质量。眼镜蛇神经毒素的镇痛作用的特点是起效慢、维持时间长，没有耐受性，没有成瘾性，副作用少，对吗啡产生耐受的疼痛依然有效。科博肽对其他疾病包括自身免疫病治疗有效，是科博肽今后临床研究的重点和热点。

（四）蛇胆的用途

彩图 2-5

蛇胆的主要有效成分是胆酸，其中包括牛黄胆酸、牛黄去氧胆酸、鹅去氧胆酸等；蛇胆中也有一些微量元素，主要包括锌、锰、铁、钙、镁、钴、钼、铜、磷等；另外，蛇胆汁中也含有维生素 C、维生素 E 等（图 2-5）。

蛇胆自古以来就是一味名贵药材，广泛应用于临床。最先记载见于汉朝《名医别录》，有蚺蛇（蟒蛇）

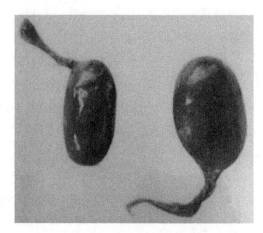
图 2-5   蛇胆（见彩图）

胆和蝮蛇胆两种。蛇胆性凉，味苦微甘，有行气祛痰，祛风去湿之功效，用于治疗咳嗽多痰、目赤肿痛、皮肤热毒、口眼生疮、肺热咳嗽、胃热疼痛、肝热目赤、急性风湿性关节炎和痔疮等。现代研究表明，蛇胆可调节人的神经系统、内分泌系统和免疫系统，延缓机体衰老。

据临床报道，蛇胆汁用于治疗各种角膜溃疡、浅层点状角膜炎、浅层弥漫性角膜炎、角膜斑等症有较好的疗效，且无副作用。另外，蛇胆应用方便，既可以开水吞服，也可以用黄酒送服。市场上含蛇胆的中药制剂较多，常见的有蛇胆川贝散、蛇胆陈皮末、蛇胆追风丸、蛇胆川贝枇杷膏等。此外，还有一些日化产品，如蛇胆驱蚊液、蛇胆花露水、蛇胆苦柏爽肤液、蛇胆香皂等。

（五）蛇油的用途

蛇的脂肪即蛇油（图 2-6），含有不饱和脂肪酸、亚麻酸、亚油酸，有良好的渗透性。蛇油中所含高碳不饱和脂肪酸十分丰富，除占总含量 50% 以上的油酸、亚油酸之外，还含有约 5% 的二十碳烯酸如花生四烯酸、花生五烯酸（表 2-1），这些活性物质无疑为皮肤快速恢复健康提供了良好的营养。

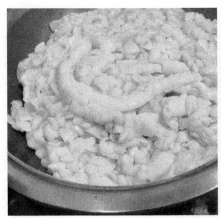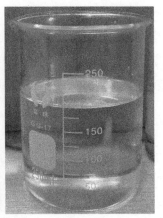

彩图 2-6

图 2-6　蛇油(见彩图)

表 2-1　蛇油的主要成分

名　称	含　量	性　质
油酸	36.8%	单不饱和 $\omega-9$ 脂肪酸
亚油酸	27.7%	多不饱和脂肪酸
棕榈酸	20.5%	高级饱和脂肪酸
硬脂酸	4.1%	高级饱和脂肪酸
花生四烯酸	3.9%	$\omega-6$ 多不饱和脂肪酸
二十二碳六烯酸	3.4%	DHA, $\omega-3$ 不饱和脂肪酸家族中的重要成员
棕榈油酸	1.7%	单不饱和脂肪酸

　　蛇油具有调节内分泌,润肠通便,养颜美容,防止皮肤衰老,防止血管硬化、消肿、抑制细菌生长、促进血液循环的功效。主治：冻疮、烫伤、烧伤、皮肤开裂、慢性湿疹、脚癣、带状疱疹、米丹毒、香港脚、青春痘、血管硬化等。近来的研究表明,蛇油还有其他功能,包括加速伤口愈合、抗炎、镇痛、增强皮肤新陈代谢及细胞活力。现在普遍认为蛇油的诸多功能系于其中的不饱和脂肪酸。因而对于皮肤和黏膜具有较强的亲和力和渗透性,易被皮肤吸收。药理研究表明,蛇油具有降低烫伤部位血管通透性、抗炎止痛、降血脂、降血糖及抑菌作用等,所以被广泛用于治疗各种皮肤病及作为美容护肤的高级化妆品。蛇油中含有丰富的 2-羟基脂肪酸,这种脂肪酸在植物油中含量较低,在其他动物脂肪中含量很低。最近的研究发现,肿瘤中缺乏 2-羟基-脂肪酸,补充这种脂肪酸具有抑制肿瘤的作用。这为蛇油的应用研究开辟了新的领域。蛇油是一种传统的纯天然护肤品,

我国对蛇油的利用早有记载。几百年前人们就已经开始使用蛇油来理疗烫伤和调理干燥、多皱、粗糙的皮肤。因为它质地细腻，使用时感觉清凉、舒适，而且与人体肌肤的生理生长特征有着极佳的配伍和互补性，对皮肤有着很好的渗透、滋润、修复作用，非常适合人们用来理疗和保养肌肤。

（六）蛇的食用价值

蛇的食用，在我国至少有 2 000 多年的历史，远在汉代杨孚著《南裔异物志》中就有"蚺惟大蛇，既洪且长，彩色交辉，其文锦章，其高锦章，食灰吞鹿。腴成养创，宾飨嘉宴，是豆是觞。"的记载。唐代的《酉阳杂俎》等书中都提到了广东人用蛇做肴。明代李时珍著《本草纲目》中也有"南人嗜蛇"之说。蛇肉的食用在国外也非常盛行。如菲律宾、日本等国都将蛇肉作为上菜佳品、食品出售，江浙一带吃蛇肉如吃鳝鱼一样流行。在美国，蛇不仅在市场上有售，而且制成罐头食品远销世界各地，是社交活动中食用的一种昂贵的新奇佳肴。蛇肉味鲜而且营养丰富，可祛风活血，不少宾客不仅用以治疗风湿痛，还可作为产妇或冬季的滋补品。在临床应用中，蛇主治诸风瘾疹、风寒湿庳、破伤风、肾气冷痛、肾虚耳聋、偏正头痛、诸痔发痒、诸疮毒肿、小儿风痛、高血压、心脏病、脑卒中、偏瘫、风湿、类风湿、白血病、癌症、性病。特别对肝癌、胃癌、肠癌、食管癌、膀胱癌、乙型肝炎、丙型肝炎、肝硬化、糖尿病、心脑血管病、皮肤病等顽症都有明显疗效。但从现代医学角度看，这些描述显然是夸大之辞。

现代实验分析证明，蛇肉中含有大量蛋白质，就蛋白质而言，蛇肉蛋白质含量高于其他许多动物，蝮蛇、乌梢蛇的蛋白质含量为22.2%，脂肪为1.7%。蛇肉蛋白质中含有多种氨基酸，其中天冬氨酸占5.2%，苏氨酸占2.1%，丝氨酸占2.6%，谷氨酸占8.1%，脯氨酸占2.2%，甘氨酸占5.2%，丙氨酸占35.%，蛋氨酸占1.4%，异亮氨酸占2.2%，亮氨酸占3.9%，酪氨酸占1.7%，苯丙氨酸占2.1%，组氨酸占1.4%，赖氨酸占4.3%。经测定，蛇肉中所含的人体必需氨基酸占其整个氨基酸总含量的1/3，所以蛋白质不仅含量高而且质量高。蛇肉中除含有大量蛋白质外，还有维生素 A、维生素 B_1、维生素 B_2 和一些生物活性物质，如肌醇、肌肽、腺嘌呤、γ-氨基丁酸等。含有多种人体必需的微量元素，如铁、锌、硒、铬、铜、锰、钼等。这些元素对人体的生物催化、电子传递、物质运输、神经体液调节、蛋白质和核酸合成及代谢都具有十分重要的作用。

点　评

　　蛇是一种具有很高经济价值的食、药用动物,在医药和食品工业上都有广阔的应用前景。随着人类社会经济发展,生活水平的不断提高,一方面对蛇及其产品的需求量越来越大;另一方面造成野生蛇类资源的大量消耗,种群数量大大减少,有的品种资源枯竭,甚至灭绝,因此必须妥善解决需求和资源保护的问题。好在眼镜蛇的人工繁养问题已经解决,在目前国家已经禁止和取缔以食用为目的的蛇类养殖情形下,眼镜蛇的药用养殖可以继续。

　　我们认为蛇肉作为餐桌上的美味佳肴应该抵制和革除,但是蛇肉、蛇胆、蛇油等的药用和保健价值应该发掘,让蛇的健康价值充分体现出来。

第三章
眼镜蛇蛇毒和神经毒素的临床应用史

我国对蛇类应用的认识,从文字记载可以追溯到商朝。在殷墟出土的甲骨文中,不但有一般无毒蛇的记载,而且也有毒蛇的记载。历代的药物专著中都有蛇类应用的记载,最早的《神农本草经》只收蛇蜕一种,反映自先秦至汉朝医药家,对蛇的应用尚采取比较审慎的态度。梁朝《本草经集注》增加蚺蛇、蝮蛇两种。后代对蛇的应用有增加,至明朝《本草纲目》列蛇类 17 种(加以附种及诸蛇实际在 20 种以上),近代常用的蕲蛇、乌梢蛇、蝮蛇等均已收载。《中华人民共和国药典》(2020 年版,以下简称《中国药典》)目前收载的药用蛇有:蕲蛇、乌梢蛇、金钱白花蛇、蛇胆、蛇蜕。

一、在顺势疗法中的应用

顺势疗法药物被美国 FDA 官方认可为"非处方药",因此任何人无需处方就可以订购这些药物。因为它们被视为药品,所以其制造受美国 FDA 的监管。顺势疗法是替代医学的一种,最早由德国医生塞缪尔·哈内曼(Samuel Hahnemann)在 18 世纪提出。顺势疗法的理论基础是"引起疾病的某种物质在极度稀释的情况下可以治疗同类疾病",意思是为了治疗某种疾病,需要使用一种能够在健康人中产生相同症状的药剂。顺势疗法在法国、英国、德国、希腊、印度、巴基斯坦、巴西、阿根廷、墨西哥和南非一度格外受欢迎。大约有 40% 的法国民众用过顺势疗法药物,39% 的法国医师开过顺势疗法药物。大约有 20% 的德国医生偶尔会利用这些天然的药物,45%的荷兰医生认为这些药物是有效的。《英国医学杂志》1986 年 6 月 7 日的一份调查显示,42%受访的英国医师会推荐患者去看顺势疗法医师,而《纽约时报》的一篇文章报道说,英国顺势疗法医师的诊疗数量正以每年 39%的速度增长。顺势疗法在印度尤其受欢迎,在印度有超过 120 所 4年制的顺势疗法医学院。顺势疗法在美国也发展极为迅猛。市场调查显示,顺势疗法药物的销售在过去 10 年间以每年 10%~20%的速度增长。过去 2 个世纪,西方不少知名人士青睐和提倡顺势疗法。但是顺势疗法缺乏科学依据,一直颇受争议。

　　眼镜蛇蛇毒作为顺利疗法药物应用具有很长的历史。1853 年眼镜蛇蛇毒开始作为顺势疗法药物在临床使用。在顺势疗法实践中,眼镜蛇蛇毒液的应用主要用于疼痛治疗。20 世纪初,一些研究人员确定眼镜蛇蛇毒具有细胞毒性特性,这很快导致对癌症患者的研究,其缓解疼痛是主要药效学活性。在美国,这个概念被 Macht(1936 年)采用,他发起了几项临床前和临床研究,包括眼镜蛇蛇毒液的实验。更重要的是,他开始标准化毒液制剂的效力。在此期间,毒液通过肠外注射输送,需要生产无菌注射溶液。

　　20 世纪 30~70 年代,眼镜蛇蛇毒制成的药物已在美国上市。在眼镜蛇蛇毒的临床使用期间,治疗了多种临床疼痛综合征(Macht,1940 年;Hayman 和Macht,1940 年)并产生了积极的临床成果。1940 年美国 FDA 批准眼镜蛇蛇毒作为顺势疗法镇痛药,1954 批准了第二个眼镜蛇蛇毒镇痛药纳劳辛(nyloxin)。通过将毒液加热至 60℃以使其无菌,可以生产出纳劳辛。他们认为眼镜蛇神经毒素可以忍受短期暴露于高温,并且仍然保留完整的功能。在这种条件下,许多高分子量蛋白质会变性,并会从溶液中沉淀出来,而小分子多肽仍保持水溶性状态不会被析出(Saetang 等,1998 年)。因此,该过程被视作是基本的纯化过程。通过小鼠毒性确定该产品的主要成分由神经毒素组成,cobratoxin(长链神经毒素)约占毒液的 15%,因此,可以计算出这些受试者对 cobratoxin 的暴露量。1936~1960 年,对纳劳辛进行了临床研究,研究对象是 10~66 岁的患者,使用的剂量为 0.004~1.2 mg,每日 1 次,给药 4 个月。例如,Hill 和 Firor(1952 年)发表了一份报告,详细介绍了 6 名因各种晚期恶性肿瘤而遭受严重疼痛的患者的经历。尽管大多数患者对药物的耐受性很强,但较高的剂量会产生复视和偏瘫,在停药一段时间后以较低的剂量重新开始时,这些症状容易被逆转。大多数研究没有报告不良事件发生。在较早发表的研究中,最常报告的不良反应是恶心、呕吐,注射部位反应或"过敏反应"(Macht,1936年;Macht 和 Macht,1939年; Hayman 和 Macht,1940年)。正式的全剂量范围安全性研究尚没有报道。表3-1~表3-4列出了部分早期初步的临床试验数据。

表3-1　眼镜蛇蛇毒安全性研究(Ⅰ期临床试验)

年份(年)	应　用	参与人数(人次)	剂量(mg)	疗　程	反应(%)
1936	镇痛	10	0.004~0.01	单次	>60
1939	视力试验	12	0.05	单次	>90
1939	听力试验	NR	NR	NR	无反应
1939	认知功能	NR	NR	NR	—
1940	嗅觉试验	NR	NR	NR	兴奋
1940	生化试验	NR	NR	NR	报告

NR:未报告。

表3-2　眼镜蛇蛇毒开放性试验

年份(年)	应　用	参与人数(人次)	剂量(mg)	疗　程	反应(%)
1940	关节痛	65	0.1 g	10 d	40
1954	关节炎	66	0.01~0.03	4 mo	87

d:天;mo:月。

表3-3　眼镜蛇蛇毒安慰剂对照试验

年份(年)	应　用	参与人数(人次)	剂量(mg)	疗　程	反应(%)
1938	帕金森病疼痛	18	0.05	10 d	67
1938	麻风神经痛	32	0.05~1.0	2 mo	90
1940	各种疼痛	65	0.01~2.0	2 wk	70
1954	关节炎	466	0.01~0.03	>1 y	82
1954	眼部疼痛和偏头痛	9	0.05	2 y	NR
1975	慢性疼痛	NR	NR	NR	10

wk:星期;y:年;NR:未报告。

表 3-4　医疗不发达地区眼镜蛇蛇毒替代治疗试验

年份(年)	应　　用	参与人数(人次)	剂量(mg)	疗　程	反应(%)
1936	癌痛和神经痛	115	00.01~0.02	NR	>90
1938	癌痛和神经痛	200	0.05	NR	70
1939	癌痛和膀胱炎	17	0.01~0.03	4 mo	88
1940	癌痛	17	0.05	30 d	70
1940	癌痛 带状疱疹 放射灼伤 脊椎痛	4 8 2 17	0.05	直到 4 mo 1 wk 直到 2 wk 1 wk	70 75 00 60
1952	癌痛/偏头痛	30	0.1~0.2	30 d	NR
1960	三叉神经痛	8	NR	6 wk	100
1968	哮喘	30	0.05~0.25	38 mo	100

d：天；wk：星期；mo：月；NR：未报告。

　　在韩国蜂毒作为韩医药在韩医院应用多年,近年来他们也在开展眼镜蛇蛇毒的研究和应用,并呼吁将眼镜蛇蛇毒作为韩医药原料。我们从 2017 年开始与韩国韩医院合作,将中华眼镜蛇 α-神经毒素制成穴位注射剂,应用于慢性肌肉、关节疼痛和其他疑难杂症,取得满意的疗效,尤其对神经痛效果很好。我们在济州岛还听到了关于一位韩医医生的有趣故事。在我们初次介绍中华眼镜蛇蛇毒和科博肽注射剂的研究和临床后,这位韩医医生当晚就做了一个十分奇特的梦。她梦见在草地上有一群动物在玩耍,但是很多动物有痛苦的表情。这时过来一条大蛇,它的身体鳞片闪闪发亮,皮肤上渗出一颗颗像露珠一样的水滴。小动物跑过去添它身上的水滴,一会儿这些小动物就快乐起来了。她认为这是一种暗示,所以她是第一个开始在她的诊所里使用眼镜蛇 α-神经毒素为患者治病医生。当时她的诊所正处于低潮时期,自从使用神经毒素后,治愈了不少疑难杂症,她的诊所也因此出现了车水马龙的景象。

二、在中医药和民间医药中的应用

　　早在 2 400 多年前,《山海经》在记述巴蛇时就有"君子服之无心腹之疾"的记载。秦汉时期,更有越人的髯蛇作为上等佳肴的记录。从唐代大文豪柳宗元的名作《捕蛇者说》可以看出当时对异蛇即五步蛇[也叫尖吻蝮(*Deinagkisttron acutus*)]野生资源的大量利用。蛇类作为药用材料,我国已有 2 000 多年的历史。最早见于文字记载的是《神农本草经》收载蛇蜕入药。南北朝的陶弘景在《神农本草经集注》中，收载了蝮蛇胆及蟒蛇胆、骨（脂肪）入药。唐代甄立言在《药性论》中收载乌梢蛇入药，用以治疗热毒风、皮肤生疮及局须脱落等。陈裁器在《本草拾遗》中收载蛇婆（海蛇的一种，即半环扁尾蛇）入药，用以治疗赤白毒痢及恶疮。宋代刘翰、马志等在《开宝本草》中收载白花蛇（蕲蛇，即尖吻蝮）入药，用以治疗卒中湿疥不仁，筋脉拘急，口面喝斜，半身不遂，骨节疼痛，大风瘫疾等。明代李时珍在《本草纲目》中收载蛇类达 17 种。

《中国药典》收录了蕲蛇（五步蛇、尖吻蝮）、乌梢蛇、金钱白花蛇（银环蛇幼蛇）和蛇胆、蛇蜕作为药材。作为药用蛇类，乌梢蛇、银环蛇和蕲蛇的需求量巨大。根据中国中药资源的资料统计蕲蛇的年需求量约为 53 000 kg，乌梢蛇约为 1 540 000 kg，金钱白花蛇约为 890 000 kg。如天津中新药业集团股份有限公司所属企业乌梢蛇年用量在 1 000～5 000 kg，蕲蛇年用量在 1 000 kg。

从 20 世纪 50 年代初开始，活蛇、蛇原料及产品出口在南方一些省份占有较大的蛇资源利用份额。用于商业性出口贸易的蛇类有金环蛇、银环蛇、五步蛇、王锦蛇、百花锦蛇、三索锦蛇、中国水蛇、短尾蝮、颈棱蛇、眼镜蛇、眼镜王蛇、原矛头蝮、灰鼠蛇、滑鼠蛇和乌梢蛇等。货物类型主要有活体、蛇干、蛇肉、蛇毒、蛇皮、蛇酒、蛇皮鞋、蛇皮票夹及二胡、高胡和京胡等民族乐器。如广西壮族自治区 1975 年出口活蛇 53.2 万条，1993 年前平均年出口活蛇 32.96 万条。20 世纪 90 年代每年从上海出口的蝮蛇、短尾蝮达 10 吨以上，约 20 万条。根据周志华和蒋志刚统计，1990～2001 年中国蛇类出口贸易总量达 247.85 万条，出口蛇皮 642.89 万张，其中 1991～1993 年是出口高峰期。1991 年是出口最大，年活蛇出口达 50 余万条，蛇皮出口达 200 万条以上。1997～2001 年是出口低谷。张月统计 1995～2000 年中国大宗贸易蛇类出口达 1 074 000 kg，主要出口到日本、韩国、美国等地。对 2000～2008 年度的贸易量统计表明，中国在这一阶段出口蛇类进一步减少。这与国家林业主管部门采取强有力的措施遏制野生蛇类资源过度利用有着直接的关系。

我国几千家药厂、中药饮片厂等以蛇入药，开发生产了几百个品种（规格）的中成药、中药饮片、新药、特药和西药，药用蛇每年递增 15% 左右。药用蛇不但药用，还大量进入食品、保健品、日用、化工等领域，年用量递增 10% 以上。药用蛇还是我国出口创汇的重要商品之一，出口量连年上升。据有关媒体报道，药用蛇应用范围广泛，市场份额增加，需求连年增长，2000 年市场用量为 120 吨，2005 年增长至 650 吨，2008～2011 年再增长至 1 000～1 300 吨。我国武汉升华蛇疗中医院、河北唐县蛇毒肿瘤医院是两家专业的应用蛇毒治病的民营医院,笔者数年前曾拜访过两家医院。升华医院用蛇毒治疗各种疑难杂症,唐县蛇毒肿瘤医院以治疗各种肿瘤见长。两家医院的共同特征是办公室内挂满了患者赠送的锦旗和各类蛇药制剂,可见蛇毒治病确有独到之处(图3-1、图3-2)。

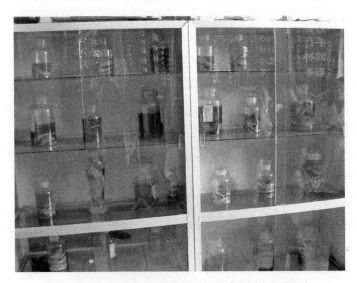

彩图3-1

图3-1　河北唐县蛇毒肿瘤医院蛇药制剂(见彩图)

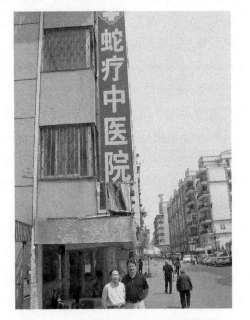

彩图3-2

图3-2　武汉升华蛇疗中医院(见彩图)

　　我国从 20 世纪 50 年代开始兴起蛇毒基础和临床研究,认为蛇体均具有生理活性,多主张应用全蛇,可制成针剂、酒剂、粉剂等,但是应用的制剂相当粗糙,没有标准及安全性研究,按现行政策法规很多是无法再实行的。

　　1. 针剂　从 1972 年以来,我国南北各省均有制全蛇注射液应用于临床。其工艺过程均采取蒸馏法。系用活蛇制备,须先将蛇洗净并从腹部向泄殖腔挤出全部的排泄物后,将蛇头剪下,再将头与体一并用绞肉机粉碎(以免生产时被蛇咬伤),放于蒸馏瓶内,注入 25 倍水煮沸,一次可得 2 倍量的蒸馏液。再将此液重蒸馏一次,即得 1∶1 的蛇注射液,每 1 mL 相当于 1 g 蛇组织。蛇注射液一般均采取肌内注射,但少数亦可配适量输液作静脉注射或滴注。临床上用于肺结核、骨关节结核、慢性骨髓炎、肺癌、转移性胸膜癌、银屑病、类风湿关节炎等,均获得良好效果。这种制剂的安全风险非常大,因制剂不符合现行法规,目前这种制剂不可能再在医院使用。

　　2. 药酒　蛇药酒在我国有悠久的历史。传统制法系去头与内脏,并将蛇肉蒸熟后浸酒。近年来,大多数地区多倾向用活蛇浸酒,将经过冲洗并挤出排泄物的蛇投入酒中。有的地区则主张用蛇干研粉后再浸酒。几乎各种蛇均可浸酒。两广一带浸制的三蛇酒,至少有 200 多年的历史,用眼镜蛇、金环蛇、灰鼠蛇制成,其组合规律为毒蛇两种,无毒蛇一种。金环蛇可用银环蛇替代,灰鼠蛇可用滑鼠蛇、三索锦蛇等替代。沪杭一带所用三蛇,一般系眼镜蛇、蝮蛇和乌梢蛇,其组合规律同前,但蛇种不同。上海有时还加赤链蛇,甚至配伍一定活血、祛风的中药。20 世纪 60 年代初,江苏新医学院曾对眼镜蛇蛇毒进行系统研究,如原料标准、注射剂质量控制标准、安全试验、半数致死量(LD_{50})试验、药理学、药效学等,结果表明该蛇毒及其制剂治疗风湿痛、神经痛等疗效高于毒副反应。蛇类药酒的临床应用,以治疗运动系统疾患——风湿、类风湿关节炎与关节劳损等为主,各地报道的有效率均在 85%~95% 之间。对于各型麻风应用蝮蛇酒,《名医别录》(陶弘景,公元 220~450 年)中有"酝作酒,疗癞疾"的记载,近代亦有一些收到显著效果的报道。蛇药酒亦用于病后或产后虚弱、贫血、神经痛、胃疼挛、痿躄、步履困难等疾患。笔者在与许多养蛇场的沟通中了解到,蛇药酒产品有一定市场,在高血压、高血脂、肿瘤治疗中有一定的保健和辅助治疗作用,在国家禁止食用蛇后,蛇药酒能否作为保健食品流通,等待政策认可。

　　3. 粉剂　最原始的制法是将蛇杀死后,放瓦上锻灰存性后再研粉。现代大量生产均采用先用火烤干或烘箱中烘干研成粉末。可直接吞服或装胶囊内服用。蛇干粉含丰富蛋白质,蛇的疗效与所含生理活性物质有关,此类物质加热后易损耗。若采用低温的方法,并用新鲜活蛇宰杀后制备,其疗效可提高。蛇粉的应用范围很广,几乎具有用蛇类治病的全部疗效。如对风湿关节炎、类风湿关节炎、关节劳损及各型神经痛、末梢神经炎等。国外对蛇粉的应用较普遍,日本对蝮蛇尤为重视,认为具有补血壮身、消除疲劳的作用或作为解毒的药物。蛇粉作为保健食品也存在多时,从营养角度讲,对于某些有特殊需求的人不失为一种优质的营养食品。在国家禁止食用蛇后,蛇粉能否作为保健食品流通需要国家认可。

4. **蛇毒**　蛇毒是从毒蛇的毒腺中分泌出来的毒液,含有多种毒蛋白,主要为药用治病。经过真空干燥后,可得松脆易碎的半透明固体蛇毒,可保存毒力 25 年以上。人体消化道分泌物可以破坏蛇毒,肝脏对蛇毒有解毒作用,故在口腔及消化道无溃疡的情况下,内服少量蛇毒一般是无害的。临床上常用活毒蛇浸酒内服,也鲜见中毒。目前,我国对蛇毒在医疗上的应用已取得一定成绩。广州中山医学院等单位应用眼镜蛇蛇毒注射剂于临床,对三叉神经痛、坐骨神经痛、肋间神经痛、关节痛、麻风病神经痛、恶性肿瘤痛、风湿性关节痛与类风湿关节痛、偏头痛、带状疱疹等以疼痛为主要症状的疾病均有良好效果。对治疗脊髓痨危象、脊髓灰质炎后遗症瘫痪、癫病、高血压、癌症等,也有不同程度的疗效。用蛇毒作镇痛剂作用显著而持久,连续用药无抗药性,亦无成瘾性。蛇毒的剂量一般均以生物效价为标准,即以小白鼠皮下注射 10 g 体重的半数致死量为单位(简称小白鼠单位)。眼镜蛇蛇毒注射剂多制成万分之一浓度。有溶液和粉剂两种,后者需临时配注,但较易保藏。一般开始时均采用累加法逐日递增剂量,以免产生异性蛋白过敏反应。首次应用 2 个小白鼠单位肌内注射,每日 1~2 次。以后逐日增加 2~4 单位,直至获得满意疗效,可用至 20~40 单位,以后剂量递减以维持疗效。广东省用此法已 20 余年,未见有重要毒性反应。仅个别病例出现皮疹,可用抗组胺药物治愈。在治疗量内较长时间注射,对肝、肾、心、血管及血液亦无毒性损害。从药理学和安全性考虑,眼镜蛇粗毒注射是不可取的,很容易引起注射部位炎症反应、全身过敏反应等。1976 年 2 月,中国科学院昆明动物研究所等单位将眼镜蛇蛇毒进行分离得到神经毒素。临床上治疗各种慢性神经痛效果较佳,此外,药理实验显示,还有抗肿瘤效果。国外如美国、意大利、印度等国均有商品供临床应用,多用精制的神经毒素。作为镇痛药,用于治疗关节炎、神经痛、肌炎等,并有治疗肿瘤的报道。

5. 蛇胆及其他　蛇类的胆、脂肪、内脏、舌、皮、血及其蛋和所蜕的皮等均有药用价值。

（1）蛇胆：是较早记载的传统中药，最先见于汉时《名医别录》，共收蚖蛇胆、蝮蛇胆两种，疗效确切。中医认为蛇胆具有行气化痰，搜风祛湿，清肝明目，平肝熄风的功用，故可用来治疗多种疾患，如蛇胆对多种细菌引起的呼吸系统炎症、咳嗽都有良好的消炎、止咳作用。临床上用于急、慢性支气管炎与百日咳。著名商品有三蛇胆陈皮、三蛇胆半夏、三蛇胆南星、三蛇胆川贝等，配方与酒剂同。蛇胆、蛇肉可治各种风湿痹痛。对目赤肿痛、目暗目糊有显效，浙江等地多用鲜蛇胆吞服（但不应提倡，容易发生中毒和感染寄生虫卵）。另外，对皮肤热毒、疮肿瘙痒及痔疮红肿等，均有一定效果。以往蛇胆取出后都是晾干的，现在可以取出胆汁冷冻干燥，便于长期保存。

（2）蛇蜕：即脱去皮肤的角质层。蛇每年一般要蜕皮3次，食物丰富、年幼生长速度快的个体，则次数增加，最多可达十数次。蛇蜕又名青龙衣，见《本草经诊》。蛇蜕有祛风、明目、解毒、杀虫的功效，主要用来治疗各种顽固性皮肤病，如疥疮、顽癣、肿毒与带状疱疹等。内服每日5～10 g，水煎服；外用适量。此外，蛇蜕的应用范围还很多，如小儿惊风、喉痹、目翳、腰痛、痔漏、急性乳腺炎、绒毛膜上皮细胞癌等。民间用蛇蜕装蛋内烤熟，食蛋可治淋巴结核。将蛇蜕烧炭保存后，可调麻油治中耳炎，调蛋清治烫伤。

（3）蛇皮：《新修本草》对蝮蛇皮有"烧灰疗疔肿、恶疮、骨疽"的记载。山东地区用蛇皮烧炭研末香油调治疗中耳炎，宁波等地区用蛇皮加斑蝥浸酒外擦治疗白癜风。

（4）蛇油：蛇类冬蛰以前需储藏大量能量，故蛇体内富含脂肪，经煎熬加工可制成蛇油。现在多用低温萃取，可去腥味并更好地保存营养成分。《本草纲目拾遗》载有蟒油可治"漏疮"。近代多用治冻伤、烫伤、皮肤皲裂、慢性湿疹等。还可作为各种药膏的原料及工业用油。

（5）蛇血：我国南方有些地区服食鲜蛇血，治疗关节痹痛及变形，并有提升白细胞作用。

（6）蛇内脏：有人用于治疗肺结核，不但病灶好转，而且营养状况大大改进。丽水地区还有用蕲蛇睾丸治疗梅毒的经验。

（7）蛇蛋：蛇蛋的营养成分比较高，《本草纲目》记乌梢蛇蛋可治"大风癞疾"。我国南方用蛇蛋（毒蛇为主）盐渍后，取3～5个煲粥食治红白痢疾。

（8）蛇骨：蛇骨制成骨油，外用涂抹可以治疗慢性关节、肌肉疼痛。蛇骨是很好的补充骨钙的来源，可以作为钙补充剂。

（9）蛇舌：有些地区相信，蛇类的舌头浸酒服或吞服可治疗各种疼痛，尤其是运动系统的关节痛。

三、现代眼镜蛇蛇毒制剂在临床治疗中的应用

（一）粗毒口服

1. 治疗风湿　有报道用眼镜蛇毒制备成祛风湿蛇毒胶囊（由眼镜蛇蛇毒、雷公藤浸膏、肉桂等药组成，将上药粉碎过 150 目筛，取 0 号空心胶囊装制而成），每次 2 粒，每日 3 次，饭后服，小儿酌减。30 天为 1 个疗程，连服 4 个疗程，治疗类风湿关节炎。治疗前后均严格进行各项临床及实验室指标观察（ASO、ESR、RF、X 线摄片、微循环、血流变等）。126 例疗程结束后随访 6 个月，然后按第一届全国中西医结合风湿性疾病学术会议制订的类风湿关节炎疗效标准进行评价。结果显示，近期控制 102 例，显效 9 例，有效 13 例，无效 2 例，总有效率 98.4%。

2. 治疗 2 型糖尿病　由中国科学院昆明动物研究所提供的混合制剂眼镜蛇蛇毒胶囊，每日 3 粒，持续 4 周为 1 个疗程。4 周内保持饮食总热量、降糖药物不变。生活和运动量相对不变。治疗 10 例疗效分析：7 例患者自觉用药后精神、体力有明显见好；10 例患者空腹血糖与血尿 α_1-MG 用药前后均有显著下降，6 例尿 AgB 下降，4 例因前后均>50 而无法对比；尿 IgG 有 7 例下降，尿 β_2-MG 和血 β_2-MG、IgG 分别有 6 例、5 例、3 例不同程度下降；血液流变学的血黏度、纤维蛋白原、凝血酶原时间有不同程度改善，D-二聚体有 3 例阳性转阴。口服蛇毒胶囊后所有患者均无不适反应。笔者实验室在动物实验中及从韩国韩医院了解到中华眼镜蛇蛇毒确有一定的降血糖作用。

3. 治疗消化系统肿瘤　育群胶囊（系大连市蛇类蛇毒研究所和大连旅顺口区蛇岛医院利用蛇毒的有效成分研制而成），每粒 0.3 g，每次 3~4 粒，每日 3 次，每个疗程 30 天。可连续服用。总有效率为 92.6%，说明育群胶囊治疗消化系统癌症的疗效是肯定的（表 3-5）。

表 3-5 治疗 122 例消化系统癌症的疗效分析

癌　症	患者(例)	有效(例)	无效(例)	有效率(%)
食管癌	36	33	3	91.7
胃癌	30	28	2	93.3
肝癌	14	13	1	92.8
结肠、直肠癌	42	39	3	92.8
合　计	122	113	9	92.6

4. 治疗肺腺癌　蛇毒胶丸(蝮蛇和眼镜蛇的蛇毒冻干粉适量,配伍确有成效的中药适量,制成 0.3 g 的口服胶丸)每天内服 3 次,按病情酌定每次用量。蛇毒胶丸无毒副作用,长期连续服用无不良反应。疗效:7 例中存活 5 年的有 1 例,4 年存活的有 1 例,3 年存活的有 5 例,均取得较好的疗效。

(二)经皮给药(蛇毒贴片)

由眼镜蛇蛇毒、冰片、薄荷、月桂氮酮、压敏胶等制成贴片,于患处贴敷,每日 1 次,每次 1~2 贴片,10 天为一个疗程。用于治疗多种疼痛,疗效如下(表 3-6)。

表 3-6 多种疼痛疗效分析

	有效(例)			无效(例)	有效率(%)
	痊愈(例)	显著好转(例)	好转(例)		
风湿性腰腿痛	30	70	42	10	93.4
三叉神经痛	2	3	0	0	100.0
坐骨神经痛	1	2	1	1	80.0
颈椎痛	8	31	14	5	91.4
各种扭伤	21	5	3	0	100.0
血管神经性头痛	8	5	5	1	95.0
肩周炎	5	0	0	0	100.0

将眼镜蛇蛇毒粉、没药、川乌、当归、干姜等中药按性质,分别制成粉剂,过筛混合均匀,再用等量递加法将蛇毒粉混合均匀,分装于布袋内备用(布袋规格为 10 cm×10 cm)。将布袋敷于患处,每日 1 次,用时将药垫用蒸汽蒸 15 min,放冷至适宜人体温度时,敷于患处,再将中频治疗仪置于药垫上,每次治疗 20 min,每

个药垫可反复用 10 次,治疗 10 次为 1 个疗程,可反复应用。用于治疗多种疼痛,疗效如下(表 3 - 7)。

表 3 - 7　各种疼痛疗效分析

	有效(例)			无效(例)	有效率(%)
	痊愈(例)	显著好转(例)	好转(例)		
风湿性腰腿痛	12	96	99	11	98.5
颈椎痛	7	56	54	11	91.5
各种扭伤	31	31	104	7	96.0
肩周炎	5	16	18	3	92.9
腰肌劳损	4	28	34	1	99.4
腰椎间盘突出	5	16	22	4	91.5
双膝骨质增生	5	0	12	4	98.5
腰椎肥大	4	25	27	2	96.5
坐骨神经痛	1	1	2	1	80.0

(三) 粗毒制剂注射

1. 治疗肩关节疼痛　蛇毒注射液(由广州军区广州总医院药剂中心提供,每支含眼镜蛇混合蛇毒 0.1 mg,批号为 010503)和 2% 利多卡因各 1 mL,穴位注射。主要穴位:肩井、肩髃、肩髎、肩贞、曲池、曲垣、膈俞、天宗、外关等。治疗 80 例肩周炎的疗效如下(表 3 - 8)。

表 3 - 8　治疗 80 例肩周炎的疗效分析

	有效(例)			无效(例)	有效率(%)
	治愈(例)	显著好转(例)	好转(例)		
肩周炎	44	21	11	4	95.00

2. 治疗关节痛　在基础治疗(静脉滴注复方丹参注射液 20 mL,每日 1 次,20 天为 1 个疗程,根据病情治疗 1~3 个疗程;口服透痹逐邪胶囊)上,用蛇毒注射液、利多卡因注射液各 1 mL,穴位注射,主要选穴如下:手部外劳宫,腕部中泉、外关,肘部曲池、天井,肩部肩髎、肩髃,膝部内膝眼、外膝眼、委中,踝部昆仑、照海、解溪,足部陷谷、太溪。治疗 32 例各种疼痛的疗效如下(表 3 - 9)。

表 3-9　治疗 32 例各种疼痛的疗效分析

	晨僵时间（min）	疼痛关节（个）	肿胀关节（个）	关节疼痛指数	关节肿胀指数	骨、关节X 线分级	ESR（mm/h）	CRP（μg/L）
治疗前	44.51±3.22	2.72±0.47	2.04±0.69	1.13±0.24	0.48±0.05	2.47±0.62	30.57±4.21	22.74±5.35
治疗后	20.31±5.50	1.03±0.08	0.46±0.17	0.51±0.03	0.22±0.02	1.55±0.23	22.48±3.64	13.35±3.26

3. 治疗关节炎　基础治疗：静滴复方丹参注射液 20 mL，每日 1 次，20 天为 1 个疗程，根据病情治疗 1~2 个疗程；口服甲氨蝶呤片 10 mg，每周 1 次；美洛昔康片 7.5 mg，每日 1 次。蛇毒注射液穴位注射：蛇毒注射液、2% 利多卡因注射液各 1 mL，根据针灸学近部取穴原则，选取患部附近的穴位，根据外周关节疼痛程度及个数，随症选穴，一般选 2 个穴位，关节肿痛数目较多者可多选 1~2 个穴位，主要选穴为腕部取外关、中泉；肩部取肩俞、肩贞；膝部取内膝眼、外膝眼、委中；踝部取昆仑、照海。一般每次取 2 穴，最多不超过 4 穴。治疗 25 例关节疼痛的疗效如下（表 3-10）。

表 3-10　治疗 25 例关节疼痛的疗效分析

	关节疼痛指数	关节肿胀指数	ESR（mm/h）	CRP（μg/L）
治疗前	1.15±0.23	0.48±0.05	31.48±4.33	23.57±5.33
治疗后	0.53±0.04	0.24±0.03	21.54±3.32	12.23±3.12

25 例患者经 1~3 个疗程治疗，显著好转 16 例，好转 7 例，无效 2 例，有效率为 92.00%。

4. 治疗肌肉疼痛　蛇毒注射液（由广州军区广州总医院药剂中心提供，每支含眼镜蛇混合蛇毒 0.1 mg，批号为 030502）和 20 mL/L 利多卡因各 1 mL，穴位注射。取穴方法：根据主要疼痛部位和中医辨证随症取穴，每次治疗选取 2~4 穴，主要穴位有：肩井、天宗、肩髃、肾俞、腰阳关、秩边、手三里、曲池、委中、阴陵泉、三阴交等。治疗 50 例纤维肌瘤疼痛的疗效如下（表 3-11）。

表 3-11　治疗 50 例纤维肌瘤疼痛的疗效分析

	有效（例数）			无效（例数）	有效率（%）
	治愈	显著好转	好转		
纤维肌痛综合征	24	10	13	3	94.00

5. 治疗皮肤病和肿瘤　海南省白沙县打安公社卫生院自制复方眼镜蛇蛇毒

溶液(精称干燥眼镜蛇蛇毒,用灭菌蒸馏水稀释成0.05%,加0.5%盐酸普鲁卡因及0.2%苯酚,过滤后冷藏备用)用棉签均匀涂布患处表面,每天1~3次,不另投药(有鼻咽癌颈淋巴结转移1例),用毒液直接注入淋巴结内,每天注二结,每结0.5 mL,轮流注射,同时予维生素类口服。选用外科、皮肤科可在体表用药的患者,215例疗效如下(表3-12)。

表 3 - 12　治疗 215 例皮肤病和肿瘤的疗效分析

	疖	痈	脓肿	慢性溃疡	外伤感染	烫伤感染	外伤出血*	足癣**	体癣**	湿疹**	神经性皮炎**	鼻咽癌淋巴结转移***	皮肤鳞癌****
总数(例)	215	5	17	4	78	3	21	84	29	27	12	1	1
有效(例)	75	5	17	4	69	3	0	0	0	0	0	1	1

*:抗感染、止血效果不明显;**:有止痒作用,停药后复发;***:用药第1天注射部位红肿,之后症状逐日减轻,第10天头痛消失,鼻血停止,淋巴结缩小;****:每天2~3次蛇毒涂布患处,逐日好转,30天后基本症状消失。

6. 治疗白血病　中华眼镜蛇蛇毒组分C(0.15 mg/支,批号981221)及组分M(0.2 mg/支,批号970501)均为广州蛇毒研究所产品。1个疗程后的效果总有效率为75%(6/8),其中第1、4、5、6例患者开始应用化疗无效,第2个疗程在原方案的基础上加用眼镜蛇蛇毒,产生了一定的效果。

(四) 神经毒素的分离和应用

科博肽是从眼镜蛇蛇毒中分离提纯的神经毒素,配以无机盐制成的注射剂。1978年4月由中国科学院昆明动物研究所从眼镜蛇蛇毒中研制分离成功,经过484例的临床试用,取得了良好的疗效并召开了鉴定会。1979年由广西梧州制药(集团)有限公司进行中试生产试验,探索科博肽原粉及制剂工业性生产的分离工艺。在中国科学院昆明动物研究所的指导和帮助下,我国第一种蛇毒药物投产成功。该药物系非麻醉性镇痛药,具有镇痛作用持久、不成瘾、无耐药性和副作用小的特点。云南下关制药厂经过多年研究,也开发出了科博肽,已广泛应用于临床。科博肽主要应用于治疗各种慢性、顽固性疼痛,如坐骨神经痛、三叉神经痛、血管神经性头痛、非发作性血管性头痛、晚期癌痛、风湿性关节痛、麻风反应神经痛、慢性腰腿痛等。可用于各种急、慢性创伤性疼痛的止痛,并可配合针灸麻醉手术,增强针灸麻醉手术的肌松及镇痛效果,减轻术后疼痛,以及药物依赖戒断的辅助性治疗。

　　由上海丽珠制药有限公司与中国科学院昆明动物研究所动物毒素蛇资源开发中心共同研制出克洛曲片，属非吗啡类中强度镇痛新药。它是由纯化的眼镜蛇蛇毒科博肽、曲马多、布洛芬按 1∶150∶300 组成，三者通过不同的作用机制协同发挥镇痛作用。遗憾的是，早期对克洛曲的介绍，有几个概念性的错误，他们声称纯化的眼镜蛇神经毒素是由 61 个氨基酸（这个表述应该是个错误，如果 61 个氨基酸很有可能具有心脏毒性）残基组成的蛋白质，富含赖氨酸和精氨酸等碱性氨基酸，有 4 个二硫键，分子量为 6 940 Da。处方中克洛曲主要通过抑制 ACh 释放而起镇痛作用（这个描述也是不正确的，α - 神经毒素是突触后神经毒素）；盐酸曲马多通过与中枢的阿片受体结合而发挥镇痛作用；布洛芬通过抑制 COX 而起镇痛作用；三者通过不同的作用机制发挥镇痛的协同作用。它克服了神经毒素（科博肽）起效慢、曲马多仅作用于中枢镇痛和可能产生耐药性或会成瘾、布洛芬仅作用于植物神经解热镇痛（布洛芬不是通过作用于植物神经发挥作用，这个描述也是不正确的）的缺点，将 3 种作用途径组成"克洛曲"，充分发挥了各药品的特点，形成起效快、镇痛时间长、高效、广谱、毒性低的新型镇痛药物；该药还具有戒毒作用，且不成瘾，对患者免疫功能及性功能恢复都有显著效果。2000 年已在全国上市，并在云南省及全国部分地区作为戒毒辅助用药推广应用。有人对克洛曲辅助美沙酮用于海洛因依赖脱毒治疗进行了临床疗效观察和对照研究，发现克洛曲可缓解美沙酮小剂量期和停药时的戒断症状，减少美沙酮用量和缩短脱毒疗程。

　　科博肽的临床研究：苏州市中医医院，1990~1996 年应用科博肽配合中药治疗坐骨神经痛 182 例，疗效满意，本组中治愈 100 例（56.84%），好转 62 例（34.06%），无效 20 例（10.98%），总有效率为 89.02%。显效时间为 5~28 天，平均为 10.2±9 天。经 1 个疗程治疗者 62 例，经 2 个疗程治疗者 106 例（58.24%），经 2 个疗程以上治疗者 14 例。2 例患者 3~5 天后出现皮肤红疹，服抗过敏药后消除，约 1/5 患者 3~7 天有患侧肢体疼痛加重，但随即自行消失。

　　在小鼠扭体动物模型中，复方科博肽表现出明显的镇痛作用，呈明显的剂量 - 效应关系。在给药后 1 h 其对小鼠的半数有效剂量（ED_{50}）为 11.8 mg/kg，科博肽、曲马多、布洛芬分别为 116.9 μg/kg、20.47 mg/kg 和 75.6 mg/kg，这显示在同等剂量下，复方科博肽的镇痛效果强于盐酸曲马多、布洛芬或科博肽单用。在小鼠和大鼠甩尾实验中，复方科博肽、曲马多的镇痛作用均有明显的剂量 - 效应关系。复方科博肽、曲马多和布洛芬对小鼠甩尾试验的 ED_{50} 分别为 30.6 mg/kg、

49.1 mg/kg 和 116.4 mg/kg；对大鼠甩尾实验的 ED_{50} 分别为 31.7 mg/kg、38.0 mg/kg 和 140.5 mg/kg。科博肽起效慢，在药后 1 h 对大、小鼠热伤害性刺激引起的疼痛均无镇痛作用。复方科博肽对小鼠热水浴甩尾的 ED_{50} 为 30.6 mg/kg，含曲马多和布洛芬 15.3 mg/kg，将此剂量带入其单方剂量效应方程，算出的镇痛效应均不到 1%；对大鼠热水浴甩尾的 ED_{50} = 31.6 mg/kg，其中含曲马多和布洛芬各 15.8 mg/kg，将此剂量带入其单方剂量对大鼠热水浴镇痛有效率回归方程，算出的镇痛效率分别为 14% 和 1%。表明科博肽、曲马多、布洛芬三者组成复方后在镇痛方面产生协同作用，对热刺激疼痛也有较好的效果。药效 - 时间效应试验结果显示复方科博肽（40 mg/kg）起效迅速，在给药后 1 h 即可达到最大镇痛作用，且疗效持久，在给药后 6 h 其药效仍高 40% 以上，给药后 8 h 仍有显著的镇痛效果（$P<0.05$）；曲马多（40 mg/kg）在给药后 30~60 min 内对小鼠醋酸扭体的抑制率在 80% 以上，1 h 后药效迅速下降，给药后 3 h 其扭体抑制率降至 40% 以下，给药后 6 h 已无镇痛作用；科博肽单一组分在给药后 3 h 才到达最大药效。表明由科博肽、曲马多、布洛芬组成的复方科博肽克服了单一科博肽起效慢的缺点，保留了科博肽药效持久的优点。以 30 mg/kg 剂量的复方科博肽连续用药 15 天，结果显示复方科博肽不易产生耐受，致依赖的潜力很小。另外，有文献报道，科博肽与吗啡无交叉耐药性，并对吗啡等阿片类药物引起的戒断症状有一定的缓解作用，复方科博肽的组方决定它在连续使用时致依赖和耐受的潜力非常小。综上所述，由科博肽、曲马多和布洛芬组成的复方科博肽在药效方面具有镇痛作用强、药效持久、不易产生耐受和依赖的优点，且起效迅速，在临床镇痛方面可能有较大的利用价值。

科博肽注射液：早期对科博肽注射液的介绍是这样的，也有错误之处。该品主要成分及其化学名称为眼镜蛇神经毒素。化学结构式：由 68（应该是错误的，中华眼镜蛇中没有 68 个氨基酸组成的短链神经毒素）个氨基酸组成的单链多肽，4 个二硫键维系其空间结构。分子量：7 000 Da 左右。辅料：注射用氯化钠。本品适用于晚期癌症疼痛、慢性关节痛、坐骨神经痛、神经性头痛、三叉神经痛、麻风反应神经痛等慢性疼痛的治疗，尤其用于慢性、顽固性、持续性疼痛的治疗。

曾才铭将科博肽治疗慢性腰腿痛的 80 例患者做了总结。他选取了他们科室 1966 年 5 月至 1978 年 3 月之间使用新药科博肽治疗慢性腰腿痛患者 80 例的近期疗效。全组有效率为 72.5%，以坐骨神经痛的疗效较好，有效率达 91%。

通过临床试验和分析指出，此药在骨科范围内用于治疗病程长、顽固的慢性疼痛病例较有价值。从而得出科博肽有一定的镇痛效果，安全、副作用小、不成瘾为其优点；但仍有不少缺点，如作用缓慢、疗程长、对一般的慢性风湿痛及劳损性下簇痛效果较差等，以及对某些病例镇痛效果不够显著。镇痛机制有待进一步阐明，复发问题仍待进一步观察。故对症状轻、病程短的病例不一定首选此疗法，反之，对那些病程长、顽固的病例却往往能收到良效，这是本药的独到之处。

朱天新、吉天鹏等曾评估按中国食品药品检定研究院修订的国家标准生产的"注射用科博肽"（电泳纯和免疫纯）的临床应用效果及毒副作用。总有效率为 96.7%，总显效率为 82.6%，首次用药总有效率为 93.5%。对癌痛组的首剂有效率稍低，为 84.2%。一般在肌内注射后 30~60 min 起效；对急性疼痛疗效可持续 6~10 h，对慢性疼痛大多可持续 12 h 或 24 h 以上。对阿片类药物成瘾患者也有良好效果。少数患者出现轻度口干、恶心、头晕等不良反应。结论：新标准"注射用科博肽"对各种急慢性疼痛均有良好的镇痛效果，起效快、镇痛作用强而持久、不成瘾、毒副作用小，且具有潜在的戒毒作用。优于原地方标准的"科博肽"。

姚荣尹、杨芝青等曾做过"注射用科博肽"的临床应用总结，得出以下结论：① 科博肽治疗神经血管性头痛、关节痛、三叉神经痛、坐骨神经痛及慢性腰腿痛等其疗效是肯定的。过去我们用以治疗偏头痛的药物，不论在发作时或作预防性治疗，都没有持久的作用，这次通过临床观察证实科博肽是一种作用慢、止痛效果持久且不成瘾的药物。一般需要用多次或十多次才有镇痛效果，但也有个别病例用药 2~3 次后就有止痛作用，不过用药宜坚持 1 个疗程，若用 1 个疗程仍未治愈时可继续用药，每周肌内注射 2~3 次巩固一段时间。对于炎症引起的疼痛，应加用抗炎药物。② 科博肽注射后可出现口干，对青光眼患者可使眼压增高，似对胆碱能神经有阻滞作用，类似阿托品。推测可适用于震颤性麻痹等椎体外系统疾病，值得今后研究。③ 本组 220 例慢性疼痛病患者，多数经各种药物和新疗法效果不佳，采用科博肽治疗后，有一定的镇痛作用，疗效令人满意。

（1）科博肽是从眼镜蛇蛇毒中提纯的神经毒素，对于慢性疼痛患者镇痛作用持久，且不成瘾，其副作用小，且停药后一般很快消失。

（2）该文报告 220 例 5 种疾病的镇痛效果，其有效率达 91.36%，对于有炎症的患者宜加用抗炎治疗，收效更好。其作用机制有待进一步探讨和研究。

（3）在治疗中对于奏效不显或有反复的病例，可以继续用药，但要注意进一步检查原因。

（4）眼镜蛇蛇毒在南方各省容易取得，提纯不困难，制作不复杂，使用方便，值得推广。

王兴业、王凤学等曾经观察硬膜外腔注入科博肽用于术后镇痛的效果。他们选取 72 例胫腓骨骨折患者在连续硬膜外阻滞麻醉下行切开复位内固定术，术后随机分为 4 组（每组 18 例）向硬膜外腔一次注入容量为 10 mL 药物：A 组科博肽 0.25 μg/kg；B 组科博肽 0.125 μg/kg 加 0.5% 利多卡因溶液 10 mL；C 组吗啡 2 mg；D 组吗啡 1 mg 加 0.5% 利多卡因溶液 10 mL。按 WHO 标准，术后疼痛程度达 Ⅱ 级时按组别注药。结果为：A 组与 B 组镇痛作用完全，镇痛维持时间 A 组与 B 组明显延长，A 组与 B 组分别为（412±25）min 和（345±28）min，与 C 组（207±23）min 和 D 组（165±10.3）min 比较，差异显著（$P<0.05$）。注药后 30~120 min 患肢足背皮肤温度，A 组与 B 组均高于 C 组与 D 组（$P<0.05$）。结论：科博肽注入硬膜外腔用于术后镇痛，维持时间较长，镇痛作用完全，无不良反应。

杨惠萍等试验了科博肽肠溶胶囊治疗晚期中、重度癌症患者疼痛的疗效。用药方法是每 6 h 口服科博肽肠溶胶囊，每次 280 μg，常规剂量每天 560 μg，在用药过程中根据疼痛缓解程度调整剂量由 280 μg 到 420 μg、560 μg 递增。发现 68 例中，重度癌痛患者，显效 41 例，有效 21 例，无效 6 例，总有效率 91.2%，药物最小日剂量为 280 μg，最大日剂量为 840 μg，所有患者均可耐受，未见有药物依赖性出现。从而得出结论：科博肽肠溶胶囊作为控制中、重度癌痛的药物，其镇痛效果满意，副反应少、服用方便、安全，值得临床推广应用。

点评

眼镜蛇蛇毒的应用历史确实很长，但是历史上的应用没有留下很多有价值的资料，只能作为一个参考而不是依据。科博肽注射液曾用过克痛宁注射液的名字。科博肽注射液有粉针剂和水针剂两种剂型，制剂的标准除 pH 外并无差异，两种制剂的原料标准是完全相同的。虽然普遍认为科博肽注射剂临床应用是安全的，但是科博肽注射剂存在两大问题应予指出：① 国家原料标准太低（纯度 92% 以上，蛋白质含量 62% 以上）。我们实际测定中国食品药品检定研究院的科博肽标准品纯度不足 90%，含有比较多的高分子蛋白质，科博肽标准品蛋白质含量为 63%。说明有很多不明物质混杂在其中；② 制剂的标准水针剂为氯化钠溶液，pH 为 5.5~7.0，保存于阴凉、干燥处，保质期 2 年，但是据我们做的稳定性考察的结果及文献报道的结果，科博肽注射液 2 年有效期是无法保证的。这些缺陷在通化惠康生物制药有限公司生产的科博肽注射液中应该会得到妥善解决。

尽管由地方标准升格为国家标准的科博肽仍有一些缺陷，但是长期以来在临床实践中的结论是比较安全的。再有一个事实是科博肽确有一定疗效，尤其是对一些目前临床上缺乏有效药物或安全性高的药物的某些疼痛治疗，科博肽提供了一个相对安全、有效的治疗手段。重新上市的科博肽注射剂，克服了原来原料和制剂上的一些弊端，可以期望会有更好的临床效果。

第四章
眼镜蛇蛇毒的制备和质量标准

蛇毒是由蛇的毒腺分泌的一种天然混合物,含有多种蛋白质、多肽、酶类和其他小分子物质,具有较强的生物学活性,是人类研究最多、利用最多的动物毒素之一。我国有两种眼镜蛇,一种是中华眼镜蛇(*Naja atra*),也称舟山眼镜蛇、台湾眼镜蛇,分布在中国大部分省份,另一种是泰国眼镜蛇(*Naja kaouthia*),分布在我国广西壮族自治区、云南省境内。我国以往市场上流通的眼镜蛇蛇毒主要是来自野外捕捉的眼镜蛇,也有人在活蛇交易场所采集或收购的眼镜蛇蛇毒,基本都是在常温下用石灰等吸水干燥的,耗时长,质量无法控制,更不能溯源。按现行法规是无法用于药剂生产的。

一、眼镜蛇蛇毒的主要成分

(一)眼镜蛇蛇毒神经毒素

神经毒素是眼镜蛇蛇毒的最主要的致死成分,约占蛇毒总干重的 4%~8%。自从 1965 年第一次从我国台湾地区产中华眼镜蛇蛇毒中分离出神经毒素以来,神经毒素的生物化学及生物活性得到了广泛的研究。眼镜蛇神经毒素属于突触后神经毒素(α-神经毒素),是三指蛋白超家族成员。从眼镜蛇蛇毒中分离出来的 α-神经毒素可以特异地、几乎不可逆地与乙酰胆碱受体(acetylcholine receptor, AChR)结合。因此,从 20 世纪 60 年代以来,一直是研究 AChR 结构和功能的理想工具药。同时因为 α-神经毒素具有高的稳定性,含有多对二硫键,有大量的天然同源蛋白,也使得它们成为研究蛋白质折叠和结构功能关系的良好模型。

中华眼镜蛇蛇毒含有两种短链神经毒素,其中 cobrotoxin 由 62 个氨基酸组成,它是分子量约为 7 kDa 的碱性蛋白质,等电点为 pH 8.8,分子内有 4 个二硫键。泰国眼镜蛇蛇毒含有长链神经毒素 cobratoxin,由 71 个氨基酸组成,而且也含有数种短链神经毒素。但是由于地理分隔的原因,在中国境内分布的泰国眼镜蛇蛇毒只含 3 种短链神经毒素,不含长链神经毒素 cobratoxin。

(二)眼镜蛇蛇毒因子

眼镜蛇蛇毒因子(cobra venom factor, CVF),又称为眼镜蛇抗补体蛋白(cobra anticomplementary protein),是眼镜蛇蛇毒中的主要抗补体成分。CVF 是一种球状酸性糖蛋白,由 α、δ、γ 3 个亚基通过二硫键及其他非共价键的次级键相互连接而成。它的分子量因提纯方法、分子量的测定方法及眼镜蛇蛇毒来源的不同而有所差异。全分子 CVF 的分子量为 130~230 kDa,等电点为 5.2~6.2。CVF 对温度有较好的稳定性,在 10~65℃稳定,65℃以上迅速变性失活。CVF 的氨基酸组成以酸性氨基酸为主,二级结构以 β 折叠为主,占 47%,α 螺旋占 11%。CVF 分子含寡糖链,经碳水化合物分析发现,糖的含量占 2.8%~7.4%。

(三)眼镜蛇心脏毒素

眼镜蛇心脏毒素(cardiotoin),又称为细胞毒素(cytotoxin),是一类对心脏具有毒性,且具有细胞毒性,尤其是对癌细胞有毒性的组分,是蛇毒的主要毒性成分之一,约占粗毒干重的 40%~50%。许多研究表明,心脏毒素是导致伤口局部坏死,引起循环衰竭的直接原因。同时,眼镜蛇心脏毒素是一种很有潜力的抗肿瘤药物,它对体外培养的多种动物和人的肿瘤细胞具有溶解作用,能够强烈破坏游离细胞,尤其是恶性肿瘤细胞。各种眼镜蛇心脏毒素的理化性质和毒理作用基本相同,是强碱性的小分子单链多肽,由 15~17 种氨基酸的 60~62 个残基组成,分子量为 6~7 kDa,等电点为 11~12,8 个半胱氨酸交叉联结成 4 对 2 硫键。许云禄等从舟山产中华眼镜蛇蛇毒中纯化出了 4 种细胞毒素。

(四)眼镜蛇神经生长因子

神经生长因子(nerve growth factor, NGF)是神经系统最为重要的生物活性物质之一,是交感神经元和感觉神经元生长和存活所必需的一种神经营养成分,对神经元的存活、神经纤维的生长和分化及再生起到极其重要的作用。眼镜蛇蛇毒中含丰富的 NGF。董跃伟等通过离子交换色谱、凝胶过滤及 FPLC 色谱分离纯化得到中华眼镜蛇 NGF,NGF 在聚丙烯酰胺凝胶电泳中为单一条带,由两个分子量为 13.5 kDa 的亚基组成一个完整的分子,分子量为 27 kDa 左右。

(五) 眼镜蛇蛋白酶

眼镜蛇蛋白酶(natrahagin)是由单一肽链组成的具有水解纤维蛋白原作用的蛋白质分子。其分子量约为 47.1 kDa。将不同剂量的 natrahagin 分别静脉注射入大鼠体内,大鼠血浆凝血酶原时间、凝血酶时间和活化部分凝血酶时间显著延长,效应呈浓度依赖性,表明 natrahagin 在体内具抗凝活性。还能剂量依赖性地抑制新西兰家兔由二磷酸腺苷和胶原诱导的血小板聚集,显著降低纤维蛋白水平,并能有效抑制兔动脉血栓的形成。

二、药用眼镜蛇蛇毒的生产

(一) 供应药用眼镜蛇蛇毒需要具备的资质

眼镜蛇为国家二级保护动物,明令禁止野外捕捉,也禁止食用目的的养殖。眼镜蛇的人工繁养技术早已成熟,药用眼镜蛇的养殖获得许可。眼镜蛇蛇毒供应药用需要具备这些基本资质:养殖场必须有政府主管部门颁发的眼镜蛇养殖证、经营许可证、工商部门的营业执照、种属证明、卫生检疫等证照。如果蛇毒用于出口,还需提供《濒危野生动植物种国际贸易公约》(*Convention on International Trade in Endangered Species*, CITES)的认证和办理濒危动物产品出口许可证。

(二) 供应药用眼镜蛇蛇毒的设施和管理要求

根据目前对动物来源药用原料的要求及发展趋势,今后药用动、植物需要按照《中药材生产质量管理规范》(Good Agriculture Practice, GAP)来管理。目前国家药品监督管理局对药用蛇养殖基地的管理还没有出台具体的规范化要求,但是养殖场必须提前做好相应准备,在以下几个方面做好工作:

(1) 养殖场地建设,养殖场地离村民居住区有足够的距离,有围墙和防止蛇外逃的设施。围墙需下挖 50~80 cm，保证没有老鼠打洞进入院内，不能有直角转弯。房舍结构有隔热保温措施，符合安全、卫生和动物福利要求。

（2）养殖设施充分考虑安全性、经济性、易操作性和舒适性，能做到恒温、恒湿、清洁，有投料和给水设施。

（3）饲料有来源记录及检验记录，如果自己加工的有配方成分记录、生产记录，投料日期和数量记录。

（4）设有专门的采毒室和采毒器具，有蛇毒冻干室和冰冻干燥机，在 -20℃ 以下低温冰箱保存蛇毒冻干粉。

（5）有安全防护制度和蛇伤救治设备，如负压吸引装置、止血带、消毒液、绷带、抗毒血清等。

（6）有动物防病治病的专业人员和监测制度，动物健康、检疫记录。

（7）有动物种属鉴定、繁殖记录、喂食记录、采毒记录；死亡记录和宰杀处理记录。

（8）有动物福利制度。

（三）药用眼镜蛇蛇毒的采集和冻干

凡养殖达到 20 月龄的健康眼镜蛇，均可采毒。人工繁养的眼镜蛇采取"三三制"，各种年龄段合理搭配，即 1/3 的蛇龄进入采毒高峰期，1/3 的蛇龄将要进入采毒高峰期，1/3 的蛇为培育中的幼苗。过采毒高峰期后的蛇在政府政策许可的前提下可以处理用于炮制蛇酒、加工成药膳、加工成蛇肉蛋白粉和蛇肉水解蛋白等深加工产品或作为商品蛇出售，这样可提高养蛇户的经济效益。根据笔者和南宁、吉首几家养蛇场的合作研究，为了保证蛇的健康和提高眼镜蛇采毒的质量，必须做到以下几项。

（1）采毒对象饲喂和采毒间隔：在采毒期间，给采毒对象供应干净的饮用水，投喂解冻脱毛鸡仔，适量添加维生素及钙（据说投食蛤蟆可以增加产毒量）。首先要确保蛇吃料 2 次（3~4 天喂 1 次）以上方可采毒，采毒前 3~5 天停止喂料，采毒后停 2 天喂料，一次采毒周期为 15 天左右。如遇大规模蛇群抵抗力下降，天气突变时（如蛇群感冒、吃食下降）则需多喂食观察，延后采毒时间。采毒过程中始终不开口咬膜的蛇暂不采毒，待蛇群稳定后再采毒。

（2）采毒时间和温度：适合于每日早上 10 点之前，温度为 26~30℃，没有强光、噪声的环境下进行，高温和强光线下影响蛇排毒量。采毒属于高危工作，采毒人员连续工作不得超过 4 h,全天不超过 6 h,一般熟练工人采毒 100 条需要 1 h。采毒现场必须 2 人或以上在场,懂蛇伤急救处理方法,现场有蛇伤急救器材和药品。

(3) 采毒对象和次数:① 雄性中华眼镜蛇,体格健壮、肤色亮丽为优选,2~3 月从冬眠醒来饲喂复壮,4 月中旬采毒 1 次,5 月初发情交配前采毒 1 次,6 月下旬 1 次(交配期不进食的蛇没有毒或少有毒),7~10 月为产毒高峰期每月采 2 次(15 天 1 次),11 月初采毒 1 次,喂食 1 次,待消化完全,逐步降温让蛇自然冬眠。即公蛇全年采毒次数为 11 次;② 雌性中华眼镜蛇,体格健壮、肤色亮丽为优选,2~3 月从冬眠醒来饲喂复壮,4 月中旬采毒 1 次,5~7 月不采毒(从发情、交配、产卵至复壮期间不宜取毒),8~10 月为产毒高峰期每月采 2 次(15 天 1 次),11 月初采毒 1 次,喂食 1 次,待消化完全,逐步降温让蛇自然冬眠,雌性中华眼镜蛇全年采毒次数为 8 次。

(4) 采毒方法:隔天清洁采毒器具待用。单人操作,左手戴羊皮手套抓蛇后换右手抓蛇头采毒。蛇自咬膜采毒法,膜采用 0.2 mm 厚特制膜纸封住漏斗口(可采用乳胶手套)。新鲜毒液在离开蛇毒牙进入自制取毒器中(整个采毒过程蛇毒收集器内温度保持在 4℃左右),取毒过程中不挤压毒腺,完全自然排毒。蛇毒排出后很快降解,一批蛇取完后马上冻干蛇毒。先-45℃速冻,再放入冷冻干燥机干燥 20 h 以上(通常需要 48 h),即获得淡黄色结晶干粉,放入棕色瓶,贴好标签,密封在含有干燥剂的容器内,-20℃以下保存(图 4-1)。

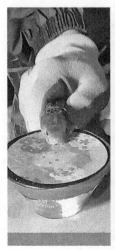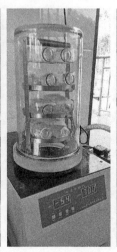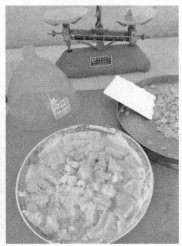

彩图 4-1

图 4-1　蛇场采毒冻干器具(见彩图)

（5）蛇毒冻干方法：采用北京四环医药生产 LGJ - 10D 型或其他同类型低温冷冻干燥机，冻干时间 18~20 h（通常需要 48 h），至蛇毒变成淡黄色晶体收集至棕色瓶保存，刮取冻干粉时注意戴口罩，防止蛇毒粉末飘起进入口、鼻引发过敏反应。冻干的蛇毒收集在密封容器内，放入干燥剂，存放在-30℃，存放后尽量不开封暴露于空气中。

三、药用眼镜蛇蛇毒的质量标准

中华眼镜蛇蛇毒（NNAV）冻干粉质量标准［起草单位：人本药业（试用版）］。起草日期：2020 年 5 月 12 日。

本品系人工饲养的中华眼镜蛇（舟山、台湾眼镜蛇；学名：*Naja atra*）蛇毒毒液冻干粉。药用眼镜蛇养殖和产品经营符合《中华人民共和国野生动物保护》和经营法规，眼镜蛇养殖、采毒、冻干、保存和运输符合《中华人民共和国陆生野生动物保护实施条例》原料相关法律法规。对于接收药用级别中华眼镜蛇蛇毒冻干粉制定本质量标准。

【制法要求】本品应从经过种属认证的健康中华眼镜蛇的毒腺中提取并用冷冻干燥法快速冻干。生产过程应符合现行版《药品生产质量管理规范》的要求。

【性状】本品为黄色或浅黄色粉末，小块状固体。

【鉴别】在含量测定项下记录的色谱图中，供试品溶液主峰的保留时间应与对照品溶液主峰的保留时间一致。

特征图谱：在含量测定项下记录的色谱图中，供试品溶液特征图谱中应有 3 个特征峰。与对照品溶液相应的为 a 峰，计算各峰与 a 峰的相对保留时间，其相对保留时间应在规定值的±5% 以内。规定值为：10.45（峰 1）、13.38（峰 2）。

【检查】神经毒素含量：取本品，精密称定，加水溶解制成每 1 mL 中约含粗毒 10 mg 的溶液，作为供试品溶液；取神经毒素对照品适量，精密称定，加水溶解成每 1 mL 中含神经毒素 0.5 mg 的溶液，作为对照品溶液。照高效液相色谱法［《中国药典》（2015 年版）四部通则 0512］试验，以丁基硅烷键合硅胶为填充剂（如 C_{18}，4.6 mm×150 mm，5 μm），流动相 A 为三氟乙酸-水（1∶1 000），流动相 B 为乙腈，按表 4 - 1 进行线性梯度洗脱，柱温为 40℃，波长为 280 nm，流速为 1 mL/min。取供试品溶液及对照品溶液 20 μL 注入液相色谱仪，记录色谱图，理论塔板数按神经毒素的峰计算应大于 3 000。根据外标法计算神经毒素含量。

表4-1　高效液相流动相

时间(min)	流动相 A(%)	流动相 B(%)
0	95	5
5	95	5
35	60	40
45	60	40

平衡时间：5 min。

神经毒素含量：6.0%以上(峰面积法)。

干燥失重：取本品,照干燥失重法[《中国药典》(2015 年版)通则 0831]在 60℃减压干燥至恒重,减失质量不得超过 7.0%。

炽灼残渣：取本品约 0.2 g,依法检查[《中国药典》(2015 年版)通则 0841],遗留残渣不得过 1.0%。

生物活性：中华眼镜蛇蛇毒冻干粉复溶后小鼠腹腔半数致死量(LD$_{50}$)范围应为 0.6±0.2 mg/kg。常规生物活性检测,取本品适量,用氯化钠注射液溶解。选取体重在 18~22 g 的昆明小鼠或 C57 小鼠 6 只,在停食(可饮水)12 h 后腹腔注射中华眼镜蛇蛇毒 0.62 mg/kg 体重,腹腔注射后观察小鼠 2 h 的死亡情况。小鼠 2 h 内的死亡 2~4 只为合格。

【液相特征峰和蛋白质印迹参考图谱】

液相特征峰和蛋白质印迹参考图谱,参见人本药业中华眼镜蛇蛇毒高效液相色谱图(图 4-2)和蛋白质印迹图(图 4-3)。

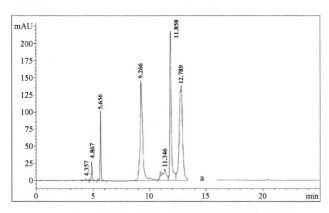

图4-2　人本药业中华眼镜蛇蛇毒高效液相色谱

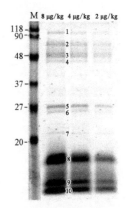

图4-3　人本药业中华眼镜蛇蛇毒蛋白质印迹图

点　评

　　社会上留存有大量眼镜蛇蛇毒干粉，大多数是用石灰吸收水分干燥的。笔者实验室检测过多个蛇场提供的样品，鲜有符合我们的质量标准的。主要因为神经毒素含量低，杂峰多，纯化难度大。再有一个问题是这些蛇毒无法溯源，缺乏种属认证、无生产记录等，是不能作为药用原料的。

　　在接触和处理眼镜蛇蛇毒冻干粉时要注意安全防护。部分人一开始对眼镜蛇蛇毒没有过敏反应，但是反复接触后容易发生过敏反应。所以应该在通风柜中打开包装、称量和溶解眼镜蛇蛇毒冻干粉。在溶液中眼镜蛇蛇毒一般不会挥发引起过敏。眼镜蛇蛇毒冻干粉容易吸潮，吸收水分后会影响稳定性，因此在称量冻干粉时必须先复温至室温再打开包装，尽量缩短暴露于空气中的时间。长期保存眼镜蛇蛇毒冻干粉必须放置于含有干燥剂的密闭容器内，避免反复打开包装。

　　关于药用眼镜蛇蛇毒的质量，除了要测量水分、不溶性物质、蛋白质含量、生物毒性外，最重要的是要测量神经毒素的含量。目前神经毒素含量在6%以上的眼镜蛇蛇毒非常难于获得。

第五章
眼镜蛇短链神经毒素的纯化和鉴定

眼镜蛇蛇毒为黏稠、透明或淡黄色的液体,是多种有毒蛋白、酶和多肽的混合物,蛇毒具有蛋白质、多肽之共性,凡强酸、强碱、氧化剂、还原剂、蛋白水解酶均能使之变性、降解。眼镜蛇蛇毒有毒成分主要包括神经毒素,心脏毒素,出血毒素,促凝、抗凝组分和一些酶等。人本药业实验室通过对中华眼镜蛇蛇毒新鲜采集的原液和冻干粉进行 HPLC 定位比较分析,得出在中华眼镜蛇蛇毒中,神经毒素、心脏毒素、磷脂酶 A_2 三大组分占其含量的 95%以上。

通过对眼镜蛇蛇毒中神经毒素、心脏毒素、磷脂酶 A_2 三大组分的理化性质分析比较,文献中报道中华眼镜蛇蛇毒含有至少 2~3 种短链神经毒素、4种心脏毒素。神经毒素和心脏毒素两者在结构组成上有很大的相似性,两者均属小分子单链多肽,分子量均为 7 kDa 左右,在结构组成上,两者均为 61~69 个氨基酸组成,仅有个别氨基酸序列的区别。二级结构上均呈三叉结构,同属三指结构蛋白,仅二硫键位置稍有不同;两者唯一差异比较大的是等电点,前者等电点在 8.0~8.8,而心脏毒素等电点在 11~12。而另一重要组分磷脂酶 A_2 对前两者而言区别相对较大,其氨基酸组成约为 126 个氨基酸,分子量在 14~15 kDa,等电点在 6.0 左右。目前在中华眼镜蛇蛇毒中已鉴定出两种短链神经毒素,约占中华眼镜蛇蛇毒成分的 3%~8%。在中国境内栖息的泰国眼镜蛇蛇毒中鉴定出 3 种短链神经毒素,但不含长链神经毒素。Cobrotoxin 是中华眼镜蛇蛇毒和泰国眼镜蛇蛇毒中共同含有的短链神经毒素之一。

一、传统的中华眼镜蛇 α-神经毒素的纯化方法

　　文献报道的神经毒素的纯化方法很多，但是大多限于实验室规模自己研究用，规模小、纯度不高，也没有经过对纯化产物的鉴定，所以无法产业化。如眼镜王蛇神经毒素的纯化要经过粗毒分离、组分的活性鉴定、Sephadex G-50 凝胶柱层析、CM-Sepharose Fast Flow 离子交换层析、Phenyl-Sepharose HP 疏水层析和 Sephasil Peptide C_{18} 反相层析等步骤分离纯化。该方法由于需要联合使用凝胶柱层析、离子交换层析、疏水层析和反相层析等柱层析方法，不仅操作步骤复杂，而且分离纯化周期长（仅眼镜王蛇毒的粗分离这一步就需要 576 h），使得其应用范围仅局限于实验室中。其他眼镜蛇蛇毒的分离纯化大致也用这些步骤，基本上无法应用到药用神经毒素的纯化。

　　此前有人报道了一种高纯度科博肽的提取方法，大致的步骤简述如下。

　　（1）取中华眼镜蛇粗毒溶解于蒸馏水或含 NaCl 的缓冲液中。室温或低温离心，取上清液。

　　（2）上清液上 SP Sepharose FF 阳离子柱层析，用 NaAC-HAC、Tris-HCl 或磷酸盐缓冲液进行直线梯度洗脱，按记录谱图收集科博肽组分，收集液用磷酸盐缓冲液或 Tris-HCl 缓冲液低温透析。

　　（3）将步骤（2）收集的科博肽组分溶液，上 CM52 Cellulose 阳离子柱层析，用含 NaCl 的磷酸盐缓冲液或 Tris-HCl 缓冲液进行直线梯度洗脱，按记录谱图收集科博肽组分，收集液用含 NaCl 的磷酸盐或 Tris-HCl 缓冲液低温透析。

　　（4）将步骤（3）收集的科博肽组分溶液，上样 DEAE Sepharose FF 阴离子柱层析，用磷酸盐或 Tris-HCl 缓冲液进行线性梯度洗脱，收集记录谱图的最大峰即科博肽组分，收集液用含 NaCl 的磷酸盐或 Tris-HCl 缓冲液低温透析后，把透析液装入阻断分子量为 5 000 的透析袋中，用聚乙二醇 8 000 包埋浓缩。

　　（5）将步骤（4）收集的科博肽组分浓缩溶液，上 Sephadex G-50 凝胶过滤柱层析，用含 NaCl 的磷酸盐或 Tris-HCl 缓冲液洗脱，收集记录谱图最大峰即科博肽组分，收集液用 NaCl 溶液低温透析，所得的科博肽组分溶液过滤除菌，在冷冻干燥机中抽真空冻干，得到高纯度的科博肽。

　　目前国家提供的科博肽标准品实际纯度低于 92%，蛋白质含量低（63%），国家的科博肽标准品没有经过全序列氨基酸测定，没有精确测定分子量，这个标

准品充其量只能证明提取物为中华眼镜蛇短链神经毒素,不能证明提取的是何种神经毒素。作为药用原料这个标准显然是不合适的。现有科博肽纯度太低和蛋白质含量太低,说明有过多的杂蛋白质没有分离干净,以及提取的神经毒素中含有很多不明物质。不足以作为一个注射剂原料的标准,亟待修正。在过去市场上使用的科博肽注射液对于科博肽的说法非常不专业,在学术层面讲是一个非常不严谨的表现:① 把中华眼镜蛇说成是湖南眼镜蛇,分类上没有湖南眼镜蛇一说;② 把从中华眼镜蛇蛇毒中提取的短链神经毒素说成是 cobratoxin,而 cobratoxin 是指泰国眼镜蛇的长链神经毒素;③ 在不同药企介绍科博肽时有的说 67 个氨基酸,有的说 61 个氨基酸,这些都不符合中华眼镜蛇短链神经毒素特性。由于没有进行全序列氨基酸测定和精确的分子量测定,各家药企用的科博肽是否为同一个神经毒素都很难说。

二、改进的中华眼镜蛇短链神经毒素纯化方法与鉴定

1. 纯化　有报道人本药业改进了中华眼镜蛇短链神经毒素——cobrotoxin 的提取方法,其技术概要如下。

(1) 称取经检验合格的中华眼镜蛇蛇毒粗品(由南宁邓善林药用养蛇场和吉首吕洞山药用养蛇场提供),加入纯水中或 pH 6.0 的 0.03 mol/L 的磷酸盐缓冲液中,搅拌溶解,经离心或过滤除去杂质。

(2) 将粗毒溶液通过离子交换层析纯化,离子交换层析的介质为 CM Sepharose Fast Flow,以 pH 6.0 的 0.03 mol/L 的磷酸盐缓冲液为流动相 A,以含 1.0 mol/L 氯化钠的 pH 6.0 的 0.03 mol/L 的磷酸盐缓冲液为流动相 B,先用 2 个柱床体积的流动相 B 进行活化,再用 3 个柱床体积的流动相 A 进行平衡洗脱,然后梯度洗脱。

(3) 将经过离子交换获得的产物通过疏水层析纯化,疏水层析的介质为 UniPhenyl,以 pH 6.0 的 0.03 mol/L 的磷酸盐缓冲液为流动相 A,以含 3 mol/L 硫酸铵的 pH 6.0 的 0.03 mol/L 的磷酸盐缓冲液为流动相 C,先用 2 个柱床体积的流动相 A 进行活化洗脱,再用 2 个柱床体积的流动相 C,进行平衡洗脱,然后梯度洗脱。浓缩,干燥,即得中华眼镜蛇神经毒素的纯品。

本例整个分离纯化过程仅需 8～10 h 即可完成,收率约为 50%,纯度为 98.2%,适于中华眼镜蛇短链神经毒素 cobrotoxin 的工业化生产。

2. 鉴定　中华眼镜蛇短链神经毒素 corotoxin 的鉴定。

为了鉴定纯化得到的中华眼镜蛇神经毒素究竟是属于哪一种短链神经毒素，笔者实验室对于纯化的神经毒素进行了一系列的测定，包括：

（1）纯度检测：以购自中国药品生物制品检定研究院的中华眼镜蛇短链神经毒素（科博肽）为对照品，对于制备的中华眼镜蛇短链神经毒素的纯度通过高效液相色谱法（HPLC）检测。

色谱柱：C_{18}（4.6 mm×150 mm）；流动相：0.1%三氟醋酸溶液为流动相 A，乙腈溶液为流动相 B；柱温：25℃；检测波长：280 nm；流速：0.5 mL/min。梯度条件：洗脱初始状态流动相 B 为 5%，在 15 min 内，流动相 B 增至 60%，保持 10 min，流动相 B 为 60%。通过面积归一化法计算出其纯度。

图 5-1 所示，人本药业制备的中华眼镜蛇神经毒素的纯度为 98.2%。

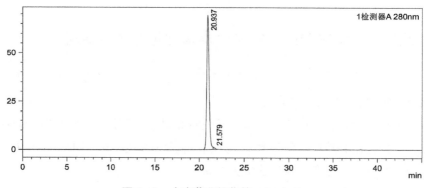

图 5-1　人本药业纯化的 cobrotoxin

（2）生物学活性实验：以 ICR 小鼠为实验对象，测定制备的中华眼镜蛇短链神经毒素的 LD_{50}。选用 18~22 g 的 ICR 小鼠 10 只随机分为一组，设为 6 个剂量组，皮下注射不同剂量的中华眼镜蛇短链神经毒素，给药后观察48 h，记录动物毒性反应情况和死亡情况；对死亡动物及时进行尸检，记录病变情况，并按 Bliss 方法用 SPSS 软件计算。测定得到小鼠皮下注射的 LD_{50} 剂量为 60~70 μg/kg 之间。与国外文献报道的 cobrotoxin 的 LD_{50} 相符。

（3）全序列氨基酸测定：基因数据库报告的中华眼镜蛇短链神经毒素（cobrotoxin）的氨基酸序列是"MKTLLLTLLV VTIVCLDLGY TLECHNQQSS QTPTTTGCSG GETNCYKKRW RDHRGYRTER GCGCPSVKNG IEINCCTTDR CNN"，前 21 个氨基酸为信号肽。

我们分别用 Lys - C 和 Glu - C 这两个酶酶切后,所检测到的肽段都可以将整个理论蛋白序列全覆盖,并且,通过比较两个酶实际酶切后的肽段序列可知,这个蛋白的序列为"LECHNQQSSQ TPTTTGCSGG ETNCYKKRWR DHRGYRTERG CGCPSVKNGI EINCCTTDRC NN",与文献库里 cobrotoxin 的序列完全相符(图 5 - 2)。我们纯化的 cobrotoxin 不含有信号肽。

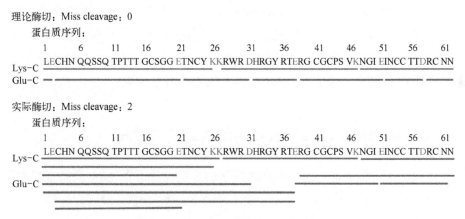

图 5 - 2 两个蛋白酶酶切后的肽段序列

(4) 分子量测定:用分子量计算器(Christoph Gohlke)根据蛋白质序列计算理论分子量结果如图(图 5 - 3)考虑到共有 8 个半胱氨酸,包含 4 对二硫键,故理论分子量将去掉 8 个氢原子:

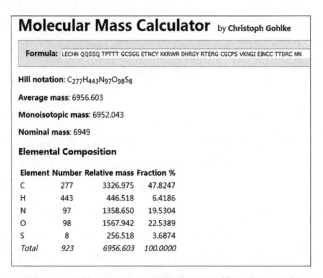

图 5 - 3 根据 cobrotoxin 氨基酸组成计算的理论分子量

单同位素分子量（monoisotope mass）：6 952.043 0 − 8×1.007 9 = 6 943.979 8

平均分子量（average mass）：6 956.603 − 8×1.007 9 = 6 948.539 8

用 MALDI − TOF 测定 cobrotoxin 的分子量为 6 948.185 Da，与上述按平均分子量计算的蛋白质分子量理论值相符。

（5）药理活性实验：以二甲苯致小鼠耳肿胀为模型，选取小鼠 20 只，随机分为两组，即生理盐水对照组和制备的 cobrotoxin 溶液组，灌胃给药 5 天，每天 100 μg/kg，末次给药后 1 h，在小鼠 1 只耳朵内侧快速推注二甲苯溶液 30 μL，2 h 后，取耳朵，称取左右重量。与正常的生理盐水组相比，制备的 cobrotoxin 组肿胀程度明显降低，表明制备的 cobrotoxin 具有预期的药理活性。

三、中华眼镜蛇短链神经毒素的原料药质量控制

本品为从中华眼镜蛇蛇毒中分离纯化的短链神经毒素，经全长氨基酸测序为 cobrotoxin，分子量为 6 948 Da，等电点 pH 8.8。按无水物计算，含神经毒素不少于 93%。

【性状】本品为白色粉末

【鉴别】

（1）取科博肽对照品适量，加超纯水制成每 1 mL 含 0.5 mg 的溶液，作为对照品溶液；取对照品溶液和纯度项下的供试品溶液，照纯度项下的色谱条件试验，记录的色谱图中，供试品主峰的保留时间应与对照品主峰的保留时间一致。

（2）SDS − PAGE，供试品的迁移率应与对照品的迁移率一致。

（3）生物活性：小鼠皮下注射 LD_{50} 剂量应为 60~70 μg/kg。

【检查】

（1）有关物质：取本品，精密称定，加超纯水制成每 1 mL 含 0.5 mg 的溶液，作为供试品溶液；另取心脏毒素（杂质 A）适量，加超纯水制成每 1 mL 含 1 mg 的溶液，作为心脏毒素对照品溶液；另取磷脂酶 A_2（杂质 B）适量，加超纯水制成每 1 mL 含 1 mg 磷脂酶 A_2 的溶液，作为磷脂酶 A_2 对照品溶液；分别精密量取供试品溶液 1 mL 和两种对照品溶液 2 mL，置同一 200 mL 量瓶中，用超纯水稀释至刻度，摇匀，作为对照溶液。按高效液相色谱法[《中国药典》（2010 年版）二部附录Ⅴ D]试验。照纯度项下的色谱条件试验，理论板数按神经毒素的峰计算应大于 3 000，神经毒素峰与各相邻杂质峰的分离度应符合要求。取对照溶液 20 μL，

注入液相色谱仪,调节检测灵敏度,使神经毒素色谱峰的峰高约为满量程的25%。再精密量取供试品溶液与对照溶液各 20 μL,分别注入液相色谱仪,记录色谱图至主成分峰保留时间的 2.5 倍,供试品溶液色谱图中如有与杂质 A 峰保留时间一致的色谱峰,其峰面积不得大于对照溶液中杂质 A 峰面积的 2%;供试品溶液色谱图中如有与杂质 B 峰保留时间一致的色谱峰,其峰面积不得大于对照溶液中杂质 B 峰面积的 2%;其他单个杂质峰面积不得大于对照溶液中杂质 A 峰面积的 0.2 倍(0.2%)。

(2)乙腈:取本品,加超纯水溶解,照残留溶剂测定法[《中国药典》(2010年版)二部附录ⅧP]测定,应符合规定,不超过 410 ppm。

(3)水分:取本品,照水分测定法[《中国药典》(2010 年版)二部附录ⅧM第一法 A],含水分不超过 5.0%。

(4)异常毒性:取本品,加氯化钠注射液制成每 1 mL 中含神经毒素 600 μg的溶液,依法检查[《中国药典》(2010 年版)二部附录ⅪC],口服给药上述溶液0.5 mL,应符合规定。

(5)微生物限度:取本品,照微生物限度检查法[《中国药典》(2010 年版)二部附录ⅪJ]检查,应符合规定[如果没有抑菌性等特殊的问题,可按《中国药典》(2010 年版)常规法]。

(6)细菌内毒素:取本品,依法检查[《中国药典》(2010 年版)二部附录ⅪE],每 1 mg cobrotoxin 中含内毒素的量应小于《中国药典》(2010 年版)规定。

【蛋白质含量测定】采用 BCA 试剂盒测定,不得低于 93%。

纯度:取本品,加超纯水制成每 1 mL 含 0.5 mg 的溶液,作为供试品溶液,照高效液相色谱法[《中国药典》(2010 年版)二部附录ⅤD]试验,以十八烷基硅烷键合硅胶为填充剂;以乙腈为流动相 A,0.1%三氟乙酸为流动相 B,按表 5-1 进行梯度洗脱;检测波长为 280 nm,理论板数按神经毒素的峰计算应大于 3 000。

表 5-1　高效液相流动相梯度洗脱条件

时间(min)	流动相 A(%)	流动相 B(%)
0	5	95
15	60	40
25	60	40

取供试品溶液 20 μL 注入液相色谱仪,记录色谱图至主成分峰保留时间的 2.5 倍,在 4~18 min 范围内按峰面积归一化法计算,主峰相对百分含量不得少于 98%。

【类别】镇痛药。

【贮藏】密封,4℃干燥处保存。

【制剂】注射水针剂、注射粉针剂。

人本药业纯化的 cobrotoxin 与国标科博肽的比较

供试品：科博肽对照品(约 5 mg,含量 62.6%)；中国某公司制备的科博肽(5.1 mg,批号：131201)；人本药业制备的 cobrotoxin(批号：20151118 - CMC18 - 1124DG)。

【纯度检测】

1. 凝胶电泳

(1) 方法：SDS - PAGE,考马斯亮蓝染色,脱色鉴定结果。

注：做凝胶电泳的原因为中国某公司的质量说明书上有电泳结果,验证一下。而 HPLC 的方法各家可能都不同。

(2) 结果：电泳结果显示,科博肽为对照品,中国某公司的供试品和人本药业供试品均为单一蛋白电泳条带(图 5 - 4)。

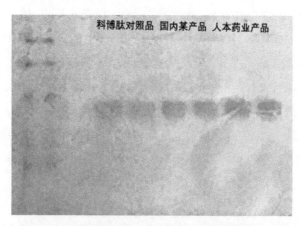

图 5 - 4　3 种中华眼镜蛇短链神经毒素凝胶电泳条带

2. HPLC

(1) 方法：色谱柱,苏州赛分科技有限公司 C_{18},4.6 mm×150 mm,5 μm, 300 A。

流动相 A：0.1%TFA 水溶液。流动相 B：乙腈；梯度：洗脱梯度（表 5-2）；洗脱 10 min；流速：1.0 mL/min；波长：280 nm；柱温：40℃。

表 5-2　流动相

时间（min）	流动相 A（%）	流动相 B（%）
0	95	5
5	95	5
35	40	60
45	40	60

（2）结果：见图 5-5~图 5-7。

1）国家科博肽对照品

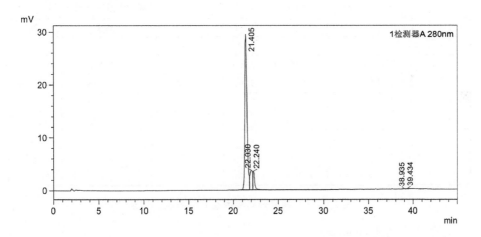

检测器 A 280 nm

Peak#	Ret. Time	Area	Height	面积（%）	分离度（USP）	理论塔板数（USP）	拖尾因子
1	21.405	517 929	29 432	80.635	—	36 633	—
2	22.030	72 621	3 720	11.306	0.673	3 902	—
3	22.240	48 302	3 566	7.520	0.156	4 869	—
4	38.935	1 125	112	0.175	21.710	350 432	—
5	39.434	2 335	158	0.363	1.668	220 627	—
总计		642 312	36 988	100.000			

图 5-5　科博肽对照品 HPLC 检测结果

2）中国某公司科博肽

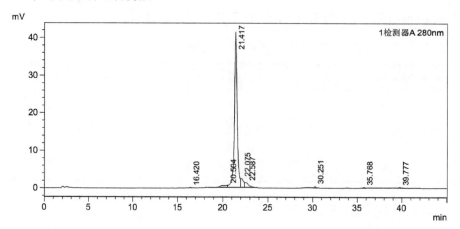

检测器 A 280 nm

Peak#	Ret. Time	Area	Height	面积（%）	分离度（USP）	理论塔板数（USP）	拖尾因子
1	16.420	1 019	98	0.100	—	53 374	1.361
2	20.504	26 290	549	2.593	—	—	—
3	21.417	889 918	41 278	87.766	—	28 815	—
4	22.075	50 883	2 363	5.018	0.654	3 436	—
5	22.587	38 431	1 265	3.790	0.287	1 919	—
6	30.251	4 121	504	0.406	6.696	284 322	0.980
7	35.768	1 646	185	0.162	23.421	343 308	0.926
8	39.777	1 662	131	0.164	13.385	201 154	1.017
总计		1 013 971	46 374	100.000			

图 5 - 6　中国某公司科博肽 HPLC 检测结果

3）人本药业 cobrotoxin

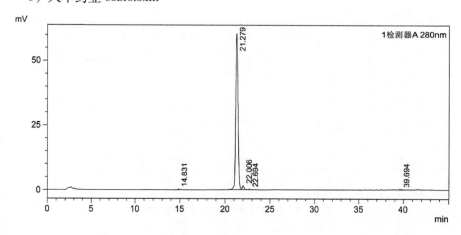

检测器 A 280 nm

Peak#	Ret. Time	Area	Height	面积(%)	分离度(USP)	理论塔板数(USP)	拖尾因子
1	14.831	2 706	221	0.247	—	27 649	—
2	21.279	1 064 525	60 330	97.245	15.720	33 704	1.250
3	22.006	22 105	1 601	2.019	1.761	59 263	—
4	22.694	4 067	180	0.372	1.205	13 536	—
5	39.694	1 282	94	0.117	29.077	166 502	—
总计		1 094 685	62 426	100.000			

图 5-7 人本药业 cobrotoxinHPLC 检测结果

人本药业制备的 cobrotoxin 纯度最高,为 97.245%,且人本药业目前各批产品纯度均在 98% 或以上。科博肽对照品和中国某公司的科博肽在纯化过程中均不能将主峰旁的两个杂峰有效分离。

【含量】

以科博肽对照品计:国家科博肽对照品标示含量为 62.6%。采用的计算方法为:Lowry 法测定蛋白质×HPLC 纯度。多次测定取平均值。其 HPLC 纯度以其方法检测为 70% 左右。用外标法计算含量,以国家科博肽对照品为含量标准品,中国某公司科博肽的含量为 107.6%;人本药业 cobrotoxin 含量为 128.6%。

【高分子蛋白质】

(1)方法:色谱柱,苏州赛分科技有限公司 Zenix SEC-100 7.8 mm×300 mm,3 μm;流动相:150 mmol/L 的磷酸盐缓冲液。

(2)结果

1)科博肽对照品:检测结果显示高分子蛋白占比为 0.203%(图 5-8)。

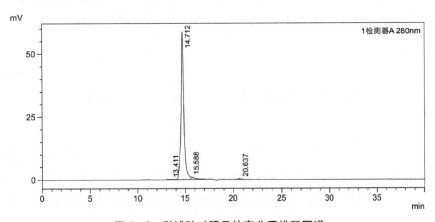

图 5-8 科博肽对照品的高分子排阻图谱

2）中国某公司科博肽：检测结果显示高分子蛋白占比为 4.603%（图 5-9）。

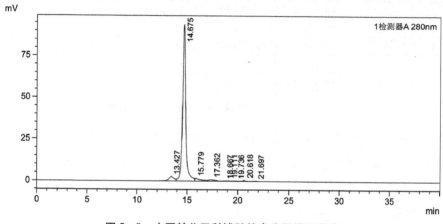

图 5-9　中国某公司科博肽的高分子排阻图谱

3）人本药业制备的 cobrotoxin：检测结果显示高分子蛋白占比为 0.379%（图 5-10）。

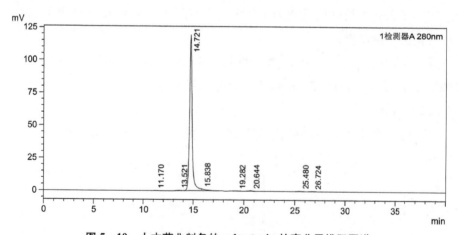

图 5-10　人本药业制备的 cobrotoxin 的高分子排阻图谱

【肽图】

（1）人本药业 cobrotoxin 与国家科博肽标准品的肽图：国家科博肽标准品和人本药业的 cobrotoxin 经肽图检查，几个主要降解峰基本一致，但国家标准品的峰多一些，个别峰的大小存在差异。考虑到两种供试品在纯度上有所差异，可能是杂质峰或杂质的降解峰所引起的区别。

（2）人本药业的 cobrotoxin 和中国某公司科博肽的肽图：中国某公司科博肽和人本药业 cobrotoxin 经肽图检查，几个主要降解峰基本一致。但有个别峰存在差异，人本样品肽图中保留时间 11.626 的峰较某公司而言，峰面积占比小。而保留时间 15.270 的峰，峰面积占比较大。考虑到两种供试品在纯度有所差异，可能是杂质峰或杂质的降解峰所引起的区别。

 知识拓展

国家药品监督管理局国家药品标准 WS - XG - 009 - 200
科博肽（Kebotai Cobratide）

本品为从湖南眼镜蛇（*Naja atra*）蛇毒中分离纯化的神经毒蛋白。按干燥品计算，含神经毒素不得少于 35.0%。

【性状】本品为白色粉末。

【鉴别】

（1）取本品，加 0.9% 氯化钠溶液制成每 1 mL 含 0.15 mg 的溶液作为供试品溶液；取眼镜蛇蛇毒抗血清，用 0.9% 氯化钠溶液制成每 1 mL 含 1 mg 和 0.5 mg 的溶液。用琼脂糖溶液［取琼脂精 1.5 g，加 8.05 mol/L 的巴比妥缓冲液（pH 8.6）100 mL，加热使其溶化］制成平板，在平板中心打孔，加入供试品溶液，在中心孔周围再打 6 个孔，间隔加入两种稀释度的蛇毒抗血清。孔直径为 4 mm，孔间距为 5 mm。置 37℃ 恒温 24~48 h，至少一种稀释度的抗血清周围孔与中间孔之间应出现一条白色沉淀线。

（2）取本品，加水制成每 1 mL 中含 0.2 mg 的溶液，按照分光光度法［《中国药典》（2000 年版）三部］测定，在 277±2 nm 的波长处有最大吸收。

（3）取科博肽对照品适量，加 0.1 mol/L 盐酸溶液制成每 1 mL 中含 0.3 mg 的溶液，作为对照品溶液，取对照品溶液和纯度项下的供试品溶液，照纯度项下的色谱条件试验，记录的色谱图中，供试品主峰的保留时间应与对照品主峰的保留时间一致。

【检查】

（1）纯度：取本品，加 0.1 mol/L 盐酸溶液制成每 1 mL 中含 0.3 mg 的溶液，作为供试品溶液，按照高效液相色谱法［《中国药典》（2000 年版）三部］试验，以辛基硅烷键合硅胶为填充剂(4.6 mm×150 mm)，以 0.1%三氟醋酸溶液为流动相 A，三氟醋酸-50%乙腈溶液 1∶1 000 为流动相 B；柱温 36℃，流速为 1 mL/min；检测波长为 214 nm；初始状态流动相 B 为 8%，保持 4 min，在 12 min 内，流动相 B 增至 100%，保持 6 min，再在 6 min 内回到初始状态，保持 10 min。理论板数按神经毒蛋的峰计算应大于 3 000。

取供试品溶液 50 μL 注入液相色谱仪，记录色谱图至主成分峰保留时间的 2 倍。在 3~22 min 范围内按峰面积归一化法计算，主峰相对百分含量不得少于 90.0%。

（2）水分：取本品，按照水分测定法[《中国药典》(2000 年版)三部]测定，含水分不得过 5.0%。

（3）异常毒性：取本品，加氯化钠注射液制成每 1 mL 含神经毒蛋白 8 μg 的溶液，依法检查[《中国药典》(2000 年版)三部]，皮下注射上述溶液 0.25 mL，应符合规定。

【含量测定】收本品适量，加水制成每 1 mL 中含约 0.6 mg 蛋白质的溶液。精密量取 1.0 mL，照附件"福林酚测定法"测定，从回归曲线中求得供试品中的蛋白含量。

【类别】镇痛药。

【贮监】冷暗处保存。

【制剂】注射用科博肽。

【有效期】2 年。

福林酚测定法

（1）福林酚测定法试剂：碱性铜试液：取氢氧化钠 10 g，碳酸钠 50 g，加水 400 mL 使溶解，作为甲液，取酒石酸钾 0.5 g，如水 50 mL 使其溶解，另取硫酸铜 0.25 g，加水 30 mL 使其溶解，将两液混合作为乙液。

临用，合并甲、乙两液，并加水至 500 mL。

（2）操作法：对照品溶液的制备，取牛血清白蛋白对照品，加水制成每 1 mL 含 0.3 mg 的溶液。供试品溶液的制备，照各品种项下规定的方法制备。

（3）标准曲线的制备：精密量取对照品溶液 0.0 mL、0.1 mL、0.3 mL、0.5 mL、0.7 mL、0.9 mL，分别置具塞试管中，各加水至 1.0 mL，再分别加入碱性铜试液 1.0 mL，摇匀，各加入福林酚试液(取福林试液中的贮备液 1~15)4.0 mL，立即混匀，置 55℃水浴中准确反应 5 min，置冷水浴 10 min，按照分光光度法[《中国药典》(2010 年版)三部],在 650 nm 的波长处测定吸收度,以 0 号管作为空白。以对照品溶液浓度与相应的吸收度计算回方程。

(4) 测定法:精密量取供试品溶液 1.0 mL,照标准曲线的制备项下的方法,自加入"碱性铜试液"起。依法测定,从回归方程计算多肽的含量,并乘以稀释倍数,即得。

点 评

眼镜蛇神经毒素纯化的方法文献报道很多,但是大部分只是满足实验室科研的需要,这些纯化方法费时、产物纯度低、得率低,没有经过测序鉴定(包括科博肽),加上命名错误,氨基酸数量和分子量说法不一,不知道纯化到的是不同的短链神经毒素,还是因为纯度太低无法精确测定?

国标规定的蛋白质含量测定法为福林酚测定法,目前来看是极其粗糙的。原因有两点:① 该方法的灵敏度和稳定性较差,定量不准确,现已很少采用此方法来定量蛋白质;② 科博肽注射液科博肽的浓度为 35 μg/mL,这样的低浓度用福林酚试剂来定量很难。

我们对国标科博肽标准品进行了分析,标准品的纯度≤90%,蛋白质含量为 63%,某企业的科博肽纯度略高于国标,但是远低于人本药业制备的 cobrotoxin。

目前人本药业纯化的 cobrotoxin 不但纯度高、蛋白质含量高,而且进行了全序列氨基酸测序、精确的分子量测定、等电点测定,证明是中华眼镜蛇短链神经毒素的 cobrotoxin,我们认为是科博肽。采用人本药业的工艺终于使通化惠康生物制药有限公司生产的科博肽注射液有了明确的身份,而国内其他药厂生产的科博肽注射液或科博肽原料的身份尚待确证。

第六章
眼镜蛇神经毒素的理化性质

神经毒素（neurotoxin）是眼镜蛇属蛇毒的主要致死成分，占毒素干重的3%~8%，分子量约为 7 kDa 的碱性多肽。神经毒素按其作用部位与方式主要分为以下 2 种基本类型：

（1）突触前神经毒素，又称 β-神经毒素，一般由两条肽链组成，具有酶的活性，如响尾蛇的 crotoxin。

（2）突触后神经毒素，又称 α-神经毒素或箭毒样毒素，为不含糖的小分子单链蛋白，等电点为 8~9。一般含 60~74 个氨基酸残基，4~5 个二硫键。该类毒素的理化性质较稳定，且不具酶活性，其主体空间构象为三指环状。根据分子量大小和二硫键的数目可将其分为短链和长链两种类型，短链 α-神经毒素由60~62 个氨基酸残基组成，含 4 个链内二硫键；长链 α-神经毒素由 66~74 个氨基酸残基组成，含 5 个链内二硫键。

1965 年，Yang C C 报道，先前通过柱状色谱法和淀粉凝胶电泳确定了纯化的中华眼镜蛇短链神经毒素 cobrotoxin 在色谱检测和蛋白电泳表现为单蛋白。最近的一系列免疫化学证实，cobrotoxin 纯化物是单一蛋白。在制备 cobrotoxin 的指纹图时，在胰蛋白酶消化前，cobrotoxin 作为一个单一点，而胰蛋白酶消化混合物不再显示一个单一点，并且 cobrotoxin 完全丧失毒性。Cobrotoxin 结晶体可自由溶于水中，用贝克曼分光光度计测定了 0.05% 溶液的紫外线吸收。Cobrotoxin 的吸收特征显示，典型的蛋白质吸收最高接近 280 nm，280 nm 时的摩尔消光系数为 1.45×10^4。

人本药业从中华眼镜蛇蛇毒中分离的一种短链神经毒素，经过氨基酸测序、分子量测定、生物活性和药理活性等测定确定为文献报道的 cobrotoxin。由于早期几个药企开发的科博肽没有进行全长氨基酸序列测定,加上各方提供的氨基酸长度和分子量都不同,无法确定他们用的科博肽的真实身份,而且如果科博肽是中华眼镜蛇短链神经毒素,英文名称不应该称为 cobratoxin(该名称为泰国眼镜蛇长链神经毒素),故本书中多处引用了人本药业的数据。

以下详述了 cobrotoxin 的具体理化性质。

一、一般理化性质

(1)性状:本品应为白色粉末,无臭,味微咸。

(2)鉴别:取本品 2 mg 溶于 1 mL 水中,加双缩脲数滴,即显紫色。

(3)取本品 2 mg 加水溶解,加 L-BAPA 试液 0.2 mL,于 37℃ 加热 30 min,溶液呈黄色。

(4)取本品 2 mg,溶于 10 mL 水中,按照分光光度法[《中国药典》(2000 年版)三部]测定,在 279 nm 有最大吸收峰。

(5)检查酸碱度:取本品加水制成 1 mg/mL 的蛇毒水溶液,按照 pH 测定法[《中国药典》(2000 年版)三部]测定,pH 应为 3.5~5.5。

(6)干燥失重:取本品在 105℃ 干燥至恒重,减失重量不得超过 5%。

Cobrotoxin 易溶于水、生理盐水或磷酸缓冲液,但在溶液中稳定性较差。对 pH、温度敏感。还原剂、氧化剂、单糖、二糖对 cobrotoxin 在溶液中的稳定性影响不大。某些氨基酸、甘油能略增加 cobrotoxin 在溶液中的稳定性。有报道称,与长链神经毒素一样,cobrotoxin 可以形成二聚体,且二聚体形成后对受体的亲和力没有影响,但对受体亚型的选择性可能有影响。有人认为 cobrotoxin 单体不结合 α_7nAChR,但二聚体可以。

人本药业纯化的 cobrotoxin 冻干粉为疏松的白色固体粉末,无味。Cobrotoxin 是一个碱性蛋白,经测定等电点为 pH 8.8,分子量为 6 948(按平均分子量计算),在 SDS-PAGE 上的迁移率及其实际的分子量有些差异,SDS-PAGE 上的迁移率在 10~14 kDa 之间,只有在高分子排阻检测时,cobrotoxin 的迁移率和实际的分子量是一致的。这些数据与文献库中的完全一致。Cobrotoxin 冻干粉含水量为 5%,暴露空气中易吸潮。干粉密封储存于 -80℃,至少 2 年不发生降解。Cobrotoxin 有引湿性,存储时需要防潮,可存放于盛有干燥剂的密封容器中。

二、一、二级结构

1. 氨基酸组成　Cobrotoxin 由 17 种常见氨基酸组成，富含碱性氨基酸，缺乏丙氨酸、蛋氨酸和苯丙氨酸。Cobrotoxin 的氨基酸的组成为：天冬氨酸、苏氨酸、丝氨酸、谷氨酸、甘氨酸、丙氨酸、胱氨酸、缬氨酸、异亮氨酸、亮氨酸、酪氨酸、苯丙氨酸、赖氨酸、组氨酸、精氨酸、脯氨酸、蛋氨酸、天冬酰胺、谷氨酰胺、色氨酸（表 6-1）。

表 6-1　Cobrotoxin 的氨基酸组成

氨 基 酸	缩 写	分 子 量	氨基酸数目(个)
亮氨酸	L	131.174 2	1
谷氨酸	E	147.130 4	4
半胱氨酸	C	121.153 8	8
组氨酸	H	155.156	2
天冬酰胺	N	132.118 8	6
谷氨酰胺	Q	146.145 6	3
丝氨酸	S	105.093 2	4
苏氨酸	T	119.12	8
脯氨酸	P	115.131 6	2
甘氨酸	G	75.067	7
赖氨酸	K	146.188 8	3
精氨酸	R	174.202 2	6
色氨酸	W	204.09	1
天冬氨酸	D	133.103 6	2
酪氨酸	Y	181.190 8	2
异亮氨酸	I	131.174 2	2
缬氨酸	V	117.147 4	1

2. Cobrotoxin 的一级结构与生物活性的关系　关于 cobrotoxin 的作用机制及其作用的位点一直是研究的热点，许多研究者已经做了不少探索性工作。有人发现 cobrotoxin 分子中的酪氨酸（Tyr-25）的完整性在保持 cobrotoxin 的活性构象中起着至关重要的作用。有人认为神经毒素位于指环 II 区的氨基酸残基 Arg

(长链神经毒素的36位,短链神经毒素的33位)进化上高度保守,且为重要的功能残基。有人发现,cobrotoxin 分子中精氨酸残基的修饰与 cobrotoxin 的致死性和抗原性相关,Arg－30 和 Arg－33 与 cobrotoxin 的致死性有关,而 Arg－30 和 Arg－36 则与 cobrotoxin 的抗原性有着密切关系。此外,还有类似的研究发现,完整的 Trp－29、His－32、Lys－47、Glu－21 都对 cobrotoxin 活性构象的保持起着重要作用。Aoyagi 等通过人工合成与 cobrotoxin 相似的肽链并进行相关试验,能够得到一些与 cobrotoxin 相类似的反应,并且合成肽具有 cobrotoxin 20% 的毒性。

3. Cobrotoxin 二级结构与生物活性的关系 眼镜蛇神经毒素以突触后神经毒素为主。突触后神经毒素氨基酸残基的组成及相对位置具有很大的同源性。分子中含有 4~5 个二硫键,其中 4 个二硫键聚集在一起形成一个致密的内核,由此核心伸展出三环就像 3 个手指,因此又被形象地称为三指蛋白(three-finger protein)。蛇毒突触长链和短链神经毒素在空间结构上的差别在于长链神经毒素中央大环顶部形成分叉,这是第 5 对二硫键的存在引起的;而且它还有一个长的尾部从致密的二硫键核心伸出,这一突出的尾部表面是其独特免疫学性质的结构基础。对三指环家族的结构分析表明,它们主要由 β-折叠和 β-转角组成,β-折叠一般通过氢键联系在一起,其中并不包括 α-螺旋这样的二级结构。

三指环毒素家族有 3 个相似的环区,含有丰富的 β-折叠及保守的 4~5 个二硫键,这是它们的结构共性。然而,这些不同的功能群体结构上呈现一些微妙差异导致它们生物学功能的多样性及每个功能类群的特异性。例如:① 环区大小的不同,长链 α-神经毒素的第 1 个环区比短链 α-神经毒素的小;② 额外的环区,长链 α-神经毒素通常在中央环区的尖端有 1 个由第 5 个二硫键所环化的 1 个小环区;③ β-折叠的凸起,在心脏毒素的指环Ⅱ区有 β-折叠的凸起;④ 环区的缠绕能力不同,毒蕈碱型毒素的中央环区尖端的缠绕比较多;⑤ 环区方向的不同,通常该家族的大部分毒素的中央环区和第 3 个环区紧密联系在一起,不过毒素 dendroaspin 的第 3 个环区有一个重排,使得第 3 个环区和第 2 个环区距离较远;⑥ 该家族的大部分毒素以单体形式存在,不过也有少量的神经毒素以二聚体的形式存在,如 κ-神经毒素、长链神经毒素 cobratoxin 和短链神经毒素 cobrotoxin。

虽然该家族成员存在着结构相似性,但是它们的功能有较大差异,每一个群体都有其独特的功能基团或生物活性中心,可以特异及高亲和性地作用于不同的受体和离子通道,从而展示其不同的药理学特性。该家族的成员包括:可以作用于烟碱型乙酰胆碱受体(nAChR)的神经毒素;毒蕈碱型乙酰胆碱受体的拮抗剂毒蕈碱型毒素;抑制 ACh 酯酶的毒素 fasciculin;通过在细胞膜处形成孔道发挥其毒性的心脏毒素;可以抑制 L 型 Ca^{2+} 通道的钙隔素 calciseptine 及与其相关的毒素;参与多种细胞黏附过程的拮抗剂树突蛋白 dendroaspins 等。由于三指环毒素家族具有高选择性和高效性等特点,使得这些不同的功能群体可作为研究相关靶受体的结构与功能的重要分子探针。α-神经毒素的毒性大小与阻断神经-肌肉传导作用强度并不成正比,表明其毒理机制复杂,除阻断神经-肌肉传导外,可能还有其他机制参与。

　　图 6-1 给出了完整的 cobrotoxin 氨基酸残基序列和二硫键的位置。4~25 位氨基酸序列向外暴露在蛋白质表面上。55 和 60 位氨基酸之间有个二硫键,从而形成了一个环状结构。由这种二硫键形成的相同大小的环也发现于催产素、加压素和胰岛素中,这表明它可能具有结构或生物学的意义。

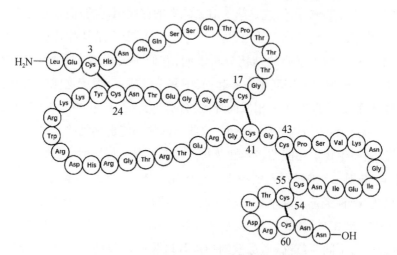

图 6-1　Cobrotoxin 的一级结构和二硫键

　　Cobrotoxin 只有 62 个氨基酸残基,含有 4 个二硫键,其全部活性取决于这 4 个键的完整性。分子中 4 个二硫键分别为 Cys3 - Cys24、Cys17 - Cys41、Cys43 - Cys54、Cys55 - Cys60。其空间结构为三指形,分子结构中一端为 4 个二硫键形成的致密内核,由内核向外伸出 3 对互为平行的肽链成三指形展开,Yu 等研究发现 cobrotoxin 的二硫键可以发生改变从而变成其同分异构体 cobrotoxin Ⅱ 和 cobrotoxin Ⅲ,Cobrotoxin Ⅱ 和 Cobrotoxin Ⅲ 二硫键分别变为 Cys43 - Cys55、Cys54 -

Cys60 和 Cys43－Cys60、Cys54－Cys55。因此,cobrotoxin 的构象对其生物学功能非常重要。另外,研究表明将短链神经毒素的二硫键去除之后造成了神经毒素结构的破坏,多肽不再是三指环结构,而是未折叠的状态,这充分证明了这些二硫键对神经毒素整体结构的重要性。由于 cobrotoxin 由富含亲水性的氨基酸组成,它必须依赖二硫键来维持其原生构象。这可能解释了 62 个残基中存在 4 个二硫键,而在 8 mol/L 尿素存在的情况下,其活性仍然被完全保留。

三、蛋白酶的降解作用

在诸多给药途径中,口服给药具有方便、安全、患者易接受等特点,是最受患者和临床医生欢迎的方法之一。但是药物口服后,由于受药物的稳定性、溶解性等因素影响,易出现吸收不好、生物利用度低等现象,若药物在胃肠道中不稳定,则不宜开发为胃或肠溶制剂。口服制剂(如片剂或胶囊)主要崩解或吸收部位为胃肠道,因此,现阶段工作主要集中在探究神经肽在胃肠道消化液中的稳定性及吸收情况,从而为神经毒素口服制剂研发提供理论依据。

1. 具体实施方式　Cobrotoxin 胃肠道稳定性检测。

(1) 人工胃液配制:参照《中国药典》(2010 年版)三部,配制人工胃液,取浓盐酸 0.234 mL,加水至 1 mL,得稀盐酸;取稀盐酸 0.164 mL,加水至 8 mL后加入胃蛋白酶 0.1 g,充分溶解后,加水至 10 mL,得人工胃液,于 4℃ 保存备用。

(2) 人工肠液配制:参照《中国药典》(2010 年版)三部,配制人工肠液,取磷酸二氢钾 0.134 g,加 8 mL 水使之溶解,取胰蛋白酶 0.1 g,加适量水溶解后,将两溶液混合,加水至 10 mL,即得人工肠液,于 4℃ 保存备用。

(3) 神经肽与人工胃肠液共同孵育:称取 5 mg cobrotoxin 分别溶于 5 mL 人工胃液或人工肠液后,置于 37℃ 恒温培养箱中孵育,分别于不同时间点取样 1 mL,并将样品立即置于 4℃ 冰箱保存待检测,若样品不能立即检测,需转移至 -30℃ 冰箱冷冻保存。

(4) HPLC 检测条件:色谱柱为 Eclipse－XDB－C18 柱(4.6 mm×150 mm, 3.5 μm);流动相,流动相 A 为乙腈,流动相 B 为 0.1%三氟乙酸(表 6－2);柱温 25℃;检测波长为 280 nm;流速为 0.5 mL/min;进样量为 20 μL。

表 6-2　流动相条件

时间(min)	A(%)	B(%)
0	5	95
15	60	40
20	80	20

2. 实验结果

（1）Cobrotoxin 在人工胃液中稳定性实验结果：本实验前后选用一步法即 C_{18} 法纯化神经肽与两步法即离子交换 C_{18} 联用法纯化的 cobrotoxin 进行多次实验，结果均表现一致，正式实验结果选用两步法纯化的 conbrotoxin（批号 20150401）与人工胃肠液共同孵育。实验结果显示，cobrotoxin 在人工胃液内 5 h 峰形及峰面积均未发生变化，表明 cobrotoxin 可在胃内保持 5 h 稳定性，提示胃蛋白酶对 cobrotoxin 几乎没有降解作用。由于正常情况下胃排空时间为 4~6 h，因此可以推断 cobrotoxin 在胃内可保持稳定。

（2）Cobrotoxin 在人工肠液中稳定性实验结果：cobrotoxin 在人工肠液内 1 h 即有明显降解产物产生，并且随孵育时间延长，降解产物逐步增多，cobrotoxin 主峰进一步减小，表明神经毒素在肠道内易被肠道消化酶降解。cobrotoxin 消化液稳定性试验检测结果提示，cobrotoxin 在胃内可保持稳定存在，在肠道内易被降解，提示若 cobrotoxin 在胃部吸收量符合用药要求，则可以制备为口服给药制剂。

最近有人报道，口服泰国眼镜蛇蛇毒及其分离的组分 3，有镇痛作用，说明眼镜蛇 α-神经毒素口服制剂或口腔黏膜制剂开发是可行的。

四、药理作用物质鉴定

神经毒素为蛋白多肽类药物，在进入体内后容易被降解，尤其在胃肠道中不能稳定存在，易被消化酶降解为多个片段，又有实验证实口服蛇毒神经毒素可产生明显的镇痛、抗炎作用，提示进入机体发挥药理活性的除神经肽完整蛋白质外还可能有一部分酶解降解产物。为探究注射或口服 cobrotoxin 产生药效作用的物质作用基础，本实验将 cobrotoxin 在体外用消化酶酶解一段时间后再次口服给药，检测酶解 cobrotoxin 与未酶解 cobrotoxin 抗炎作用相比有无增减，从而初步判断口服 cobrotoxin 发挥药效作用的物质基础是否为全长蛋白或消化道酶解产物。

1. 具体实施方案

（1）人工肠液：参照《中国药典》（2010 年版）三部，称取磷酸二氢钾 0.68 g，加水 50 mL 溶解，取胰蛋白酶 1 g 用少量水充分溶解后，将两溶液充分混合加水至 100 mL 即得。

（2）药品配置：称取 0.8 mg cobrotoxin 溶于 8 mL 人工肠液中，充分混匀后，于 37℃ 孵育 0、1、3、5 h 后，加入 1/10 体积 1 当量盐酸（浓盐酸稀释 12 倍）终止反应，吸取 200 μL 用于 HPLC 检测，并按给药天数分装冻存，用时融化至室温后稀释 10 倍后给药。

（3）HPLC 检测条件：色谱柱为 Eclipse - XDB - C18 柱（4.6 mm×150 mm，3.5 μm）；流动相：A 相为乙腈，B 相为 0.1% 三氟乙酸（表 6-3）；柱温为 25℃；检测波长为 280 nm；流速为 0.5 mL/min，进样量：20 μL。

表 6-3　流动相条件

时间（min）	A(%)	B(%)
0	5	95
15	60	40
20	80	20

（4）甲醛致炎症模型：本实验选用 ICR 小鼠 50 只，随机分为 5 组，分别为对照组、cobrotoxin 与人工肠液共同孵育 0 h 样品组、1 h 样品组、3 h 样品组、5 h 样品组，每组 10 只。各给药组用相应溶液按每天 0.1 mL/10 g 体积灌胃，正常组灌服空白人工肠液，实验连续给药 5 天。末次给药后于小鼠右侧足垫注射 1.5% 甲醛溶液 10 μL，24 h 后处死小鼠，于踝关节剪下小鼠左右脚称取重量后，按式 6-1 计 1 算肿胀率。

$$肿胀率 = \frac{右脚重量 - 左足垫重量}{左足垫重量} \times 100\% \tag{6-1}$$

2. 统计学分析　数据采用 SPSS 16.0 统计软件进行单因素方差分析（One-way ANOVA）与 Student-Newman-Keuls *post hoc* 检验进行组间比较，取 $P < 0.05$ 为具有统计学意义。

3. 实验结果　人工肠液在 9.4 min 左右无信号峰，提示对 cobrotoxin 检测无干扰，cobrotoxin 未被酶解时信号峰为单一峰且无降解产物，随着反应时间延长，神经肽主峰逐步分开成双峰，且降解产物逐步增多（7.5～9.4 min）。将此样品用蒸馏水稀释 10 倍后给药检测抗炎作用变化,结果如图 6-2 所示,当神经肽未被酶解,即神经肽与人工肠液共同孵育 0 h 时,cobrotoxin 可对甲醛引起的足垫肿胀产生明显的抑制作用(*,P<0.05);但神经肽被酶解,即神经肽与人工肠液共同孵育之后,神经肽抗炎作用消失,酶解 1~3 h 药效减弱程度无明显区别。

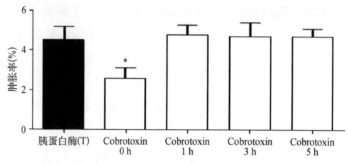

图 6-2　酶解 cobrotoxin 抗甲醛所致炎症作用的效果

4. 实验小结　本次实验进一步证实,短链神经毒素易被胰蛋白酶降解,被消化道胰蛋白酶酶解后,神经毒素的抗炎作用减弱或消失,从而确定神经肽发挥抗炎作用的物质基础为完整蛋白,而非消化道酶解产物。但是文献中有报道酶降解后的神经毒素小片段依然有药理活性。在体外控制酶解程度产生出有活性的片段是可能的,但是在体内如果遇到肠道的消化酶,可能很快降解成氨基酸或更小的片段而失去活性。

点　评

　　Cobrotoxin 的一、二级结构是早已鉴定明确的。相对于其他蛋白质或多肽,眼镜蛇神经毒素的稳定性是比较好的。眼镜蛇毒液在冻干之前不稳定,在冻干后稳定性很好。神经毒素是碱性蛋白,我们发现 cobrotoxin 在水溶液中不够稳定,但它耐酸、能短时间耐热(60℃)、耐胃蛋白酶(5 h)。这些特性支持科博肽可以口服给药的研究(如报道的口服克洛曲片)。有文献报道,酶解小片段科博肽有镇痛作用,但是在我们的实验中经过不同时间长度的人工肠液消化后,cobrotoxin 的药理作用消失。在我们的初步实验中加热和过氧化氢处理一定时间后,cobrotoxin 发生降解,镇痛活性也消失。因此我们认为即使口服给药,发挥药理作用的是吸收的微量全长cobrotoxin,不太可能是它的降解产物。因此关于眼镜蛇神经毒素的小分子片段是否具有药理作用需要进一步研究证实。

第七章
眼镜蛇神经毒素制剂的稳定性

蛋白质、多肽类药物的作用除与一级结构有关外,一般认为与它们的二级、三级结构也有关,蛋白质的二级结构和三级结构有了改变或遭到破坏,蛋白质的作用就会改变或消失。影响蛋白质、多肽稳定性的主要因素有:① 温度,大多数蛋白质在低温时更容易保持稳定,故长期保存蛋白质需要超低温(-80℃)冻存,或者制成冻干粉;② pH,过酸或者过碱的环境容易导致蛋白质变性沉淀,而过于接近蛋白质等电点的 pH 环境也容易造成蛋白质不稳定;③ 盐浓度,不同的蛋白质有不同的亲疏水性,也就是说有些蛋白质在较低的盐浓度时比较稳定,有些则相反;④ 化学试剂,如重金属盐、尿素、乙醇、盐酸胍等会破坏蛋白质结构,造成蛋白质不稳定;⑤ 物理因素,有些蛋白质遇剧烈搅拌或者震荡形成的剪切力,加压造成的内部肽键断裂都会造成蛋白质的失活,如肉毒素;⑥ 紫外光等,应注意蛋白质溶液的避光,尤其是避免日光的直接照射,光氧化会造成蛋白质的变性或失活,强烈的紫外光和离子辐射都会导致键的断裂,影响蛋白质的稳定性;⑦ 微生物污染,因为蛋白质溶液有较高的营养而更容易生长繁殖微生物,故需注意蛋白质溶液的密封性,以抑制微生物,尤其是细菌的生长。

蛋白质溶液胶体系统的稳定性依赖于两个基本因素:① 蛋白质表面形成水化层,由于蛋白质颗粒表面带有许多如—NH_4^+、—COO^-、—OH、—SH、—CO、—NH、肽键等亲水的极性基团,因而易于发生水合作用(hydration),进而使蛋白质颗粒表面形成一层较厚的水化层,水化层的存在使蛋白质颗粒相互隔开,使蛋白质颗粒不致聚集而沉淀;② 蛋白质表面具有同性电荷,蛋白质溶液除在等电点时分子的净电荷为零外,在非等电点状态时蛋白质颗粒皆带有同性电荷,即在酸性溶液中带正电荷,在碱性溶液中带负电荷,与其周围的反离子构成稳定的双电层。蛋白质胶体分子间表面双电层的同性电荷相互排斥,进而阻止其聚集而沉淀。

纯化后的眼镜蛇长链或短链神经毒素的冻干粉在低温(-20℃以下)保存比较稳定。眼镜蛇 α-神经毒素易溶于水,但是在水溶液中不稳定,容易发生降解。虽然科博肽注射液、克洛曲在临床应用多年,关于科博肽注射液的稳定性的研究几乎没有完整又可靠的文献资料报道。人本药业观察到影响 cobrotoxin 稳定性的因素主要有 pH、温度、氧化剂和其他保护剂成分。

一、美国顺势疗法产品神经毒素的稳定性研究

Nyloxin 是美国批准的顺势疗法产品,它的主要成分是亚洲眼镜蛇 α-神经毒素。美国 Paul Reid 用测定小鼠致死剂量(每 10 g 体重的剂量,LD_{50})的方法对眼镜蛇 α-神经毒素制剂 nyloxin 做过 12 个月的稳定性考察。先前已经发现,Nyloxin 的辅料苯甲酸钠、木糖醇和调味剂对眼镜蛇蛇毒的稳定性没有任何有害作用。尽管添加了磷酸二氢钠(0.1%),他们应用苯甲酸钠缓冲溶液的 pH 接近中性(pH 为 6)。因为溶液的酸性环境,可以使神经毒素更加稳定。他们在 49℃下进行的 3 个月加速研究未发现两种浓度的 nyloxin 制剂(35 或 280 稀释倍数)发生改变。根据公认的 Arrhenius 方程,该温度产生的反应速率比 25℃时高 12 倍。因此,估计 nyloxin 制剂将具有 36 个月的相对保质期。在整个 12 个月的常温研究期间,nyloxin(280 稀释倍数)的效力基本保持恒定。尽管仍在要求的规格范围内,在 nyloxin(35 稀释倍数)中观察到较大的效价波动。对早期生产批次的初步研究表明,该产品(35 稀释倍数)至少可稳定 9 个月,虽然按当前效价数据和检测限制不允许预测出现可能的不合格的时间点。他们认为 nyloxin 溶液的热稳定性可以归因于制剂中存在的糖。据报道,木糖醇和类似化合物(多元醇)有助于蛋白质的热稳定性。多元醇对蛋白质的保护与分子体积和部分极性表面积均呈正相关,而前者对蛋白质的稳定性贡献更大。根据 USP 加速稳定性测试方法,他们得出 nyloxin 的保质期为 24 个月(2 年),确认的最短保质期为 12 个月是合理的。

根据他们的数据显示,稳定性测定用的是致死量,这种方法不符合现行药物稳定性试验的规范。

二、科博肽的稳定性研究

(一) 科博肽注射剂的 LD_{50} 稳定性

曹宜生等对眼镜蛇蛇毒及其 α-神经毒素(科博肽)进行了研究。他们认为科博肽的镇痛效果与 LD_{50} 紧密相关。因此药品的稳定性可通过测定其对小白鼠的急性 LD_{50} 来观察。与上述 nyloxin 稳定性观察一样,他们也以科博肽的生物效价为标准,即小白鼠皮下注射每 10 g 体重的 LD_{50} 为一个鼠单位。用此法观察了科博肽冰箱贮存和复方科博肽室温贮存中 LD_{50} 的变化。

他们设定的药物贮存条件有两种,一种为 5℃(冰箱)存放,另一种为室温避光存放。贮存前应用改良寇氏法或 Well 氏表格查对法测定 LD_{50},作为药物的起始效价,以后分别在不同时间抽样以同法测定 LD_{50} 剂量,观察 LD_{50} 剂量的变化。按式 7－1 计算药物活性降低百分率(即药物降解率)。

$$活性降低率＝(储存后 LD_{50}-储存前 LD_{50})/储存后 LD_{50}×100\% \qquad (7－1)$$

给各组动物皮下注射不同剂量药物,观察 24 h 死亡情况,计算出 LD_{50} 剂量。分别测定了药物贮存前的 LD_{50} 和 5℃、室温贮存 1 年、2 年的 LD_{50},计算药物降解百分率。结果表明,科博肽注射液无论存放于冰箱还是室温下,1 年内降解甚少,但两年即降解 50% 左右,室温贮存较冰箱贮存略差。有效期约为 1 年。

在上述制剂稳定性的研究中,采用 LD_{50} 的生物效应指标来确定科博肽的稳定性虽然在早期是被接受的方法,但是现在看来这种测定方法粗糙和不合理,无法证明神经毒素没有发生部分降解,由此得出的结论也是不可靠的。

(二) 科博肽的热稳定性

有人做了科博肽的热稳定性的研究,取 80 μg/mL 的科博肽溶液置于 80℃ 的水浴锅中,分别在 1、2、4、6、8 h 取样,测定其含量,实验结果见表 7－1。

表 7－1　科博肽的热稳定性研究

时间(h)	1	2	4	6	8
浓度(%)	66	30	8	0	0

从表中可以看出,科博肽能耐短时间的高温,但是长时间在高温水溶液中是不稳定的。

文献报道先前的核磁共振和圆二色性研究表明,神经毒素具有相对刚性和有序的结构,但同时具有一定的区域灵活性,这些特性反映在它们对温度变化的结构反应中,表明存在温度敏感和可能灵活的局部结构。1989 年,Endo T 报道,应用质子共振技术测定了 cobrotoxin 中几个氨基酸的热变,发现了 cobrotoxin 分子在 63~68℃ 表现出整体热变性;许多质子共振,包括 Tyr - 25,它位于硫氢核,包含 4 个二硫键,在这个温度范围内显示跃迁。在核磁共振时间尺度上,化学位移时间尺度较慢。中央片区域附近的局部结构的熔融可能略低于 Tyr - 25 的过渡温度。该研究中最显著的观察结果是,Trp - 29、His - 33 和 Tyr - 39 位于中心环的顶端。显示 72~74℃ 的转变(比整体变性温度高 4~6℃),其化学变化不受 68℃ 整体转变的影响。这表明中心环的尖端构成一种结构模块,维持其原生结构,其中分子的大部分都存在整体变性。由于尖端包含 Trp - 29、Asp - 31 和 Arg - 37,它们直接或间接与 Lys - 53 合作,与受体结合,因此很容易认为中心环顶端的功能基本残基可以在某种程度上独立于分子的其余部分行为。尖端与其他区域的相对运动可以使功能残基的几何排列最有利于受体结合。

根据 Yang C 等研究,cobrotoxin 溶解于 pH 5.8,含有 0.9% 氯化钠的 0.005 mol/L 醋酸钠缓冲液中,并在水中加热在不同的温度下进行不同时期的热处理。残余部分通过腹腔注射来测量毒性。结果显示如表 7 - 2。

表 7 - 2　Cobrotoxin 的热稳定性

时间(min)	毒性(LD_{50}/mg)		
	80℃	90℃	100℃
0			905(100%)
10			760(84%)
20			452.5(50%)
30	905(100%)	452.5(50%)	226.3(25%)

如表中所示,cobrotoxin 对热稳定。在 pH 5.8 中,80℃ 加热 30 min 后毒性不变,于 100℃ 加热 10 min 后仅下降 16%;即使在 100℃ 加热 30 min 后,毒性仍保持 25%。这个结果跟我们的观察是吻合的,也表明 cobrotoxin 能耐短时间的高温。

人本药业也对眼镜蛇蛇毒和神经毒素进行过热处理,将眼镜蛇蛇毒加热到

100℃,保持 10 min,逐渐冷却至室温,发现热处理后部分大分子蛋白质沉淀析出,蛋白质印迹法显示小分子蛋白质量增加,测定 LD_{50} 毒性下降 20%,镇痛和抗炎药效增强。Cobrotoxin 加热到 60℃,10~20 min 后,对其活性没有影响,加热至 100℃,保持 10 min,在室温逐渐冷却对活性没有影响。上述结果表明 corotoxin 是比较耐热的。

(三) 科博肽在胃肠道内的稳定性

(1) 科博肽在人工胃液中稳定:按《中国药典》(2010 年版)方法配制人工胃液 250 mL,备用。配制 80 μg/mL 的科博肽溶液,备用。取 10 mL 人工胃液和 10 mL 的科博肽溶液混合,于 37℃的恒温水浴中,分别在 1、2、4、6、8 h 取样,测定其含量,结果见表 7-3。

表 7-3 科博肽在人工胃液的稳定性

时间(h)	1	2	4	6	8
浓度(%)	100.6	99.8	98.9	100.3	99.7

从表中可以看出,科博肽在人工胃液中是稳定的。这个结果与人本药业对 cobrotoxin 测试结果一致。

(2) 科博肽在人工肠液中不稳定:按《中国药典》(2010 年版)方法配制人工肠液 250 mL,备用。配制 80 μg/mL 的科博肽溶液,备用。取 10 mL 人工肠液和 10 mL 的科博肽溶液混合,于 37℃的恒温水浴中,分别在 1、2、4、6、8 h 取样,测定其含量,结果见表 7-4。

表 7-4 科博肽在人工肠液的稳定性

时间(h)	1	2	4	6	8
浓度(%)	66.5	28.9	4.6	0	0

从表中可以看出,科博肽在人工肠液中是不稳定的。这个结果与人本药业 cobrotoxin 的测试结果一致。

三、Cobrotoxin 的稳定性

以下为人本药业的一些实验。

（一）Cobrotoxin 两种浓度在不同温度下的稳定性

1. 实验过程　配制氯化钠溶液,称取 0.9 g 氯化钠加入 100 mL 纯化水,搅拌至完全溶解,即得。称取神经毒素配成 1 mg/mL 于 10 mL 容量瓶中用生理盐水溶解定容调节 pH 为 6.0。将上述溶液配成 5 μg/mL、35 μg/mL 的浓度 2 个样品后,各平均分成两份,共计 4 个样(一组 5 μg/mL、35 μg/mL 于 25℃下;另一组 5 μg/mL、35 μg/mL 于 40℃下)。考察样品在 0、4、8、12、24、36、48 h…216 h 的稳定性,直至神经毒素降解到 95% 以下结束。

2. 结果与结论　在 25℃、40℃ 温度条件下纯度考察结果如表 7-5(开始 0 h,5 μg/mL 纯度 100%;35 μg/mL 纯度 99.909%)。

由表 7-5 数据得出,cobrotoxin 在 25℃ 时降解到 95% 时长为 9 天,而 40℃ 为 3 天,低温对 cobrotoxin 稳定性效果较好。

表 7-5　在 25℃、40℃ 温度条件下纯度考察结果

时间(h) / 纯度(%)	25℃		40℃	
	5 μg/mL	3 μg/mL	5 μg/mL	35 μg/mL
4	100	99.901	100	99.448
8	100	99.795	99.695	99.026
12	99.755	99.554	99.490	98.988
24	99.626	99.510	99.023	98.379
36	99.332	99.310	97.150	97.003
48	99.312	99.171	96.301	95.994
72	99.005	98.982	94.934	94.828
144	96.585	96.498		
168	95.662	95.508		
192	95.306	95.230		
216	94.408	94.119		

（二）Cobrotoxin 两种浓度在不同 pH 下的稳定性

1. 实验过程　溶液配制:取氯化钠注射液 400 mL 分别于 3 个容量瓶 (100 mL)中,分别用组氨酸、甘氨酸调节 pH 为 6.0、5.0、4.0,或用磷酸调节 pH 到 4.0。称取 cobrotoxin 配成 35 μg/mL 于 40 mL 容量瓶中共计 4 组。另用组

氨酸、甘氨酸组成的缓冲液,pH 为 6.0,cobrotoxin 为 35 μg/mL 另设两组:一组加麦芽糖,一组加甘油,分别进行比较,共计 6 组在 25℃下不同天数的纯度(表 7-6)。

2. 实验结果与结论 由表 7-6 可知,pH 较低,cobrotoxin 稳定性好,同 pH下组氨酸和甘氨酸调节 pH 优于磷酸,在相同温度下 pH 4 最稳定。

表 7-6 不同 pH 的氯化钠溶液和保护剂对 cobrotoxin 稳定性的影响

时间（天）/ 纯度 pH	4	5	6	磷酸调 4	加甘油	加麦芽糖
0	99.777	99.776	99.783	99.687	99.690	99.658
4	99.746	99.704	99.187	99.567	99.262	99.013
8	99.685	99.521	98.666	98.800	98.582	98.253
12	99.624	99.029	97.563	97.978	97.480	95.967
16	99.552	98.897	95.401	95.437	96.195	93.994
21	99.477	98.177	93.032	93.726	95.277	
26	99.443	97.648			94.092	
36	99.311	97.576				
41	99.257	96.330				
46	99.219	95.704				
53	99.191	95.454				
60	99.116	94.540				
67	99.113					
74	99.037					
89	98.962					
104	95.366					
118	94.371					

(三) Cobrotoxin 在生理盐水中的稳定性

1. 实验过程 氯化钠溶液:称取 0.9 g 氯化钠加入 100 mL 纯化水,搅拌至完全溶解,即得。氯化钠溶液+10 mmol/L 精氨酸(称取 0.9 g 氯化钠和 1.74 mg精氨酸加入 100 mL 纯化水中,搅匀,即得)。分别用 3 种溶液配成神经毒素1 mg/mL:于 3 个容量瓶中用纯化水、生理盐水、生理盐水+10 mmol/L 精氨酸溶解定容,并调节 pH 为 6.0。将上述 3 种溶液分别配成 5 μg/mL、35 μg/mL 的浓度,共计 6 组。将上述 6 组溶液分别装入 10 mL 试管中,放置于 40℃ 下观察 1 天、10 天、30 天的稳定性。

2. 实验结果与讨论　由表 7-7 得出,cobrotoxin 在生理盐水中的稳定性较好。

表 7-7　**Cobrotoxin 在不同 pH 生理盐水中的稳定性**

样　　品	1 天(%)	10 天(%)	30 天(%)
纯化水(5)	82.76	17.97	0.00
纯化水(35)	69.58	4.49	0.00
生理盐水(5)	99.08	75.30	55.68
生理盐水(35)	98.39	73.21	48.16
生理盐水+10 mm 精氨酸(5)	98.61	19.77	0
生理盐水+10 mm 精氨酸(35)	97.61	17.61	0

注: 括号内数字代表 cobrotoxin 的微克数。

(四) Cobrotoxin 在氨基酸缓冲对中的稳定性

1. 实验过程　称取神经毒素 52 mg 于 10 mL 纯化水中用 20 mmol/L 天冬氨酸溶液调节 pH 为 3.0,使最终母液浓度为 0.7 mg/mL,稀释后用 20 mmol/L 赖氨酸溶液、20 mmol/L 组氨酸溶液、20 mmol/L 精氨酸溶液调节 pH 到 5.5,使最终溶液浓度为 35 μg/mL。将上述 3 种溶液各平均分成两份,共计 6 个样(一组于 25℃ 温度下,另一组于 40℃ 温度下),观察最终样品纯度降低到 95% 以下结束。

2. 实验结果与讨论　由表 7-8 得出,cobrotoxin 在天冬氨酸/赖氨酸调节 pH 的缓冲液中稳定性效果较好(表 7-8)。

表 7-8　**Cobrotoxin 在不同氨基酸调节的缓冲液中的稳定性**

时间(天) \ 纯度 温度	25℃			40℃		
	赖氨酸	组氨酸	精氨酸	赖氨酸	组氨酸	精氨酸
0	99.774	99.860	99.891	99.774	99.860	99.891
1	99.530	99.064	98.374	97.536	95.643	90.674
2	99.056	98.332	96.618	92.559	90.906	
3	98.414	96.753	95.362	84.269		

续　表

时间 （天）	纯度＼温度 25℃			40℃		
	赖氨酸	组氨酸	精氨酸	赖氨酸	组氨酸	精氨酸
4	97.722	95.024	93.544			
5	97.012	停电				
6	96.622	91.598				
7	95.194					
8	90.044					

点　评

　　中华眼镜蛇神经毒素相对于大多数多肽药物而言稳定性较好。影响 cobrotoxin（科博肽）的主要因素有 pH（偏酸性稳定）、温度、氯化钠和氨基酸缓冲对。科博肽注射液国标中没有用稳定剂，pH 的调控也不是最有利于科博肽稳定的。科博肽制剂的稳定性（水针剂）规定 2 年的保质期是欠考虑的，以往用 LD_{50} 剂量的变化来考察科博肽注射剂的稳定性是不合理的，实际上 2 年的保质期可能做不到。根据人本药业对 cobrotoxin 稳定性的研究，人本药业推荐的注射剂溶液为含有 20 mmol/L 天冬氨酸、0.9% 氯化钠，用赖氨酸调节 pH 到 5.5（pH 4.0 更好）。储存温度为 4~8℃，实际保质期最好不超过 1 年。

第八章
眼镜蛇神经毒素的体内过程

药物的体内过程包括吸收、分布、代谢、排泄。药物的吸收是指药物分子通过细胞膜,自用药部位进入血液循环的过程。药物的分布是指通过血液循环运送到身体各个部位,至不同组织和器官,最后运送到细胞内液中去。药物的代谢是指药物在体内的生物转化,药物结构发生变化,水溶性增加,活性减小或丧失,主要发生在肝脏。药物的排泄是指将代谢的药物排出体外,排泄器官有肾脏、肝脏、胃肠道等。科博肽注射剂是多肽类药物,药物的体内过程与大多数的小分子药物不同。关于科博肽完整的体内过程国内很少有详细的研究资料。可以理解的是,神经毒素的用药量小,限于早期检测手段的灵敏度的限制,按现行新药申报法规要求设计研究科博肽的完整体内过程是有难度的。虽然国外早期的文献中有相关研究报道可以借鉴,但是这些研究同样是不严谨的,大多采用的是蛇毒而非纯化的高纯度神经毒素,研究结果差异很大,只能作为参考。

一、国外报道眼镜蛇神经毒素的体内过程研究

有人在 666 个人体研究中找出了 24 个符合分析设计要求的实验,将数据采用 NONMEM 建模分析,认为蛇毒血药浓度大致符合一室模型,消除半衰期为 9.71±1.29 h。Sanhajariy 等总结了两个数据库,即 EMBSE(1974~2018 年)和 Medline(1946~2018 年),在人和动物体内蛇毒的消除时间过程,从 520 个动物实验中有 12 个符合分析设计要求。这些数据表明在快速静脉注射蛇毒后,蛇毒的血药浓度变化可以一般地描述为二室模型,表现为一个快速的分布相,半衰期

为 5~48 min,一个缓慢的分布相,半衰期为 0.8~28 h。在蛇毒或蛇毒中的毒素肌内注射或皮下注射后,同样可见一个快速的吸收相和一个缓慢的分布相。肌内注射蛇毒或神经毒素的生物利用度为 4%~81.5%,皮下注射约为 60%。蛇毒的分布容积和消除速率的变化和蛇毒的种类有关。

Yap 等研究了在兔子静脉注射和肌内注射苏门塔那射毒眼镜蛇(*Naja sumatrana*)毒液及其主要毒素磷脂酶 A_2、神经毒素和心脏毒素的药代动力学。静脉注射的毒液及其主要毒素的血清抗原浓度-时间分布符合二室药代动力学模型。肌内注射的苏门塔那眼镜蛇毒液的全身清除率(91.3 mL/h)、末期半衰期(13.6 h)和全身生物利用度(41.9%),这些与早期研究中确定的蛇毒的体内过程相似。神经毒素和心脏毒素在肌内注射后的 30 min 内达到最高浓度,相对快于磷脂酶 A_2 和全毒液(后两者分别为 $T_{max}=2$ h 和 1 h)。神经毒素和心脏毒素从注射部位迅速吸收到系统循环中,表明这些主要毒素与早期系统症状表现有关,与磷脂酶 A_2($F_{i.m.}=68.6\%$)或心脏毒素($F_{i.m.}=45.6\%$)相比,神经毒素具有更高的吸收,在全身症状中有更突出的作用。磷脂酶 A_2 和心脏毒素的不完全吸收可能是由于毒素对注射部位组织的亲和力,以及它们通过协同相互作用在局部组织损伤中发挥病理作用。

Tseng 等用 ^{131}I 标记的眼镜蛇粗毒、心脏毒素和神经毒素分别在小鼠、家兔测定了 3 种毒素的吸收和分布。小鼠肌内注射 ^{131}I 标记的眼镜蛇蛇毒、神经毒素、心脏毒素后,正如图 8-1 所示,心脏毒素的吸收很慢,注射后 4 h 后只有32.6±2.9%被吸收,67.3±2.9%还停留在注射部位。神经毒素的吸收快一些,58.3±2.3%在 2 h 内吸收,4 h 后只有 29.9±2.6%还在注射部位。注射粗毒后的吸收情况与心脏毒素相似。

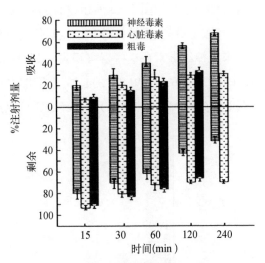

图 8-1 ^{131}I 标记的眼镜蛇蛇毒、神经毒素、心脏毒素肌内注射后的吸收

家兔静脉注射^{131}I 标记的眼镜蛇蛇毒、神经毒素、心脏毒素后观察血浆浓度随时间的变化,正如图 8-2 所示,血浆心脏毒素水平在最初 30 min 内下降90%

多,在后继的 90 min 只有轻微的下降。神经毒素在注射后 5 min 内下降 20%,后缓慢下降,2 h 后神经毒素的水平是心脏毒素的 2 倍。眼镜蛇粗毒血浆浓度的变化介于心脏毒素和神经毒素之间。注射 2 h 后在脑脊液只有微量的放射活性能检测到,说明蛇毒和蛇毒成分很难进入中枢神经系统。

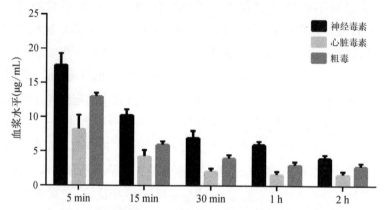

图 8-2 ^{131}I 标记的眼镜蛇蛇毒、心脏毒素和神经毒素静脉注射后血浆浓度的变化

家兔静脉注射 ^{131}I 标记的眼镜蛇粗毒、神经毒素、心脏毒素后测定了各个组织器官的分布,如图 8-3 所示,粗毒和心脏毒素的分布比较相似,总体上在肾脏的分布浓度最高,在脑的分布浓度最低,在脾、肝、肺分布浓度也高。但是除肾脏外,未见神经毒素在这些器官积聚。2 h 后,33.5±5.6(%)的神经毒素出现在尿液中,而只有 6.0±3.9(%)的心脏毒素出现在尿液中。这些结果说明心脏毒素对组织的亲和力高于神经毒素,神经毒素可以经肾脏排泄。

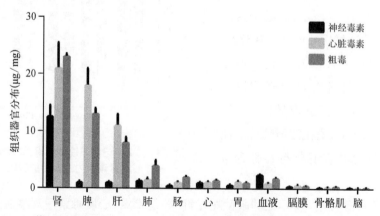

图 8-3 ^{131}I 标记的眼镜蛇粗毒、心脏毒素和神经毒素静脉注射后血浆浓度的变化

另有实验报道,眼镜蛇毒神经毒素用 ^{99}mTc 标记并注入家兔体内,在静脉注射后 0.5 h,95% 的组分从血浆中被清除,并主要分布在肾脏和膀胱后迅速被排出体外,药物未出现器官蓄积现象,血管外的药物半衰期为 33.9 h,有利于注射型药物发挥药效。

Libelius R 发现骨骼肌能够缓慢地摄取蛇毒神经毒素。一种纯化的 ^{125}I 标记神经毒素在体外与小鼠的长伸肌不可逆地结合。该结合包括对胆碱能受体的结合和一种较慢的温度敏感吸附机制。阳离子蛋白(鱼精蛋白、组蛋白和聚赖氨酸)的存在明显刺激了缓慢吸附,并在低温下被阻断(4℃)。长春碱和秋水仙碱抑制了鱼精蛋白对缓慢吸附的刺激作用。未标记的神经毒素可以阻断对 AChR 的结合,但不能影响肌肉的缓慢吸附。研究结果表明,神经毒素的缓慢吸附与胆碱能受体的存在无关,而是细胞内吞摄入肌肉细胞的结果。

 知识拓展

眼镜蛇蛇毒的体内过程研究

Ismail 等用放射性标记的眼镜蛇蛇毒给家兔静脉注射,发现药物代谢符合三室模型,包括一个中央室和与中央室交换速率较快的浅室和交换速率较慢的深室,浅室的消除半衰期为 3~5 min,深室为 22~47 min,整体清除半衰期为 15~29 h,提示一个缓慢的整体清除过程。浅组织室 15~20 min 内达到峰浓度。深组织室达峰时间在不同种属的蛇毒略有差异,森林眼镜蛇(*N. melanoleuca*)和黑颈喷毒眼镜蛇(*N. nigricollis*)蛇毒为 120 min,努比亚射毒眼镜蛇(*N. nivea*)和埃及眼镜蛇(*N. haje*)为 240 min。

Tseng 等的研究表明蛇毒在体内的平均滞留时间(mean residence time, MRT)在 20.8~51.8 h 之间,蛇毒的作用部位似乎位于深组织室,因为大多数蛇毒的药理学、生物化学和心电图作用是在静脉注射 30~60 min 后开始的。这与毒液引起的长期药理和生化作用有很好的相关性。蛇毒体内清除速率较慢,为其长效的药理和生物学作用提供理论依据。蛇毒粗毒(未经纯化)和其中的毒素的组织分布相似,最高的摄取量在肾脏,其次是胃、肺、肝脏、脾脏、肠、心脏和隔膜。

有人用双三明治酶联免疫吸收分析法(enzyme-linked immunosorbent assay, ELISA)检测静脉注射和肌内注射眼镜蛇(爪哇眼镜蛇)毒液,进行毒物代谢动力学研究。静脉注射的蛇毒的毒物代谢动力学符合二室模型。当肌内注射毒液时,血清浓度-时间分布表现出更复杂的吸收和(或)分布模式。然而,肌内注射的蛇毒的末端半衰期、按面积分布的体积和系统清除率与静脉注射的蛇毒并无显著差异。肌内注射的蛇毒抗原的全身生物利用度为41.7%。他们的毒物代谢动力发现与其他报告一致,并可能表明一些眼镜蛇蛇毒对注射部位的组织有很高的亲和力。他们的结果表明,肌内注射给药途径不会显著改变蛇毒的毒代谢动力,尽管它显著降低了蛇毒的系统生物利用度。

N Pakmanee 等报道,给小鼠肌内注射后,蛇毒迅速出现在血液循环中。所有测试剂量,蛇毒浓度在 20 min 后达到最高水平。注射 4 倍 LD_{50} 剂量时,1 min 后血浆浓度即达到峰值的 50%。通过小鼠亚致死剂量(LD_{50})中毒的血液浓度来评估对小鼠产生毒性的蛇毒关键浓度,在毒液浓度为 200~300 ng/mL 的 30 min 内或在毒液浓度为 100~150 ng/mL 的50 min 内产生致命的中毒反应。

Ismail 给家兔静脉注射[131]I 标记的蛇毒 24 h 后,放射性检测发现在肾脏、胆汁、甲状腺呈现高放射性。在胃组织也出现放射性。Davenport 研究表明眼镜蛇蛇毒直接作用于胃,其中的某些组分可以使胃黏膜的通透性发生短暂改变从而使血浆及组织液易于进入胃部,这一观点或许可以解释 Ismail 的实验现象,也为眼镜蛇蛇毒口服药物吸收提供了理论依据。另外,Davenport 发现应用硫唑嘌呤和泼尼松龙可以通过免疫作用阻断眼镜蛇蛇毒从血液中的渗出。

van Helden 等测试并反驳了这样一个假设,即来自澳大利亚东褐蛇的毒液毒素 PTx 只能通过淋巴运输才能进入血液循环。他们使用麻醉的大鼠进行研究,向后爪注射一种标记染料(印度墨水)或高效的东褐蛇毒液。该研究应用一种抑制淋巴功能的方法,可以通过将测试的后肢冷却到低温(-3℃)来实现。在这些低温下保持进入非致命剂量(0.15 mg/kg)和注射致命剂量(1 mg/kg)东褐蛇毒液导致呼吸停止,测试表明蛇毒包括它的毒素成分,通过血管系统可直接进入循环,这一过程由淋巴输送促进,但不依赖于淋巴输送。值得注意的是,蛇毒对血管渗透性有直接的影响,显著增加了血管允许排出血浆白蛋白(分子量为60 kDa)的能力。

二、国内报道眼镜蛇神经毒素的体内过程研究

(一) 静脉注射

林丽丽等采用[125]I 标记的方法,观察静脉注射眼镜蛇神经毒素在大鼠体内的

分布。大鼠静脉注射^{125}I标记的神经毒素50 μg/kg,给药后30 min,分布最多的是肾脏,在其他脏器的分布依次为：膀胱及尿>肺>肠及内容物>肾上腺>肝>隔肌>脾>心>胸腺>脑。给药后2 h,分布最多的仍是肾脏,但已减少至30 min时的一半左右,在其他脏器的分布依次为：膀胱及尿>脾>胸腺>肠及内容物>心>肝>肾上腺>肺>脑>隔肌。^{125}I标记的神经毒素在肾脏以外的各实质性脏器的分布无明显的差异,均较肾脏少很多,脑组织的放射性掺入量在给毒后30 min与对照组比较无显著性差异,在给毒后2 h仍未见有显著差异,说明其在脑组织中的分布很低,可能是其不能透过血脑屏障之故(图8-4)。虽然神经毒素可阻断胆碱能N_2受体,但神经毒素在骨骼肌中的分布却很低,说明神经毒素对骨骼肌没有特别的亲和力。各脏器以肾脏和膀胱及内容物中分布最高,为对照组的11倍,说明该毒素及其分解产物能迅速由肾脏排泄。

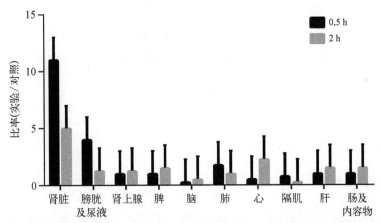

图8-4　大鼠静脉注射^{125}I标记的神经毒素50 μg/kg后的体内分布($n=4$)

侯立强等报道了中华眼镜蛇蛇毒组分Ⅲ体内过程。兔静脉注射眼镜蛇蛇毒组分Ⅲ 75、150、300 μg/kg 3个剂量后,快分布相半衰期($T_{1/2\alpha}$)为39.6~42.5 min,慢分布相半衰期($T_{1/2\beta}$)为16.8~17.3 h,消除相半衰期($T_{1/2\gamma}$)为21.7~22.1 h。小鼠尾静脉注射^{125}I眼镜蛇毒组分Ⅲ后,2 h和4 h放射性比例高于1的器官为肝脏、肾脏、肺脏、心脏和肌肉,其中以肾脏分布最高,且4 h放射性高于2 h。兔静脉注射组分镜蛇毒组分Ⅲ 3个剂量后,血药-时间曲线经3P87药动学程序拟合符合三室模型特征,各剂量组3个时相的半衰期之间无显著差异,曲线下面积(AUC)与剂量成正比,表明药物在兔体内的分布和消除为一级线性动力学过程。小鼠静注眼镜蛇蛇毒组分Ⅲ后2 h,以肾脏分布最高,肝脏与肺脏的放射性也较高,尿中含量很高。从这个研究中无法判断眼镜蛇蛇毒组分Ⅲ是 α -神经毒素还是心脏毒素,但是从体内过程的特征来看,似乎符合 α -神经毒素。

（二）直肠栓剂

秦泰春等建立测定家兔血浆中眼镜蛇神经毒素的放射性核素[125]I示踪法,观察冰茶栓中神经毒素透直肠黏膜吸收情况。方法:利用[125]I标记的神经毒素,采用氯胺T法标记,血浆中神经毒素浓度采用同位素结合三氯醋酸（TCA）沉淀法测定。结果:神经毒素浓度在 5~500 ng/mL 之间线性关系良好,相关系数 r = 0.999,平均回收率 = 86.18%, RSD <10%,最小检测限为 3 ng/mL。冰茶栓中,家兔按 0.139 mg/kg 直肠给[125]I标记的神经毒素后,能检测到神经毒素在血浆中含量（表 8−1）。他们的实验提示,放射性核素[125]I示踪法可用于测定血浆中神经毒素的含量,冰茶栓中的神经毒素能透过直肠黏膜吸收。

表 8−1　家兔直肠给[125]I标记的神经毒素浓度（ x±s , n = 4）

				家兔直肠给[125]I标记的神经毒素浓度				
时间（h）	0.25	0.5	1	2	3	6	12	24
神经毒素血药浓度（ng/mL）	3.8±2.6	5.88±6.4	10.1±2.5	12.1±4.3	8.1±6.4	4.1±2.4	4.8±4.5	3.0±2.1

（三）鼻腔黏膜给药

程巧鸳等以聚乳酸（polylactic acid, PLA）纳米粒为载体,利用脑微透析技术研究蛇毒神经毒素纳米粒经鼻腔给药的脑内递送情况。由实验结果可知,神经毒素纳米颗粒经鼻腔给药和静脉注射转运至中央导水管周围灰质（PAG）的达峰时间 T_{max} 分别为 65±10 min 和 95±10 min,神经毒素静脉注射的 T_{max} 为 145±10 min,而神经毒素经鼻腔给药的 C_{max} 和 AUC_{0-4h} 均高于静脉注射（ P <0.001）,表明神经毒素纳米颗粒经鼻腔给药的脑内递送速度和程度均优于静脉注射（图 8−5）。

纳米医学开发药物的方法在不同的领域引起了广泛的关注,以设计纳米粒子共轭物,提高潜在生物分子的有效性。许多来自毒液毒素的活性成分已经在临床使用或正在临床试验中。纳米医学是一个新兴的医学领域,纳米技术被用来发展纳米尺度的分子,将蛇、两栖动物、蝎子、蜜蜂等的毒液毒素连接到纳米颗粒上,它更容易被细胞吸收,而且效果更好。

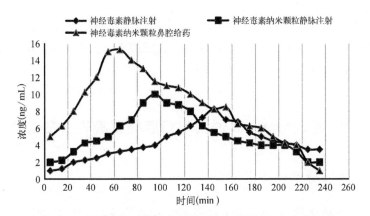

图 8 - 5　眼镜蛇神经毒素纳米制剂不同给药途径的血药浓度

三、神经毒素的临床药代动力学研究

由于眼镜蛇蛇毒成分复杂,至今未见国内临床药代动力学研究,下面主要介绍眼镜蛇神经毒素药代动力学相关研究。

肌内注射眼镜蛇神经毒素后 20~30 min,药物在注射部位分散开并且血药浓度逐渐升高。血液中的药物逐渐聚集在肾脏并转移到膀胱,直到 24 h 仍能检测到放射性,表明肾脏是药物的主要排泄器官。除了在注射部位附近的淋巴结检测出短暂放射性外,在肝脏、脾脏等其他组织几乎没有药物蓄积。在静脉注射药物 3 h 后在大脑内未检测到放射性,表明药物不易通过血脑屏障。药物从注射部位吸收入血液及在血液运输过程中分子结构均未改变,体内运输过程中以不结合蛋白质或细胞的单体形式存在,检测尿液发现药物浓度呈时间依赖性降低。

眼镜蛇神经毒素在家兔体内稳态的半衰期为 33.9 h,根据这一特点给药 1 次后可以观察 3 天内人体药物代谢情况,结果表明静脉注射和肌内注射分别符合二室和三室模型,尽管受试者体重不一(54~94 kg),但药物清除速率一致。

通过以上研究可以总结眼镜蛇神经毒素在生物体内的吸收和消除符合一级线性动力学特点;主要分布在肾、肝、脾、肺等血流丰富的组织和器官,由于神经毒素组分大部分分子量较大,较难通过血管及血脑屏障,在脂肪组织和脑中分布较少,经改变剂型后可以改善其透过率;蛇毒主要经肝脏转化代谢发挥作用(但神经毒素可能除外），经肾脏排泄出体外；神经毒素及其组分经实验研究及临床观察均未发现明显毒副作用并且无耐药性和成瘾性，对神经毒素开发及临床应用具有一定的指导意义。

四、^{18}F 标记的 cobrotoxin 透皮和口腔黏膜吸收分布试验

（一）尾静脉给药扫描结果

1. 制备未纯化的 ^{18}F 标记的 cobrotoxin（人本药业）　其在体内分布及在小鼠体内摄取，^{18}F 标记后将标记和未标记的 cobrotoxin 分离。结果见表 8-2 和图 8-6。

表 8-2　^{18}F 标记的 cobrotoxin（未纯化）在小鼠体内各脏器中摄取值

时间（min）	脑	心	肝	肾
5	1.05	3.03	2.94	11.70
15	0.49	0.73	1.11	2.48
25	0.46	0.61	0.84	1.77
35	0.37	0.57	0.84	1.29
45	0.38	0.50	0.73	1.15
55	0.36	0.49	0.71	0.98
120	0.29	0.35	0.44	0.75
310	0.14	0.19	0.20	0.32

彩图 8-6

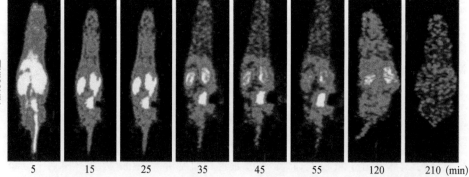

图 8-6　^{18}F 标记的 cobrotoxin（未纯化）静脉注射后的组织分布（见彩图）

结果表明,^{18}F 标记的神经毒素能快速地分布到肾、肝和心脏,脑内也有一过性的分布。除肾脏外,心、肝、脑中的^{18}F 标记的神经毒素快速下降。

2. 制备纯化后^{18}F 标记的蛇毒蛋白 在小鼠体内分布和在各脏器中的摄取值(%ID/g)^{18}F 标记后,将标记和未标记^{18}F 的 cobrotoxin 分离,结果见表 8 - 3、图 8 - 7。

表 8 - 3 ^{18}F 标记的 cobrotoxin(未纯化)在小鼠体内各脏器中摄取值

	时间(min)	1	2	3	4	5
脑	2.5	0.57	0.70	0.52	0.54	0.40
	7.5	0.58	0.31	0.37	0.23	0.30
	12.5	0.51	0.22	0.20	0.20	0.20
	17.5	0.49	0.12	0.15	0.18	0.15
	22.5	0.35	0.19	0.15	0.17	0.17
	27.5	0.34	0.15	0.14	0.14	0.13
	60					0.07
	90	0.07	0.08	0.10	0.10	
	120					0.06
心	2.5	4.63	6.33	5.74	5.68	4.96
	7.5	1.62	1.72	1.82	1.44	1.32
	12.5	0.93	1.03	1.03	0.84	0.83
	17.5	0.66	0.72	0.80	0.68	0.59
	22.5	0.48	0.65	0.70	0.55	0.45
	27.5	0.40	0.56	0.52	0.40	0.35
	60					0.17
	90	0.07	0.15	0.18	0.18	
	120					0.08
肝	2.5	2.72	3.14	3.26	3.13	1.96
	7.5	1.12	1.20	1.26	1.01	0.68
	12.5	0.77	0.81	0.86	0.67	0.55
	17.5	0.44	0.67	0.62	0.53	0.44
	22.5	0.50	0.65	0.56	0.52	0.37
	27.5	0.42	0.54	0.44	0.46	0.32
	60					0.13
	90	0.14	0.15	0.16	0.15	
	120					0.09

续　表

	时间(min)	1	2	3	4	5
	2.5	17.93	22.95	20.51	26.89	17.91
	7.5	8.26	8.40	9.05	8.40	9.77
	12.5	4.76	5.22	6.65	5.46	7.44
	17.5	5.02	3.06	5.47	4.23	4.96
肾	22.5	3.88	2.24	4.35	3.22	3.51
	27.5	3.38	1.89	3.79	2.59	2.74
	60					1.02
	90	0.57	0.50	0.83	0.53	
	120					0.43

彩图 8-7

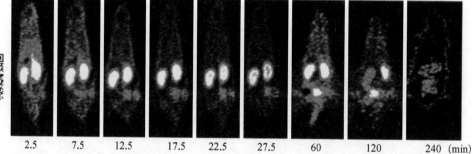

2.5　7.5　12.5　17.5　22.5　27.5　60　120　240 (min)

图 8-7　^{18}F 标记的 cobrotoxin(纯化)静脉注射后的组织分布(见彩图)

实验结果表明，^{18}F 标记的神经毒素能快速地分布到心、肝和肾脏。脑内几乎没有神经毒素分布。除肾脏外，心、肝、脑的 ^{18}F 标记的神经毒素在 20 min 内快速下降。

(二) 透皮实验及口腔摄取实验结果

1. 透皮实验结果　对照组(#1、#2 鼠)和 ^{18}F 标记的 cobrotoxin 蛇毒蛋白组(#3、#4)。结果见图 8-8，从两组扫描图可以看出，对照组没有放射性物质进入体内，但 ^{18}F 标记的蛇毒蛋白扫描组可以看到在膀胱和胆内有放射性物质浓聚。

2. 口腔黏膜吸收实验结果　对照组(#5、#6)和 ^{18}F 标记的 cobrotoxin 蛇毒蛋白组(#7、#8)。口腔黏膜吸收实验扫描图见图 8-9。对照组舌下给氟离子，可以看到仅在骨头上有放射性浓聚，^{18}F 标记的蛇毒蛋白组在胆、肠和膀胱处有放射性浓聚。

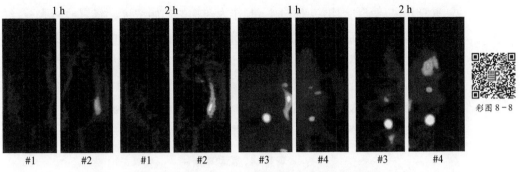

图 8-8 ¹⁸F 标记的 cobrotoxin 透皮吸收扫描图（见彩图）

#：表示第几号动物

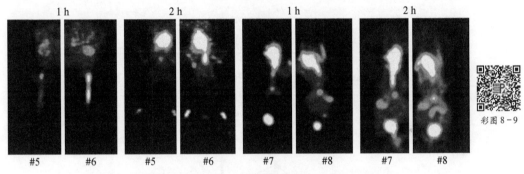

图 8-9 ¹⁸F 标记的 cobrotoxin 口腔黏膜吸收扫描图（见彩图）

（三）胃吸收实验

在诸多给药途径中,口服给药具有方便、安全、患者易接受等特点,是最受患者和临床医生欢迎的方法之一。但是药物口服后,由于受药物的稳定性、溶解性等因素影响,易出现吸收不好、生物利用度低等现象,若药物在胃肠道中不稳定,则不宜开发为胃或肠溶制剂,口服制剂如片剂或胶囊主要崩解或吸收部位在胃肠道。因此,现阶段工作主要集中在探究神经毒素在胃肠道消化液中的稳定性及吸收情况,从而为神经肽口服制剂研发提供理论依据。

具体实施方式:

1. cobrotoxin 在体胃吸收检测　取 SD 大鼠禁食不禁水 24 h,腹腔注射 4% 水合氯醛溶液麻醉。剪开腹腔,暴露胃部,以手术线结扎贲门,于幽门下部小肠处剪开小口插入导管并结扎固定,用注射器吸取人工胃液冲洗(每次 5 mL,洗 2~3次),将内容物洗净。注射器内吸取供试样品 5 mL,全部注入胃后再抽回注射器,重复几次,使混合均匀,抽出 1 mL 作为药物的初始浓度。将胃放回腹腔,红外灯保持体温。一定时间后将胃剪下,充分按摩胃部后将胃内溶液全部取出,样品经滤器过滤(或离心后取上清)后以 HPLC 方法检测神经肽含量变化。

HPLC 检测条件: 色谱柱为 Eclipse – XDB – C18 柱(4.6 mm×150 mm, 3.5 μm);流动相: A 相为乙腈;B 相为 0.1%三氟乙酸;柱温为 25℃(表 8 – 4);检测波长为 280 nm,流速为 0.5 mL/min,进样量: 20 μL。

表 8 – 4　流动相条件

时间(min)	A(%)	B(%)
0	5	95
15	60	40
20	80	20

实验结果表明,本次实验选用不同批次 cobrotoxin 重复 3 批,实验结果选用 20150120 批次神经肽所得结果作为代表图谱,实验结果如图 8 – 10 所示。

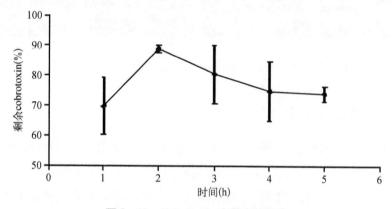

图 8 – 10　Cobrotoxin 在胃内的吸收

前期实验结果显示,cobrotoxin 在胃液内能保持稳定,若 cobrotoxin 在胃部吸收率可观,则有制备为口服给药制剂的可能。本次实验结果显示,cobrotoxin 在胃部 2 h 之前减少量为 10%左右,4~5 h 最大吸收量为 25%左右,若不考虑 cobrotoxin 胃壁吸附、胃排空等因素影响,cobrotoxin 具有开发为口服给药制剂的可能。

2. cobrotoxin 胃壁吸附实验　本次实验重复两遍,但实验过程中离体胃分泌物对 cobrotoxin 检测造成干扰,无法得到严谨客观的数据。实验结果显示,

cobrotoxin 胃壁吸附实验所获图谱由于出峰多且杂,无法对神经肽进行精确定性及定量分析,若想获得准确数据,须选用免疫学方法进行进一步分析。

(四) 口腔黏膜给药实验

在诸多给药途径中,口服给药是最受患者和临床医生欢迎的方法之一,但是针对蛋白多肽及蛋白质类大分子药物,其口服制剂易存在胃肠道不稳定、有刺激性或首过效应、生物利用率低等弊端,若采用过去常用的注射给药方式,长期使用会给患者造成不便。近年来,大量研究发现,许多药物可透过口腔黏膜吸收,此途径可绕过肝脏首过效应,同时避免胃肠道蛋白酶降解,可使药物具有更高的生物利用度。

与传统给药方式相比,口腔黏膜给药具有以下优点: ① 口腔黏膜面积大,血流丰富,与皮肤给药相比更易透过;② 与鼻黏膜相比,口腔黏膜易修复,不易损伤;③ 与口服给药相似,给药方便,可随时停止;④ 对外界刺激的强耐受性;⑤ 低酶活性,避免胃肠道酶降解及肝脏首过效应等优点。因此若神经肽可经口腔黏膜直接吸收,则为制剂剂型开发提供了更便利的选择。

本实验主要采用药物透皮扩散实验仪模拟机体环境,检测神经肽透口腔黏膜的能力,但有文献报道若蛋白、多肽类药物分子量大于 300 Da,则其口腔黏膜通透性会呈指数型下降,cobrotoxin 分子量为 7 000 Da,则可推测其口腔黏膜通透性不佳,为提高神经肽在黏膜中的通透性,实验过程另选用水溶性氮酮、透明质酸作为促透剂,检测其对神经肽透过口腔黏膜的能力有无影响。

1. 实验方法

(1) 猪口腔黏膜制备: 将猪口腔颊及舌下组织取下,用生理盐水洗干净,仔细去除黏膜下组织,分离出厚度约 800 μm 黏膜层,置于生理盐水中备用。将分离好的黏膜用手术刀或剪刀分成适合扩散池大小的块状,黏膜外层朝向供给池,黏膜内层朝向接收池。

(2) 透黏膜实验: 在给药池加入 3 mL 含 cobrotoxin 的供试样品,将接收池加满生理盐水,将扩散池置于透皮扩散试验仪中,实验体系温度为 37℃,转速 130 r/min,于 5 min、10 min、15 min、30 min、1 h、1.5 h、2 h、24 h 时从接收池中取出 200 μL 样品离心后(3 000 r/min, 3 min)取上清,用 HPLC 方法检测其中 cobrotoxin 含量,并立即用生理盐水补足接收池空余体积。

(3) HPLC 检测条件: 色谱柱为 Eclipse - XDB - C18 柱(4.6 mm×150 mm,

3.5 μm)；流动相：相 A 为乙腈，相 B 为 0.1%三氟乙酸(表 8-5)；柱温为 25℃；检测波长为 280 nm；流速为 0.5 mL/min；进样量：20 μL。

表 8-5　流动相条件

时间(min)	A(%)	B(%)
0	5	95
15	60	40
20	80	20

2. 实验结果　实验结果显示，选用 20150401 批次 cobrotoxin 所获样品数据为代表图谱。实验结果显示，cobrotoxin 24 h 时可透过猪舌下黏膜，但 24 h 时不能透过颊黏膜，考虑为颊黏膜过厚所致，且促透剂叠氮酮和透明质酸对其透过无促进作用，本次实验提示神经肽透口腔黏膜能力不佳。提示 cobrotoxin 若制成口腔黏膜给药制剂需要克服口腔黏膜吸收问题，且最好经舌下黏膜给药。

（五）鼻腔给药实验

一般以治疗局部疾病为主，近年来发现鼻腔给药可作为药物全身治疗的途径，这主要与鼻黏膜的生理特点密切相关，鼻黏膜下血管丰富，药物可直接通过鼻黏膜吸收进入体循环，避免了肝脏首过消除作用，生物利用度明显提高；鼻腔给药与注射相比，前者具有奏效快、吸收完全、易于给药和局部耐药良好的优点。刘志贤等研究了眼镜蛇神经毒素鼻黏膜给药的吸收情况。他们发现眼镜蛇神经毒素不同动物离体鼻黏膜渗透性大小依次为：兔>狗>羊；在体鼻黏膜渗透性大小依次为：兔>大鼠。他们发现冰片可以增加鼻黏膜对神经毒素的通透性。

冰片是一种小分子、脂溶性萜类物质，口服 5 min 能穿透血脑屏障。有人报道冰片促进氟尿嘧啶、水杨酸的透皮吸收。冰片对庆大霉素透过血脑屏障的研究表明，大鼠灌服冰片制剂后能明显提高庆大霉素在脑内的浓度，提示冰片具有改善血脑屏障的通透性的功能。以往的实验也证明了冰片的促渗透作用。研究结果表明，冰片能显著增加鼻黏膜对神经毒素的通透性。

点评

眼镜蛇神经毒素的体内过程研究不多，主要的问题是缺乏高灵敏度的检测设备。文献中有报道能检测到 5 ng 级别的质谱,但是我们没能找到国内有此检测能力的单位。国内外的研究表明,蛇毒和神经毒素的体内过程有一室、二室和三室模型的报道。根据目前的主流看法,大部分生物大分子药物遵循三室模型。所以眼镜蛇神经毒素的体内过程仍需要研究确定。

科博肽几乎完全经肾脏随尿液排泄,有人认为排出的几乎是神经毒素原型。肾小球滤膜的通透性,超过 5.5 kDa 蛋白质是不能滤过的,因此肾脏如何排泄神经毒素的机制尚不清楚。根据眼镜蛇神经毒素的半衰期长的特点,临床上长期应用科博肽后体内有无蓄积也是一个重要问题,尤其是当肾脏功能不全时应特别注意,在今后临床使用科博肽注射液中最好能监测血药浓度。

文献和动物实验、人体使用经验表明,眼镜蛇神经毒素能够耐受胃蛋白酶,虽然生物利用度可能不高,口服或口腔黏膜给药、鼻腔给药也许是可行的,尤其是采用纳米制剂技术的情况下,这对于今后开发科博肽新的临床适应证有帮助。

第九章
眼镜蛇神经毒素的安全性

药物的安全性和有效性是所有药物的基本特性。狭义的药品安全问题是指按规定的适应证和用法、用量使用药品后,人体产生不良反应及其程度。广义的药品安全问题是指药品质量问题、不合理用药和药品不良反应等。药物安全性评价指采用大于临床用药剂量,或长于临床用药时间给动物用药,发现并评价药物对动物机体潜在毒性作用、毒性表现、靶器官损伤的可逆性。① 发现中毒剂量:了解受试药物单次给药的中毒剂量,必要时测出半数致死量(LD_{50}),初步了解多次给药时产生毒性反应的剂量范围。为进一步的毒性研究和(或)临床研究设计提供依据。② 发现毒性作用:发现受试药物多次给药后,动物对药物产生的毒性作用,为临床用药安全性和毒副作用观察提供信息。③ 确定安全剂量范围:了解单次或反复给药时,药物在什么剂量范围内有效而不产生毒副反应。④ 寻找毒性靶器官:发现动物出现毒性作用时,药物毒理作用所累及的器官或组织,为临床用药的毒副作用监测及新药开发时进行药物结构改造提供依据。⑤ 判断毒性的可逆性:了解药物对机体的毒性作用是否可恢复及其恢复的程度和所需时间。为新药的进一步研究提供取舍依据,并为指导临床合理用药提供依据。新药的安全性还应包括致突变、致癌、遗传毒性和生殖毒性。药物临床安全性的参数:治疗指数(therapeutic index, TI)。通常将半数致死量与半数有效量的比值称为治疗指数。药物的ED_{50}越小,LD_{50}越大说明药物越安全,一般常以药物的LD_{50}与ED_{50}的比值(称为治疗指数)表示药物的安全性。

药品安全是一个相对的概念,药品安全相对性体现在整个药品的研发过程中。在这个过程中,不追求"零风险",而要求对风险的有效控制,使其控制在可接受的范围内。药品的最终上市是利益与风险权衡的结果。眼镜蛇总毒和神经毒素的安全性研究有一些文献报道和临床使用的实际经验。中国研发的科博肽注射液是由地方标准升为国标的,当初药物审批的法规与现行的法规有较大的区别,所以对科博肽的安全性评价虽然有报告,但完整性或可靠性较差。而且当初采用的科博肽原料纯度低、蛋白质含量低,这些毒理数据只具有参考价值。但是在以往的临床使用中,科博肽注射液上市以来还未报道过发生严重不良反应。说明科博肽注射液的临床应用的安全性。我们从使用纯度高、蛋白质含量高的神经毒素 cobrotoxin 获得的数据来看,随着纯度和蛋白质含量的提高,科博肽的药效有效剂量和毒性剂量都同步减小。因此兼顾药物的有效性和安全性,今后有必要修改原料药、制剂的标准和减小临床使用剂量,以便更安全、有效地使用科博肽。

一、眼镜蛇神经毒素的安全性研究

(一) 比较不同批次中华眼镜蛇神经毒素的急性毒性

选取 3 个批次的中华眼镜蛇神经毒素(科博肽,样品 1、2、3),通过预实验设计各样品组数和剂量,分别给每组小鼠一次性肌内注射相应批次和剂量的中华眼镜蛇神经毒素,观察给药后 14 天内各受试小鼠的反应、死亡情况及主要脏器有无明显病理改变;Bliss 法计算出各样品的半数致死量(LD_{50})及其 95% 可信限。小鼠肌内注射中华眼镜蛇神经毒素注射液后,部分小鼠从出现右后肢(给药侧)跛行,逐渐发展至全身肌张力降低,出现呼吸减慢,最后死亡,部分小鼠症状持续 2~6 h 后开始缓解并逐渐恢复正常,尸检结果显示各脏器肉眼观察均未见明显异常;3 个批次的中华眼镜蛇神经毒素 LD_{50} 及其 95% 的可信限分别为:样品 1 LD_{50} 为 202.097 μg/kg,95% 可信限为 174.358~234.249 μg/kg;样品 2 LD_{50} 为 146.425 μg/kg,95% 可信限为 132.904~161.322 μg/kg;样品 3 LD_{50} 为 160.726 μg/kg,95% 可信限为 138.863~186.030 μg/kg。结论是中华眼镜蛇神经毒素注射液具有一定急性毒性,且其毒性作用可能主要累及肌肉神经系统。必须指出,由于他们的研究采用的中华眼镜蛇神经毒素纯度低、蛋白质含量低,因此获得的毒性反应剂量和最小致死量是偏大的,与国外的文献报道不符。

（二）比较不同给药途径中华眼镜蛇神经毒素(科博肽)急性毒性

朱天新等比较了中华眼镜蛇神经毒素(科博肽)经静脉注射、肌内注射、腹腔注射、皮下注射 4 种途径给药对小鼠的 LD_{50} 分别是 195 ± 9.5 μg/kg、156 ± 8.5 μg/kg、151 ± 19 μg/kg、184 ± 8.5 μg/kg，对小鼠的最小致死剂量为 97.5 μg/kg。科博肽对大鼠、狗的 1 次性中毒剂量分别为 54 μg/kg 和 34 μg/kg。对小鼠、大鼠和狗的安全剂量分别为 81.5 μg/kg、42 μg/kg 和 30 μg/kg，分别约为人临床用剂量每天 70 μg/50 kg 的 58.2、30 和 21 倍。科博肽在小鼠、狗体内 24 h 蓄积率分别为 57% 和 30% 以上。结论是科博肽在使动物中毒的剂量下有广泛的安全范围；科博肽在动物体内存在弱蓄积毒性。必须指出，由于他们的研究采用的神经毒素纯度低、蛋白质含量低，因此获得的毒性反应剂量和最小致死量是偏大的。

（三）评估新标准科博肽注射液的长期毒性

朱天新等对新标准(地方标准升为国家标准)科博肽注射液的长期毒性进行了评估。以较高剂量新标准科博肽连续 45 天给比格犬肌内注射，高剂量组为临床剂量的 14 倍，低剂量组为临床剂量的 6.8 倍。检测用药期及停药后的各项生理学指标，并对脏器进行病理学检验。结果表明。高低剂量组与对照组的各项检测指标均无明显差异。从而得出结论：新标准"注射用科博肽"(为临床剂量 6.8~14 倍)不会对狗的一般状况、体重变化、血常规、肝肾功能及心电图指标产生明显影响，也不会对狗的各器官组织产生毒害作用。狗也未产生抗神经毒素的抗体。这些实验结果说明新标准"注射用科博肽"是一种相当安全的制剂，可广泛使用。

（四）在不同实验动物中华眼镜蛇神经毒素的毒性

1. **小鼠的毒性实验**　小鼠皮下注射中华眼镜蛇神经毒素的 LD_{50} 为 3.3 ± 0.10 μg/20 g，腹腔注射 2.07 ± 0.051 μg/g。注射 20 min 后出现竖毛、畏缩、呼吸困难和频率加快并逐渐转为腹式呼吸，最后死于呼吸麻痹。死亡前有挣扎、踢腿现象，呼吸停止后心跳仍可维持一段时间。神经毒素引起狗轻度中毒的最小剂量为 35 μg/kg，最小致死量约 50 μg/kg。

2. **家兔的毒性实验**　家兔(3 kg)从耳静脉注入 50 μg 中华眼镜蛇神经毒素，可使呼吸肌完全麻痹而死亡。如在呼吸尚未停止前施行人工呼吸，此剂量并不影响心脏和其他器官的正常功能。在人工呼吸下,家兔曾耐受静脉注射 3~7 mg 的神经毒素,仍能保持正常心脏功能,心电图也无改变。据此,可认为纯化的中华眼镜蛇神经毒素对心脏没有直接毒性,在人工呼吸条件下维持供氧,家兔可以耐受 10~20 倍的致死量。

3. 狗的毒性实验

(1)狗的急性毒性实验:狗一次肌内注射科博肽 30 μg/kg 以下的剂量,短期内外观未观察到任何中毒症状。狗一次肌内注射科博肽 35 μg/kg 时,3 只狗在 2~3 h 后可见轻度中毒症状,其主要表现为四肢较软弱,愿坐下或躺下,从高台上跳下时易跌倒,但立即站起行走。其他中毒症状不明显。3~4 h 内可自行恢复正常活动。狗一次肌内注射科博肽 47 μg/kg 时,3 只狗 2 h 后出现严重中毒症状,表现为四肢瘫软、睡倒在地、抖动和蹬踢、打喷嚏、流涎、呕吐、呼吸逐渐变慢变浅,并转为腹式呼吸。其中 2 只狗因呼吸麻痹而死亡,死前瞳孔放大。呼吸停止后心跳仍维持一段时间。另一只狗经 12 h 逐渐恢复正常活动。以上结果表明,科博肽引起狗轻度中毒的最小剂量为 35 μg/kg,最小致死量约 50 μg/kg。

(2)狗亚急性毒性实验:狗的亚急性毒性实验分成高剂量组与低剂量组。隔天肌内注射 1 次,共 20 次(40 天)。高剂量组每次注射科博肽为 16.7 μg/kg(相当于 1/3 致死量);低剂量组每次注射 7.14 μg/kg(相当于 1/7 致死量)。实验结果表明,血液生化各项指标均无明显变化,说明在亚急性毒性试验期间,科博肽对狗的肝、肾等功能均无影响。骨髓细胞检查:骨髓细胞增生均活跃,细胞形态也无异常改变,粒细胞与有核红细胞之间的比例亦属正常。大体解剖时见全部狗的心、肺、肝、肾、肾上腺、胃等重要器官均无明显病变,注射部位也未见炎症和组织坏死。全部组织切片镜检时均无发现异常的病理形态学改变。

以上结果说明,在亚急性毒性实验中,较大量地注射神经毒素 20 次,也未引起狗的重要器官的任何功能和形态改变。眼镜蛇神经毒素在小剂量时,实验动物并不出现毒性反应。只有达到一定剂量时毒性才突然出现。使实验动物产生毒性反应的最小剂量与最小致死量相差不多,但产生毒性的最小剂量之下却有较广的安全范围。在狗的急性毒性实验中看到,当毒性剂量小于 30 μg/kg 时,狗不出现任何中毒症状,当达到 35 μg/kg 时,就会出现轻度中毒症状,而狗的最小致死量只有 50 μg/kg。亚急性毒性实验表明,给狗以 16.7 μg/kg 的毒性剂量,已相当于 1/3 最小致死量,经 20 次注射给毒(总量 334 μg),也不出现任何中毒症状。这表明眼镜蛇神经毒素在体内并无毒性积累现象,长时期注射较小剂量的眼镜蛇神经毒素,是相当安全的。这一规律同样也应适用于人。按体表面积换算动物和人的药量关系,他们推算出眼镜蛇神经毒素对一个体重70 kg成年人一次致死量约为2 mg(这个剂量是按照当初科博肽的纯度和蛋白质含量得出的,在提高科博肽的纯度和蛋白质含量后,这个致死量就变了),而目前科博肽临床治疗各种顽固性疼痛所用的剂量为70 μg/d,约相当于1/30致死量,推测长期使用这个剂量也应是安全的。这已被我们的临床实践所证实。必须指出,由于他们的研究采用的神经毒素纯度低、蛋白质含量低,因此获得的毒性反应剂量和最小致死量是偏大的。

(五) 致畸变性研究

刘昌利和韦传宝等研究了中华眼镜蛇短链神经毒素的致畸变作用。应用中国仓鼠肺成纤维细胞CHL染色体畸变试验和Ames试验检测中华眼镜蛇蛇毒短链神经毒素是否有致突变性。结果表明,短链神经毒素浓度高于0.64 μg/mL时,部分菌株的Ames试验结果呈阳性,高于0.32 μg/mL时,部分试验组CHL细胞染色体畸变为阳性,但均远低于阳性对照组,而且回复突变和畸变率与神经毒素的浓度不呈线性关系。结论,从致突变角度考虑,短链神经毒素作为药物在临床应用的剂量水平是安全的。

二、国内外眼镜蛇神经毒素的动物安全性研究

Vick等证实眼镜蛇神经毒素成分不会对心电图、脑电图产生影响但会引起呼吸衰竭。

1. **急性毒性**　朱天新研究发现眼镜蛇神经毒素使小鼠产生毒性最小致死剂量(81.5 μg/kg),使狗出现轻度中毒的剂量(34 μg/kg)与死亡剂量(45 μg/kg)均相差不多,提示在中毒反应剂量之下存在较广的安全范围。必须指出,由于他们的研究采用的神经毒素纯度低、蛋白质含量低,因此获得的毒性反应剂量和最小致死量是偏大的。

2. **口服毒性**　一般认为蛇毒经口服后在胃内被降解从而对机体无毒副作用,Macht的实验同样证实口服蛇毒对家兔肾脏和肝脏不会造成损伤。Khole发现,给予丽蝇眼镜蛇粗毒,只有某种丽蝇对口服蛇毒敏感,蛇毒中2%~8%小分子量的神经毒素透过肠道进入淋巴。人本药业发现长期口服小剂量蛇毒的小鼠

更健康,但是单次口服足够大剂量的蛇毒可以导致动物死亡,死亡的症状与注射神经毒素的症状相同,说明口服蛇毒后其中的神经毒素可被部分吸收。

3. 三致实验　刘昌利证实眼镜蛇蛇毒组分神经毒素在临床应用剂量(1 μg/kg)水平不会造成 CHL 细胞染色体异常和畸变。

4. 成瘾性　眼镜蛇神经毒素作为吗啡的替代品,长期应用不会产生成瘾性和耐受性。

 知识拓展

眼镜蛇蛇毒的动物安全性研究

Karalliedde 等研究证实眼镜蛇蛇毒注射后会引起肌肉麻痹从而导致呼吸窘迫,但不会造成心、肾功能损伤及凝血功能障碍。Tseng 等证实眼镜蛇蛇毒及其组分可缓慢进入中枢神经系统,Pittman 等证实若将眼镜蛇蛇毒素直接作用于中枢神经系统不会产生毒性作用。

1. 急性毒性　小鼠对眼镜蛇蛇毒比大鼠更加敏感并且相同剂量下静脉注射产生毒性最大。Shashid haramurthy 等将 0.05 mg 3 种不同来源的眼镜蛇蛇毒分别注射入小鼠体内,3 h 后处死小鼠进行肌坏死检查,3 种蛇毒均损伤心肌、腓肠肌、肝脏、肺和肾脏,并募集大量炎症细胞进入损伤组织。Vick 等将半数致死剂量(LD_{50})心脏毒素经皮下注入小鼠(52 mg/kg)及大鼠(65 mg/kg)后发现能够引起血压下降,最终导致心脏兴奋性被抑制。

Calmette 对不同动物给中毒剂量蛇毒,在不同给药方式中,口服蛇毒均未造成动物死亡。但是人本药业实验室的实验数据证实,口服能引起小鼠死亡并能测出 LD_{50} 剂量,这个结果有待于别的实验室予以证实。眼镜蛇蛇毒具有一定的溶血作用,所以静脉注射给药比皮下或肌内注射毒性都要大,家兔、狗和马注射给药 1 mg/kg 蛇毒都能导致动物死亡,这比大鼠和小鼠都要敏感。

2. 长期毒性　Catassi 等给小鼠每周 3 次静脉注射 0.12 μg/kg 眼镜蛇蛇毒,持续 2 个月,此剂量为半数致死量的千分之一。长期毒性实验后对小鼠进行组织学检查并未发现肝脏、胰腺、肺、肾和中枢神经系统异常,与对照组相比也未发现血液、血清化学成分改变和精神异常。大鼠和狗长期给药 60 天,同样不会造成它们脏器损伤。

3. 口服毒性　小鼠口服 1 mg/mL 蛇毒 28 天，小鼠未见死亡并且平均体重增加 4.87 g，在实验结束后将 0.2 mg 蛇毒注入小鼠体内，小鼠在 25 min 内死亡。小鼠口服蛇毒的半数致死量在 300 mg/kg 以上，是注射蛇毒剂量的 4 000 倍（未发表数据）。狗口服给药蛇毒（0.5 mg/kg）16 周未见任何毒副作用，可能表示蛇毒在口服之后毒性成分摄取量很少或毒素被降解。

4. 三致实验　Pittman 等同样证实眼镜蛇蛇毒对雏鸡的生长发育不会产生毒性作用。王顺年对自制眼镜蛇蛇毒注射液进行致癌、致畸、致突变"三致"研究后发现，眼镜蛇蛇毒在正常用量下不会增加小鼠骨髓嗜多红细胞微核率，不会对胚胎发育、胎鼠生长、骨骼发育和内脏器官发育产生影响，并且不会造成 CHL 细胞染色体畸变。Macht 对妊娠家兔一次性注射给药 4.5 mg 或分 90 次长期注射给药眼镜蛇蛇毒，家兔产下 3 只正常后代，其中 2 只由家兔抚养，1 只意外死亡。

5. 成瘾性　为了进一步研究眼镜蛇蛇毒对成瘾性的影响，蛇毒口服或注射给药纳洛酮诱导小鼠跳跃病模型，发现给药组跳跃小鼠明显少于对照组。对大鼠戒断模型应用眼镜蛇蛇毒发现，大鼠呕吐、身体扭动和流涎等症状得到明显改善，但中心性综合征（如打斗、竖毛等症状）没有明显改观。崔超伟研究发现大鼠腹腔注射心脏毒素（2.0 mg/kg）每天 2 次连续 10 天不会对肝脏细胞色素 P450 含量产生影响，表明心脏毒素不会对药物代谢产生不良影响，应用不同剂量（0.5 mg/kg、1.0 mg/kg、2.0 mg/kg）10 天后，经纳洛酮催促，未出现戒断症状，21 天后停药，同样没有出现戒断症状和体重下降情况，说明心脏毒素不会产生身体依赖和精神依赖性。

三、国内外眼镜蛇神经毒素的临床安全性研究

蛇毒应用于疾病治疗早在 2 000 年前西汉《神农本草经》中就有记载，现临床主要应用于神经痛、风湿痛、关节炎、肿瘤疼痛等疾病治疗。药物的毒性是与剂量相关的，在剂量为 600 MU（mouse unit）或 6 mg（0.085 mg/kg）时，药物的副作用包括恶心、呕吐、口干、头晕、盗汗、头痛、心悸、复视、眼球震颤和偏瘫。由于长链神经毒素对 $\alpha_7 nAChR$ 具有高度的亲和力，在中毒时会出现中枢神经功能障碍如眼睑下垂、复视、视力模糊、讲话困难、面部神经衰弱、吞咽困难等症状。复视和眼球震颤为最早出现的中毒征兆，可以被患者及时发现并告知医生通过改变给药剂量来缓解。呼吸麻痹为最严重的毒性反应，提前注射抗蛇毒血清可以

避免呼吸麻痹发生,如若发生需要气管插管来辅助呼吸。蛇毒可能会引起过敏反应,产生荨麻疹、血管性水肿等症状,但蛇毒不是强的过敏原。

科博肽临床安全性研究:

姚荣尹、杨芝青等曾做过注射用科博肽的长期毒性试验。将科博肽肌内注射,每天 1 次,每次 2 mL(70 μg),治疗疼痛,以 10~20 天为 1 个疗程,少数病例可用到 2~3 个疗程,疗程间休息 5~10 天。对部分患者进行随访观察,有的半年没有复发,有的病例停药后病情稍有反复。对神经血管性头痛的治疗有的患者疗效较好,有的患者疗效较差。注射后短时间内感口干 7 例,头昏 1 例,复视 2 例,月经量多 1 例,丘疹 2 例。在治疗过程中遇到 1 例注射第 7 次时出现头昏眼花、走路不稳、血压偏低,停药后症状消失。2 例局部起小量丘疹,但 20 min 后自行消失,在严密观察下继续应用未再度出现丘疹。

临床观察发现应用科博肽治疗血管性头痛、神经性疼痛及关节痛、腰腿痛患者疗效确切,注射后会出现口干,青光眼患者眼压升高等不良反应。刘光珍等经临床观察,科博肽软膏对关节炎具有显著疗效,外用过程中未见皮肤毒性和刺激性反应,具有良好的安全性。

 知识拓展

早期国外眼镜蛇神经毒素的临床试验

国外也没有做过正规的临床安全性研究,我们只能收集到一些零星的临床资料,仅供参考。

关于眼镜蛇蛇毒液的安全性(Ⅰ期临床试验)研究,Macht 于 1936 年进行了镇痛作用试验,发现 10 个受试者中有 60% 以上的人在 0.004~0.01 mg 的剂量下有反应。1939 年,Macht 又进行了相关的视觉检测,发现 12 个受试者中有 90% 以上的人在 0.05 mg 剂量时有反应。同年 Macht 还进行了听觉和认知功能测试,1940 年又进行了嗅觉测试,Hayman 也于 1940 年进行了生物化学研究,均没有发现毒副作用或无明确报道。

关于眼镜蛇蛇毒液进行的开放性(open label)研究,1940 年 Stein brocker 通过 65 个受试者进行了为期 10 天的游走性关节疼痛镇痛试验,发现 40% 的受试者在 0.1 mg 剂量时有反应。1954 年 Lumpkin 通过 66 个受试者进行了为期 4 个月的关节炎试验,发现87%的受试者在0.01~0.03 mg 剂量时有反应。上述试验并没有发现毒副反应。1957 年 Meiselas 通过14 个受试者进行了为期6 个月的骨关节炎试验,在0.01~0.03 mg 剂量时受试者对治疗没有反应,也没有报道有毒副作用。

关于用眼镜蛇蛇毒液进行的有安慰剂对照的研究,1938 年 Gayle 和 Williams 通过18 个受试者进行了为期10 天的帕金森病疼痛试验,发现67%的受试者在0.05 mg 剂量时对治疗有反应;同年 Chopra 和 Chowdan 通过32 个受试者进行了为期2 个月的麻风病神经病变研究,90%的受试者在0.05~1.0 mg 剂量时对治疗有反应。1940 年 Chopra 和 Chowdan 又通过65 个受试者进行了为期2 周的多种疼痛试验,70%的受试者在0.01~2.0 mg 剂量时对治疗有反应。1954 年 Bryson 通过466 个受试者进行了超过1 年的关节炎研究,82%的受试者在0.01~0.03 mg 剂量时对治疗有反应。同年 Oaks 和 Quinn 通过8 个受试者进行了为期2 年的眼部治疗与疼痛研究,在0.05 mg 剂量时对治疗无明确的反应。这些临床研究中都没有报告严重的毒副作用。

1936 年,Macht 在医疗条件不发达地区进行眼镜蛇蛇毒液药物替代研究,通过115 个受试者进行了不定期的癌症疼痛/神经痛研究,90%以上的受试者在0.01~0.02 mg 剂量时对治疗有反应。1938 年,Macht 又通过200 个受试者进行了不定期的癌症疼痛/神经痛研究,70%的受试者在0.05 mg 剂量时对治疗有反应。1939 年,Rutherford 通过17 个受试者进行了为期4 个月的癌症疼痛/膀胱炎研究,88%的受试者在0.01~0.03 mg 剂量时对治疗有反应。1940 年,Black 通过17 个受试者进行了为期30 天的癌症疼痛试验,70%的受试者在0.05 mg 剂量时对治疗有反应。同年,Macht 通过4 个受试者进行了超过4 个月的癌症疼痛试验,70%受试者在0.05 mg 剂量时对治疗有反应;通过8 个受试者进行了为期1 周的带状疱疹试验,75%受试者在0.05 mg 剂量时对治疗有反应;同剂量通过2 个受试者进行了2 周以上的辐射烧伤试验,无受试者对治疗有反应;又通过17 个受试者进行了1 周的脊髓痨研究,60%受试者对治疗有反应。1952 年,Hill 通过30 个受试者在0.1~1.2 mg 剂量下进行了为期30 天的癌症疼痛/偏头痛试验,受试者反馈无报道。1960 年,Williams 通过8 个受试者在未确定剂量下进行了为期6 周的癌症疼痛/偏头痛试验,100%受试者对治疗有反应。1968 年,Singh 过30 个受试者进行了为期38 个月的哮喘研究,100%的受试者在0.05~0.25 mg 剂量时对治疗有反应。所有这些临床研究中都没有发现严重的副作用。

国内眼镜蛇蛇毒的临床安全性试验

杨德贵等应用眼镜蛇蛇毒胶囊对胃窦癌及食管癌患者进行治疗,服用数月病情均有好转且具有副作用小、连续给药无耐药及成瘾性等优点。王顺年等应用蛇毒针剂及蛇毒贴片治疗腰腿疼痛患者总有效率分别为 86% 和 94.7%,没有发现不良反应。李梧能等用蛇毒处理皮肤科体表疾患(除鼻咽癌外)和可在体表给药观察的癌症患者,发现对溃疡、炎症化脓性病灶和烫伤感染有良好效果,对两例癌症患者也有一定疗效,并未发现不良反应。

谭获等应用眼镜蛇组分 C 对血液肿瘤患者进行初步临床疗治疗产生一定效果;未见明显心、肝、肾毒性、凝血、血小板功能异常加重;骨髓抑制不明显;水样腹泻为主要不良反应。Luis A Costa 等用响尾蛇毒素与眼镜蛇心脏毒素组成的 VRCTC－310 治疗难以治愈及放化疗无效的肿瘤患者,在一定程度上延缓了疾病的加剧,延长了患者的生命;治疗过程中未发现明显的不良反应,最常见的不良反应是注射部位局部疼痛,少数患者出现嗜酸性粒细胞增多、可逆性复视、眼睑下垂等症状,可逆性复视及眼睑下垂是最早出现且患者易于察觉的不良反应,可通过降低剂量解决。

口服蛇毒具有一定的历史,一般认为蛇毒口服无毒性,然而据报道高剂量蛇毒对咽喉会产生可察觉的刺激。应用蛇毒高剂量($\geqslant 3.5$ mg)一般会产生头痛、反胃、咽喉痛、过敏性鼻炎和咳嗽;用蛇毒低剂量($\geqslant 0.35$ mg)经常会感觉喉咙发干。蛇毒造成胃肠道不适也有一定报道,但一般认为是粗毒中的细菌导致的(未发表数据)。

四、人本药业对眼镜蛇神经毒素的毒性研究

(一) 科博肽皮下注射的小鼠急性毒性试验

小鼠获得的结果为回归方程 $y(\text{Probit}) = -45.139 + 22.051 \text{Log}(D)$。半数致死量($LD_{50}$) $= 187.83$ μg/kg。LD_{50}(Feiller 校正)95% 的可信限 $= 180.07 \sim 196.4$ μg/kg,$LD_5 = 158.19$ μg/kg,$LD_{95} = 223.03$ μg/kg。这个 LD_{50} 剂量与国内报道的接近,但是与国外的报道不一致。这是由于外购科博肽的神经毒素纯度低、蛋白质含量低,因此获得的毒性反应剂量是偏大的。

1. 中毒反应观察　40 min 内活动增加，不安，之后少有几只活跃。1 h 后几乎全部活动减少，耸毛、倦卧、腹颤。2~5 h 为死亡主要发生阶段，死亡前有些小鼠出现突眼、大小便失禁、抽搐、大口喘气、死亡；有些小鼠无抽搐、倦卧至死。尸体解剖后可见心脏肥大，肺淤血，其他脏器无明显病理改变。存活超过 5 h 后几乎再无死亡。

2. 体重变化（第 3~14 天）　第 3 天各染毒组体重都有所下降，并呈一定的剂量依赖性，至第 7 天体重逐渐恢复增长，第 2 周体重增长率趋于正常。自发活动变化（第 7、14 天），皮下注射科博肽对小鼠行为活动无明显影响。

（二）Cobrotoxin 大鼠皮下注射急性毒性实验

本实验所用 cobrotoxin 由人本药业纯化。

回归方程 $y(\text{Probit}) = -58.358 + 35.633 \text{ Log}(D)$。半数致死量（$LD_{50}$）= 59.991 μg/kg，$LD_{50}$（Feiller 校正）95% 的可信限 = 57.473~61.846 μg/kg，LD_5 = 53.941 μg/kg；LD_{95} = 66.718 μg/kg。

（三）Cobrotoxin 小鼠皮下注射急性毒性试验

试验结果按 Bliss 法计算，测得小鼠皮下注射眼镜蛇神经毒素（人本药业纯化）的半数致死量为 67.0 μg/kg，95% 可信限为 63.8~70.3 μg/kg。存活小鼠观察期平均体重较正常对照组低，但未见有统计学差异。从小鼠的中毒症状分析，眼镜蛇神经毒素抑制小鼠中枢神经系统的呼吸中枢，引起呼吸机能麻痹，心功能衰竭而死亡。

由于人本药业纯化的 cobrotoxin 纯度高，蛋白质含量高，所以测出的 LD_{50} 剂量比国内报道的科博肽的 LD_{50} 剂量小，但是与国外报道的数据接近。

 知识拓展

眼镜蛇蛇毒 3 种给药途径急性毒性比较

文献报道眼镜蛇蛇毒毒性、化学成分、生物学活性存在地域性差别，而且蛇毒口服给药能否被吸收存在争议。我们在中华眼镜蛇蛇毒的药理、药效研究中，对江西余江彩虹养蛇场提供的中华眼镜蛇蛇毒进行了 3 种给药途径的急性毒性测定,以比较口服与注射中华眼镜蛇蛇毒产生的毒性作用,并鉴定主要器官损伤的程度。为研究中华眼镜蛇蛇毒的给药途径和给药剂量的设计提供依据,并可为中华眼镜蛇蛇毒临床应用中毒副反应的监测提供参考资料。

采用经口灌服、腹腔注射、静脉注射 3 种给药途径,测定中华眼镜蛇蛇毒对小鼠的半数致死量(LD_{50})。观察 14 天内小鼠的活动、体征及死亡情况,并对死亡小鼠和存活 14 天小鼠的主要脏器做病理分析。结果证明,小鼠经口灌服、腹腔注射、静脉注射中华眼镜蛇蛇毒的 LD_{50} 分别为 102.3 mg/kg、996.6 μg/kg、623.9 μg/kg,95% 可信限范围为 84.9 ~ 123.3 mg/kg、900.6 ~ 1 102.8 μg/kg、572.3 ~ 680.2 μg/kg。口服蛇毒能被吸收发挥毒性作用,中毒剂量比注射给药大100 倍左右。中毒死亡的原因主要是呼吸衰竭。对试验期内死亡小鼠和观察期结束后的小鼠进行剖检,肉眼观察各脏器的改变。迅速切取 1 mm^3 大小的肺组织放入电镜组织固定液 4% 的戊二醛(预冷)中固定,同时另取脑、心、肺、肝、脾、肾等主要器官用光镜组织固定液 4% 甲醛固定。电镜按常规组织处理、包埋、聚合、超薄切片,用醋酸双氧铀和硝酸铅染色,然后用美国 TecniG220 透射电镜观察其分子结构的变化;按常规组织处理、包埋、切片、H&E 染色后用 LEICA 显微镜观察各脏器的病理变化。急性中毒受损器官主要为肺和肝脏,以静脉注射为最重。成活 14 天的小鼠器官病理改变基本恢复正常。以下以静脉注射后的心肺肝的病理举例说明。

静脉注射中华眼镜蛇蛇毒后中毒死亡小鼠主要组织病理学变化为肺泡腔内及细支气管内有红细胞,血管壁周围有水肿(图 9-1M ~ 图 9-1O);肝细胞弥漫性肿大,致肝小叶结构不清,肝细胞肿胀,基质稀疏,有的呈气球样变,肝血窦受压变狭或消失(图 9-1O);心(图 9-1M),肾、脾、脑无明显病变。电镜观察可见肺泡Ⅰ型上皮细胞呈早期凋亡,Ⅰ型上皮细胞线粒体肿胀明显(图 9-1N)。

静脉注射中华眼镜蛇蛇毒小鼠存活 14 天后处死,主要脏器组织病理学检查可见肺毛细血管充血(图 9-1Q);肝细胞灶性空泡变性(图 9-1R);心(图 9-1P)、脾、肾、脑未见明显病理改变。电镜观察可见肺泡Ⅰ、Ⅱ型上皮细胞结构清晰,Ⅱ型上皮细胞内可见板层小体排空(图 9-2F)。

正常对照小鼠主要脏器:心(图 9-1S)、肺(图 9-1T)、肝(图 9-1U)、脾、肾、脑无明显病理变化。肺电镜观察结构清晰,Ⅰ型上皮细胞少数线粒体肿胀,肺泡Ⅰ型、Ⅱ型上皮细胞结构正常,胞质内线粒体粗面内质网丰富(图 9-2G)。

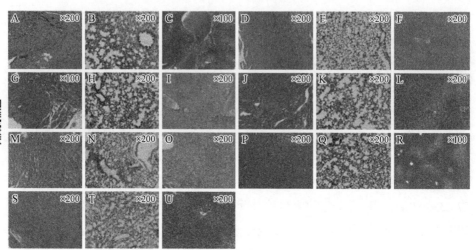

彩图 9-1

图 9-1 H&E 染色器官组织的显微镜检查（见彩图）

死于口服中华眼镜蛇蛇毒的小鼠脏器病理检查：图 9-1A 为心脏，图 9-1B 为肺，图 9-1C 为肝；口服中华眼镜蛇毒 14 天后存活的小鼠病理检查：图 9-1D 为心，图 9-1E 为肺，图 9-1F 为肝；死于腹腔注射中华眼镜蛇蛇毒的小鼠病理检查：图 9-1G 为心脏，图 9-1H 为肺，图 9-1I 为肝；腹腔注射中华眼镜蛇蛇毒 14 天后存活的小鼠病理检查：图 9-1J 为心脏，图 9-1K 为肺，图 9-1L 为肝；死于静脉注射中华眼镜蛇蛇毒的小鼠病理检查：图 9-1M 为心，图 9-1N 为肺，图 9-1O 为肝；静脉注射中华眼镜蛇蛇毒 14 天后存活的小鼠病理检查：图 9-1P 为心脏，图 9-1Q 为肺，图 9-1R 为肝；正常对照小鼠病理检查：图 9-1S 为心脏，图 9-1T 为肺，图 9-1U 为肝

结论与分析：由试验结果可知中华眼镜蛇蛇毒口服、腹腔注射、静脉注射 3 种给药途径的半数致死量分别为：102.3 mg/kg、996.6 μg/kg、623.9 μg/kg，95% 可信限范围为 84.9~123.3 mg/kg、900.6~1 102.8 μg/kg、572.3~680.2 μg/kg。结果显示，经血液直接吸收毒性最强，经口从消化道吸收可降低毒性，从 LD_{50} 剂量推测，口服后吸收效率约为静脉注射的 1%。中华眼镜蛇蛇毒致动物死亡存在多种因素，主要是抑制呼吸中枢使呼吸机能麻痹与对循环系统的毒害引起心力衰竭而死亡。经口灌服与腹腔注射中华眼镜蛇蛇毒的中毒症状大体相同。腹腔注射中华眼镜蛇蛇毒小鼠出现扭体、收腹、踮脚步态摇摆等体征，为中华眼镜蛇蛇毒的刺激作用所致，属于非特异性体征。经口灌服与静脉注射中华眼镜蛇蛇毒的中毒症状存在明显差别，主要差别为：经口灌服中华眼镜蛇蛇毒小鼠中毒症状出现快，呼吸困难明显，强直性抽搐后很快死亡；静脉注射中华眼镜蛇蛇毒中毒症状表现为瘫卧、肌松弛、翻正消失、四肢抽动，心肺功能衰竭而死亡。提示中华眼镜蛇蛇毒不同的吸收途径可引起不同的中毒症状。通过对试验期内死亡小鼠与存活小鼠的病理组织学观察可知：中华眼镜蛇蛇毒的 3 种给药途径小鼠的

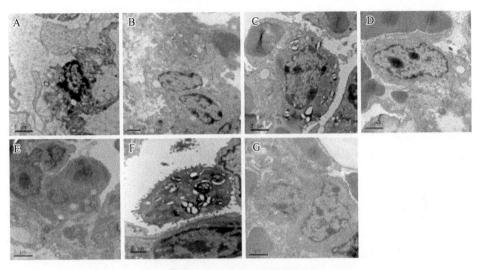

图 9-2　肺电子显微镜检查

图 9-2A:死于口服中华眼镜蛇蛇毒的小鼠;图 9-2B:存活口服中华眼镜蛇蛇毒 14 天后的小鼠;
图 9-2C:死于注射中华眼镜蛇蛇毒的小鼠;图 9-2D:存活注射中华眼镜蛇蛇毒 14 天后的小鼠;
图 9-2E:死于静脉注射中华眼镜蛇蛇毒的小鼠;图 9-2F:存活静脉注射中华眼镜蛇蛇毒 14 天后的
小鼠;图 9-2G:正常对照小鼠

肾、脾、脑组织均未见明显异常。中华眼镜蛇蛇毒的 3 种给药途径小鼠的肺组织
电镜与光镜结果均可见肺损伤,损伤程度:静脉注射 > 腹腔注射与经口灌服,14
天存活小鼠肺组织损伤与急性死亡小鼠比较明显减轻。经口灌服与腹腔注射中
华眼镜蛇蛇毒小鼠可见心肌损伤,14 天存活小鼠心肌未见明显病变。腹腔注射
与静脉注射中华眼镜蛇蛇毒的小鼠出现明显的肝损伤,14 天存活小鼠的肝损伤
较轻。说明中华眼镜蛇蛇毒对机体组织的损伤基本是可恢复的。试验测定中华
眼镜蛇蛇毒的毒性参数,证明中华眼镜蛇蛇毒口服可以吸收产生毒性作用,但是
毒性明显低于静脉注射和腹腔注射。对机体发生毒性作用的靶器官可能为肺、
肝、心,但不同给药途径引起的不同组织损伤,有待于进一步研究观察。

眼镜蛇蛇毒慢性(12 个月)毒性研究

将 C57BL/6 小鼠($n=45$),雌性,体重为 16~18 g,随机分为 3 组(每组 15
只):生理盐水对照组,中华眼镜蛇蛇毒加热(30 μg/kg),中华眼镜蛇蛇毒加热
(100 μg/kg)。灌胃给药每天 1 次,为期 1 年。

在给药 19 周时,我们采用 Y 迷宫实验来研究各组小鼠间的空间识别记忆
能力差异。用小鼠转轮式疲劳仪研究各组小鼠间抗疲劳即耐力素质水平的差

异。根据试验需要在给药 34 周时给各组小鼠拍照记录皮肤毛发生长状况，比较各组之间的差异以反映不同剂量的蛇毒对该鼠皮肤毛发的影响。在给药 1 年时，称重及处死所有动物。处死前先摘眼球取血（尽可能多的全血），一部分全血立即送检，进行血常规检测；另一部分则室温放置 2 h 后，4℃离心 10 min，3 000~4 000 r/min，取上清即血清按需分装，用于血生化等的检测。取血后即进行解剖取出其中的心脏、肺脏、肝脏、脾脏、淋巴结、胸腺、肾脏及皮肤，称重记录所有这些脏器重量，后通过公式计算脏器指数。各组脏器又分别剪取合适大小置于装有 4%甲醛的容器进行固定（单只鼠的所有脏器在同一容器内），后送病理科做 H&E 染色，石蜡切片及拍病理照片进行观察分析。

　　由图 9-3 可见，正常 C57BL/6 小鼠（对照）可见心肌纤维出现较大裂隙；中华眼镜蛇蛇毒（30 μg/kg）灌胃小鼠心肌纤维裂隙减少，基本趋向于正常；中华眼镜蛇蛇毒（100 μg/kg）灌胃小鼠心肌纤维裂隙更少，结构基本正常。

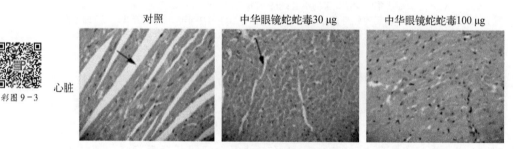

图 9-3　各组 C57BL/6 小鼠心脏病理切片（见彩图）

　　由图 9-4 可见，正常 C57BL/6 小鼠存在严重的肺部炎症，肺泡壁和肺泡间隔增厚，且有间隔充血水肿；中华眼镜蛇蛇毒（30 μg/kg）灌胃小鼠肺泡及其周围结构基本正常，偶有局部轻度肺瘀血；中华眼镜蛇蛇毒（100 μg/kg）灌胃小鼠肺脏结构基本正常。

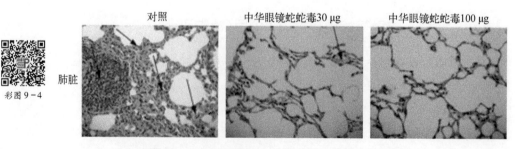

图 9-4　各组 C57BL/6 小鼠肺脏病理切片（见彩图）

由图 9-5 可见,对照 C57BL/6 小鼠肝细胞结构紊乱,胞体增大,胞核固缩甚至消失呈现空泡状,肝血窦受压变形狭窄,肝脏血管及其周围炎症而且有肝细胞空泡状脂肪变性,损坏甚至死亡;中华眼镜蛇蛇毒(30 μg/kg)灌胃小鼠肝脏细胞肿胀现象有所改善,呈现较多肝细胞,胞核比对照组有所增大,肝血窦等结构也基本正常;中华眼镜蛇蛇毒(100 μg/kg)灌胃小鼠肝脏结构基本正常。

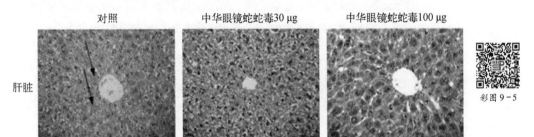

图 9-5　各组 C57BL/6 小鼠肝脏病理切片(见彩图)

由图 9-6 可见,对照 C57BL/6 小鼠脾被膜结构损坏,白髓内淋巴细胞大量死亡,巨噬细胞大量存在吞噬死亡细胞,红髓、白髓界限模糊,脾脏正常结构消失;中华眼镜蛇蛇毒(30 μg/kg)灌胃小鼠脾脏结构基本正常,出现了动脉周围淋巴鞘;中华眼镜蛇蛇毒(100 μg/kg)灌胃小鼠脾脏结构基本正常,出现了生发中心,红髓白髓界限清晰。

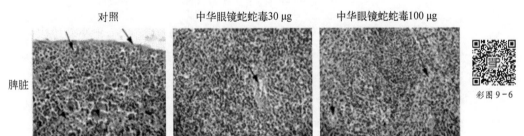

图 9-6　各组 C57BL/6 小鼠脾脏病理切片(见彩图)

由图 9-7 可见,对照组 C57BL/6 小鼠被膜结构破坏,小梁及淋巴窦结构消失,皮质髓质界限不清,且皮质内大量淋巴细胞死亡,结构破坏,大量巨噬细胞出现吞噬死亡细胞;中华眼镜蛇蛇毒(30 μg/kg)灌胃小鼠淋巴结结构基本正常,皮质髓质界限清晰,小梁、淋巴窦结构出现;中华眼镜蛇蛇毒(100 μg/kg)灌胃小鼠淋巴结皮质髓质界限清晰,有小梁、淋巴窦等结构。

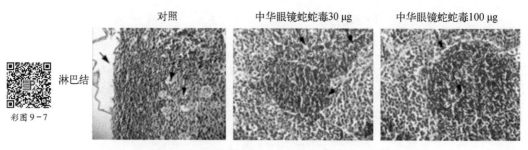

淋巴结

彩图 9-7

图 9-7　各组 C57BL/6 小鼠淋巴结病理切片（见彩图）

由图 9-8 可见,对照组 C57BL/6 小鼠胸腺皮质内淋巴细胞过度增生;中华眼镜蛇蛇毒(30 μg/kg)灌胃小鼠胸腺皮质内淋巴细胞过度增生现象有所改善,髓质面积开始扩大;中华眼镜蛇蛇毒(100 μg/kg)灌胃小鼠的胸腺皮质和髓质结构基本正常。

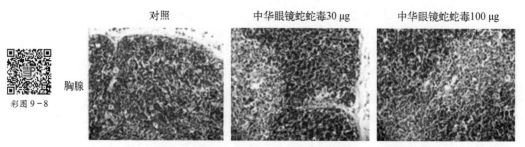

胸腺

彩图 9-8

图 9-8　各组 C57BL/6 小鼠胸腺病理切片（见彩图）

由图 9-9 可见,对照 C57BL/6 小鼠肾小球数量严重减少,肾小管结构异常,管壁增厚,管腔狭窄,管壁细胞有变性死亡现象,存在严重的炎症反应,肾小球和肾小管结构严重破坏,肾间质充血;中华眼镜蛇蛇毒(30 μg/kg)灌胃小鼠肾小球略有增大但结构基本正常,肾小管管壁轻度增厚,绝大多数肾小管管壁细胞状态良好;中华眼镜蛇蛇毒(100 μg/kg)灌胃小鼠的肾小球和肾小管结构基本正常。

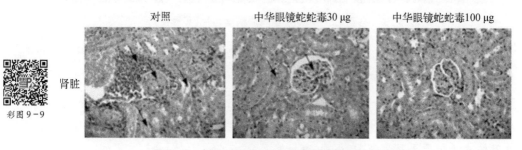

肾脏

彩图 9-9

图 9-9　各组 C57BL/6 小鼠肾脏病理切片（见彩图）

由图9-10可见,对照C57BL/6小鼠毛囊周围皮脂腺过度增生,压迫毛囊,毛囊结构异常;中华眼镜蛇蛇毒(30 μg/kg)灌胃小鼠毛囊结构基本正常,只是总体皮层较薄;用中华眼镜蛇蛇毒(100 μg/kg)灌胃小鼠毛囊结构基本正常,皮层同样较薄。

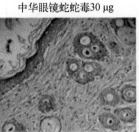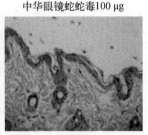

彩图 9-10

图9-10　各组C57BL/6小鼠毛囊病理切片(见彩图)

血生化检测结果:中华眼镜蛇蛇毒不仅对该鼠正常生化功能无显著影响(主要包括 ALT、AST、血清钠等),甚至能够使随增龄而出现的多器官组织异常生化功能(主要是白蛋白、球蛋白、A/G、血肌酐、血尿素氮、血钾等)向正常水平发展恢复。因该正常衰老小鼠易产生免疫耐受,血清免疫球蛋白产量低,即球蛋白总量低,经蛇毒治疗后可使球蛋白总量增加,白蛋白下降,这也提示了蛇毒的确可能通过增加免疫球蛋白的量来达到治疗作用,即具有解除机体免疫耐受的作用,逐渐恢复正常免疫应答,从而有球蛋白增加的生化结果,与前后推断相呼应。试验中正常衰老对象白细胞计数偏低,其中尤以淋巴细胞计数偏低为主要原因,这与随增龄而发生免疫衰老导致免疫功能缺陷紧密相关,经过蛇毒治疗后,这两项指标逐渐向正常恢复,以小剂量蛇毒治疗得到的效果更为显著。

行为学检测结果:用蛇毒治疗的两组小鼠的学习记忆能力皆显著优于正常衰老对照鼠,具体表现为蛇毒治疗组学习的前3天的每日错误次数较少,正确反应率较高(相比于正常衰老对象),而且差异显著。三组小鼠在学习的第4天统一达到了学会标准,因此,从此日开始我们进行了记忆保持能力检测试验。得到的结果仍是蛇毒治疗组的记忆保持能力要显著高于正常衰老对照组,可从图中的每日错误次数和正确反应率得到该结论。给予蛇毒治疗后,该小鼠的抗疲劳能力即耐力素质显著高于正常衰老对照组,无论总测试时间是35.5 min还是60 min,两个蛇毒治疗组小鼠的平均奔跑时间和奔跑距离都多于对照组,且差异显著(图9-11)。

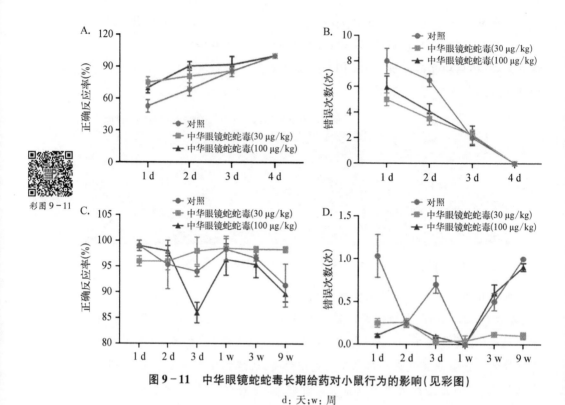

彩图 9-11

图 9-11　中华眼镜蛇蛇毒长期给药对小鼠行为的影响（见彩图）

d：天；w：周

外观检查结果：在给药至 34 周时，作为对照的正常衰老对象早先就已有大范围脱毛且日后也没观察到毛发再生现象，该鼠在此时的特征表现是毛发颜色开始变化，出现大量灰白色糠秕状鳞屑——类似头皮屑，在全身皮肤上散在存在，尤其在脱毛区域更为集中存在，毛发干燥。同时小鼠体重较给药组偏小显著，表现为瘦弱、活动量少、肌肉无力等。而两给药组在这些方面比对照组有明显优势，总体显得年轻活跃。但两组间的脱毛现象在此时有差异。小剂量蛇毒给药组在此阶段由数周前出现少量脱毛状态转变为恢复原先的正常毛发状态，且毛发颜色黑亮，目测似乎比之前更浓密，活动也良好；只有个别未完全恢复，但其脱毛部位范围明显在缩小，表面呈黑点状（新生毛发初始状态），也就是该组小鼠的脱毛状态经蛇毒治疗后已经得到了很好的改善，基本恢复健康皮肤毛发和精神状态。而大剂量组却少数开始出现脱毛现象，但是毛发上不存在白色鳞屑，该组状态较小剂量组差，但仍优于正常衰老对照组，至少其毛发颜色黑亮，活动正常（图 9-12）。

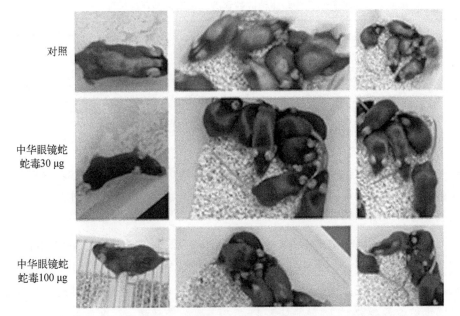

对照

中华眼镜蛇
蛇毒30 μg

中华眼镜蛇
蛇毒100 μg

彩图 9-12

图 9-12 中华眼镜蛇蛇毒长期给药对小鼠毛发的影响（见彩图）

眼镜蛇蛇毒外用涂剂皮肤刺激和致敏试验

1. 中华眼镜蛇蛇毒凝胶剂对豚鼠皮肤的刺激试验 观察中华眼镜蛇蛇毒凝胶剂与改性中华眼镜蛇蛇毒凝胶剂对豚鼠皮肤的刺激性。方法：豚鼠背部选取 3 cm×4 cm 区域去毛，涂敷中华眼镜蛇蛇毒凝胶剂与改性中华眼镜蛇蛇毒凝胶剂30天，记录皮肤的刺激反应，按皮肤刺激强度评价标准评价。结果：涂敷中华眼镜蛇蛇毒凝胶剂 200 μg/mL、1 000 μg/mL 组，改性中华眼镜蛇蛇毒凝胶剂 200 μg/mL、1 000 μg/mL 组，基质对照组的豚鼠皮肤刺激反应平均分值分别为 1.33、2.83、1.5、2.5、0.67。各组豚鼠皮肤刺激反应均属于轻度刺激。

各组豚鼠涂敷凝胶剂后均出现皮肤发红、充血，约 1 h 后消失。涂敷 1 周后，给药组豚鼠出现轻微的刺激反应，涂药 30 天后，各组评分结果见表 9-1。

试验结果表明：涂敷中华眼镜蛇蛇毒凝胶剂 200 μg/mL、1 000 μg/mL 组，改性中华眼镜蛇蛇毒凝胶剂 200 μg/mL、1 000 μg/mL 组，基质对照组，各组豚鼠皮肤刺激反应均属于轻度刺激。各鼠的刺激症状均可在 2 周内恢复正常。

表 9-1　中华眼镜蛇蛇毒凝胶皮肤刺激反应试验

分　　组	剂量（μg/mL）	平均分值（分）
中华眼镜蛇蛇毒凝胶剂	200	1.33
中华眼镜蛇蛇毒凝胶剂	1 000	2.83
改性中华眼镜蛇蛇毒凝胶剂	200	1.5
改性中华眼镜蛇蛇毒凝胶剂	1 000	2.5
基质对照		0.67

结论：中华眼镜蛇蛇毒凝胶剂 200 μg/mL、1 000 μg/mL 剂量与改性中华眼镜蛇蛇毒凝胶剂 200 μg/mL、1 000 μg/mL 剂量对豚鼠皮肤有轻度刺激作用，2 周内均可恢复正常。

2. 中华眼镜蛇蛇毒凝胶剂对豚鼠皮肤过敏试验　观察中华眼镜蛇蛇毒凝胶剂与改性中华眼镜蛇蛇毒凝胶剂对豚鼠皮肤的过敏性。方法：豚鼠背部右侧选取 3 cm×4 cm 区域去毛，试验第 1、7、14 天涂敷中华眼镜蛇蛇毒凝胶剂、改性中华眼镜蛇蛇毒凝胶剂、赋形剂与 2,4-二硝基氯代苯致敏，第 28 天豚鼠背部左侧去毛 3 cm×4 cm，用于激发涂敷，观察记录豚鼠皮肤激发涂敷后 0 h、24 h、48 h、72 h 的过敏反应，按皮肤过敏反应强度评价标准评价。结果：中华眼镜蛇蛇毒凝胶剂与改性中华眼镜蛇蛇毒凝胶剂对豚鼠皮肤无过敏反应。

试验结果表明：2,4-二硝基氯代苯对豚鼠皮肤致敏发生率为 100%，平均分值为 3.5±1.24；200 μg/mL 改性中华眼镜蛇蛇毒凝胶剂、1 000 μg/mL 改性中华眼镜蛇蛇毒凝胶剂与赋形剂组，对豚鼠皮肤致敏发生率为 0（表 9-2）。按表 9-2 皮肤致敏性评价标准评价，中华眼镜蛇蛇毒凝胶剂与改性中华眼镜蛇蛇毒凝胶剂对豚鼠皮肤无致敏性。

表 9-2　中华眼镜蛇蛇毒凝胶皮肤过敏反应试验

受　试　物	剂量（mg/mL）	动物数	平均　分　值				致敏发生率（%）	致敏性评价
			0 h	24 h	48 h	72 h		
中华眼镜蛇蛇毒	200	6	0	0	0	0	0	无致敏性
中华眼镜蛇蛇毒	1 000	6	0	0	0	0	0	无致敏性
改性中华眼镜蛇蛇毒	200	6	0	0	0	0	0	无致敏性
改性中华眼镜蛇蛇毒	1 000	6	0	0	0	0	0	无致敏性
基质液	0	6	0	0	0	0	0	无致敏性
2,4-二硝基氯代苯	10	6	1.67	4.33	4.17	3.83	100	极强致敏性

结论：中华眼镜蛇蛇毒凝胶剂与改性中华眼镜蛇蛇毒凝胶剂对豚鼠皮肤无致敏作用。

点　评

先前的科博肽毒性研究采用的科博肽纯度低和蛋白质含量低，文献报道的科博肽的 LD_{50} 剂量普遍比人本药业制备的 cobrotoxin 大，其原因是人本药业制备的 cobrotoxin 的纯度高和蛋白质含量较高。如果采用人本药业纯化的短链神经毒素(cobrotooxin)，LD_{50} 剂量在 $60\sim70$ μg/kg，这个结果也符合国外研究者的结果。

眼镜蛇神经毒素的免疫原性比较弱，长期应用不大会产生抗神经毒素抗体，这个在应用科博肽治疗时是一个优点，过敏反应少而轻，还有不产生耐受性。缺点是目前关于科博肽与其他药物的相互作用几乎没有资料，根据科博肽的药理作用剂量和药动学特点，药物相互作用一定是存在的，这需要在今后的临床实践中注意观察，积累经验。

科博肽在动物和临床研究中虽然显示出比较好的安全性，至今没有发生过严重的不良反应。但是应该认识到在改进科博肽纯度和蛋白质含量后，它的药效剂量和毒性剂量都是降低的，所以以前的药效的剂量范围和安全性的剂量范围必然也改变，这需要在临床用药时根据经验进行必要的调整。有一点特别需要注意的是，在动物实验中出现科博肽毒性反应的剂量和出现中毒死亡的剂量比较接近。因此，在临床应用中必须密切观察科博肽的毒性反应，一旦出现立即减量或暂时停药。

笔者的实验室没有考察 cobrotoxin 的长期毒性，在对中华眼镜蛇蛇毒做的长期毒性的研究中没有观察到蛇毒的毒性作用，服用蛇毒的小鼠对照组看起来反而更健康，毛发紧密光亮，而对照组在 $6\sim8$ 个月时脱毛严重，服用蛇毒的小鼠基本不脱毛，皮肤病理切片发现对照组毛囊被脂肪组织充填，压迫毛囊组织。服用蛇毒的小鼠运动耐力提高，学习记忆能力提高。血常规和血生化检查普遍好于对照组小鼠。说明蛇毒可能具有一定的保健作用。

第十章
眼镜蛇短链神经毒素的
制剂和给药方式

国家批准的科博肽制剂目前有复方片剂和注射剂两种。注射剂有粉针剂和水针剂,两种剂型均有国标。丽珠医药股份有限公司的复方制剂克洛曲片剂停止生产了,科博肽注射液前几年也停产了。云南南诏药业有限公司在2020年下半年重新上市了科博肽注射液。通化惠康生物制药有限公司是第二家重新生产科博肽注射液的药厂,但采用了改进的纯化和制剂工艺。科博肽注射剂的给药方式基本上都是肌内注射或皮下注射的。

临床上使用的这两种注射制剂存在一些问题和改进方向:

(1)原料药的标准太低,国标纯度要求92%以上(人本药业测定的结果表明纯度<90%),说明可能混杂了比较多的大分子蛋白质和分子量接近的心脏毒素,会引起注射局部炎症反应和疼痛。

(2)原料的蛋白质含量太低,国标要求含量62%以上,其中30%以上是何物质未说明。

(3)水针剂的pH范围不利于科博肽的稳定性,国标要求是5.5,储存条件是阴凉干燥处,标示的有效期是2年。这实际上是不太可能的。1年以后大部分科博肽已经降解了。曹宜生等报道,科博肽注射液无论存放于冰箱还是室温下,1年内降解甚少,但两年即降解50%左右,室温贮存较冰箱贮存略差。有效期约为1年。他们是用对比测定LD_{50}的剂量来考察制剂的稳定性,方法本身还存在很大的问题。实际上科博肽在接近中性水溶液中的稳定性很差,目前按国标做的注射剂无法保存1年(人本药业有实验数据)。

（4）考虑到今后科博肽可能应用于一些慢性疼痛和自身免疫病等慢性病，长期注射应用不方便，开发其他剂型是必要的，如经皮给药制剂、穴位注射剂、缓释长效制剂、口腔或鼻黏膜制剂。在临床使用的剂量方面，如果科博肽的纯度和蛋白质含量提高，现行的注射剂装载量偏大，尤其是治疗神经痛和自身免疫病，使用剂量可以减小，增大临床应用安全范围。

一、科博肽注射液

最早生产科博肽（当时叫克痛宁）注射剂的是广西梧州制药集团有限公司和云南下关制药厂。河南欣泰药业有限公司又获批了科博肽粉针剂。目前科博肽注射剂的药品标准是由地标升为国标的，存在一些问题有待解决。颁布的科博肽注射液标准有粉针剂和水针剂两个版本。

（一）注射用科博肽（粉针剂）

药品名称：注射用科博肽（粉针剂）；药品英文名称：Cobratide Injection；标准号：国家药品监督管理局国家药品标准 WS－XG－010－2000。

本品为科博肽加入适当赋形剂的无菌冻干制剂。神经毒素蛋白含量应为标示量的 80.0%~120.0%。

【性状】本品为白色冻干粉末。

【鉴别】

（1）取本品，加 0.9% 氯化钠溶液制成 0.13 mg/mL 的溶液，照科博肽项下鉴别（1）项试验，显相同结果。

（2）在含量测定项下记录的色谱图，供试样品的保留时应与对照品主峰的保留时间一致。

【检查】

（1）溶液的澄清度与颜色：取本品，每支加注射用水 2.0 mL 溶解后，溶液应澄清无色。

（2）酸度：取本品，每支加注射用水 2.0 mL 溶解后，混匀，依《中国药典》（2000 年版）二部附录 MH 测定。pH 应为 4.5~7.0。

（3）水分：取本品，照水分测定法[《中国药典》（2000 年版）附录/M 第一法 A]测定，含水分不得超过 3%。

（4）纯度：在含量测定项下的色谱图中，在 3~22 min 范围内按峰面积归一化法计算，供试品主峰的相对含量不得少于 90.0%。

（5）含量均匀度：取本品 10 支，每支精密加入 0.1 mol/L 盐酸溶液 0.5 mL 溶解后，照含量测定法项下方法测定，含量均匀度的限度为 ±20%，应符合规定［《中国药典》(2000 年版)附录 XE］。

（6）无菌：取本品，依法检查［《中国药典》(2000 年版)附录 XI H］，应符合规定。

（7）过敏试验：取本品，加氯化钠注射液制成每 1.0 mL 中含 6 μg 的溶液，照过敏试验法规（见附录 1）检查，应符合规定。

【含量测定】 照高效液相色谱法［《中国药典》(2000 年版)附录 VD］试验。

（1）色谱条件及系统适用性试验：以辛基硅烷键合硅胶为填充剂（4.6 mm× 150 mm），以 0.1% 三氯醋酸－50% 乙腈为流动相 A，三氯醋酸－50% 乙腈溶液（1∶1 000）为流动相 B，柱温 36℃。流速为 1 mL/min，检测波长为 214 nm。洗脱初始状态流动相 B 为 8%，保持 10 min，在 12 min 内，流动相 B 增至 100%，保持6 min，再在 6 min 内回到初始状态，保持 10 min。理论板数按神经毒蛋白的峰计算应大于 3 000。

（2）测定法：取科博肽对照品适量，加 0.1 mol/L 盐酸溶液制成每 1 mL 中含 0.14 mg 的溶度，作为对照品溶液，精密量取 50 μL 注入液相色谱，另取本品，每支精密加入 0.1 mol/L 盐酸溶液 0.5 mL 溶解，作为供试品溶液，同法测定，按外标法计算。

【类别】 同科博肽。

【规格】

（1）70 μg；（2）140 μg。

【储藏】 冷暗处保存。

【有效期】 2 年。

知识拓展

过 敏 试 验 法

本法系将一定剂量的供试品溶液注入豚鼠腹腔和静脉，在规定的时间内观察动物的过敏反应情况,以确定供试品是否符合规定的一种方法。

(1)供试动物:健康豚鼠,雌雄均可,体重为250~350 g,试验前及试验的观察期内,均应按正常饲养条件饲养,做过本试验的动物不得重复使用。

(2)供试品溶液的配制:除另有规定外,用氯化钠注射液按药品项下规定浓度制成供试品溶液。

(3)检查法:取上述豚鼠6只,间日腹腔注射供试品溶液0.5 mL,连续3次,然后分成两组,每组3只。分别在第1次注射后第14天、第21天静脉注射供试品溶液1.0 mL。

(4)结果判断:静脉注射后15 min内均不得出现过敏性反应,如有竖毛、呼吸困难、喷嚏、干呕或咳嗽3声等现象中的两种以上者;或啰音、抽搐、虚脱或死亡现象之一者应判为阳性。

(二) 科博肽注射液(水针剂)

药品名称:科博肽注射液;药品英文名:Cobratide Injection;标准号:WS-10001-(HD-0833)-2002。

【主要成分】本品为从湖南眼镜蛇(*Naja Atra*)蛇毒中分离纯化的神经毒蛋白中制得的无菌溶液,含神经毒素蛋白应为标示量的80.0%~120.0%。

【性状】本品为无色澄明液体。

【鉴别】

(1)取本品,按照分光光度法[《中国药典》(1995年版)二部附录Ⅳ A]测定,在277±2 nm的波长处有最大吸收。

(2)在纯度检查项下记录的色谱图中,供试品溶液主峰的保留时间与相应对照品的保留时间一致。

【检查】澄清度与颜色:本品应澄清无色。pH应为5.5~7.0[《中国药典》(2000年版)二部附录Ⅵ H]。纯度按照高效液相色谱法[《中国药典》(2000年版)二部附录Ⅴ D]测定。色谱条件与系统适应性,以辛基硅胶烷为填充剂;以0.1%三氟醋酸水溶液为流动相A,三氟醋酸-乙腈-水(1:500:500)为流动相B(表10-1);进行梯度洗脱;柱温36℃;流速为1 mL/min;检测波长为214 nm。理论板数以神经毒蛋白的峰计算,应大于3 000。

表 10 - 1　流动相条件

时间(min)	流动相 A(%)	流动相 B(%)
0	92	8
4	92	8
16	0	100
22	0	100
28	92	8
38	92	8

【测定法】取本品 50 mL 注入液相色谱仪,记录色谱图至主成分保留时间的 2 倍。以峰面积归一化法计算,纯度应不得少于 90%。

【异常毒性】取本品,加氯化钠注射液制成每 1 mL 含神经毒蛋白 8 μg 的溶液,依法检查[《中国药典》(1995 年版)二部附录 XIC],皮下注射上述溶液 0.25 mL,应符合规定。

【过敏试验】取本品加氯化钠注射液制成每 1.0 mL 含 6 μg 的溶液,作为供试品液,照过敏试验检查法(附录 2)检查,应符合规定。其他应符合注射液项下有关的各项规定[《中国药典》(2000 年版)二部附录 IB]。

【含量测定】精密量取本品 1.0 mL,照福林酚测定法(附录 3)测定,从回归曲线中求得供试品中的蛋白质含量。

【类别】镇痛药。

【规格】2 mL;70 μg。

【贮藏】冷暗处保存。

【有效期】暂定 2 年。

起草单位:中国药品生物制品检定所;复核单位:中国药品生物制品检定所;出处:化学药品地方标准上升国家标准(第九册)。

 知识拓展

过敏试验法

本法系将一定剂量的供试品溶液注入豚鼠腹腔和静脉,在规定的时间内观察动物的过敏反应情况,以判定供试品是否符合规定的一种方法。

（1）供试动物：健康豚鼠，雌雄均可，体重为 250~350 g，试验前及试验的观察期内，均应按正常饲养条件饲养，做过本试验的动物不得重复使用。

（2）供试溶液的配制：除另有规定外，用氯化钠注射液按各药品项下规定浓度制成供试品溶液。

（3）检查法：取上述豚鼠 6 只，间日腹腔注射供试品溶液 0.5 mL，连续 3 次，然后分成两组，每组 3 只，分别在第 1 次注射后第 14 天及第 21 天静脉注射供试品溶液 1.0 mL。

（4）结果判断：静脉注射后 15 min 内均不得出现过敏反应，如有竖毛、呼吸困难、喷嚏、干呕或咳嗽 3 声等现象中的两种以上者；或啰音、抽搐、虚脱或死亡现象之一者应判为阳性。

福林酚测定法试剂

（1）碱性铜试液：取氢氧化钠 10 g，碳酸钠 50 g，加水 400 mL 使溶解，作为甲液；取酒石酸钾 0.5 g，加水 50 mL 使其溶解，另取硫酸铜 0.25 g，加水 30 mL 使其溶解，将两液混合作为乙液。临用前，合并甲、乙两液，并加水至 500 mL。

（2）操作法

1）对照品溶液的制备：取牛血清白蛋白对照品，加水制成 0.3 mg/mL 的溶液。

2）供试品溶液的制备：照各品种项下规定的方法制备。

3）标准曲线的制备：精密量取对照品溶液 0.0 mL、0.1 mL、0.3 mL、0.5 mL、0.7 mL、0.9 mL，分别置具塞试管中，各加水至 1.0 mL，再分别加入碱性铜试液 1.0 mL，摇匀，各加入福林酚试液（取福林试液中的贮备液 1→16）4.0 mL，立即混匀，置 55℃ 水浴中准确反应 5 min，置冷水浴 10 min，按照分光光度法［《中国药典》(2000 年版) 二部附录 Ⅳ B］，在 650 nm 的波长处测定吸收度；以 0 号管作为空白。以对照品溶液浓度与相应的吸收度计算回归方程。

4）测定法：精密量取供试品溶液 1.0 mL，按照标准曲线的制备项下的方法，自"加入碱性铜试液"起，依法测定，从回归方程计算多肽的含量，并乘以稀释倍数，即得。

二、克洛曲片剂

片剂是由珠海药业开发的复方口服制剂克洛曲片。科博肽系从中华眼镜蛇蛇毒中提取的一种短链神经毒素,注射给药后能缓解患者的疼痛,其特点为起效慢,维持时间长,无耐受性和成瘾性。根据其药效特点,将其做成口服的复方制剂。为此,对其进行协同作用配伍的筛选、含量测定方法的研究、制剂的处方设计及优选、药效学实验及依赖性的探讨等几个方面的研究。他们以小鼠热板法为药理模型,对与科博肽能产生协同作用的药物进行筛选,组成了以科博肽、曲马多、布洛芬为主药的复方,并用小鼠扭体法,急性毒性试验确证了组方的合理性,用正交试验筛选出了复方配伍的最佳比例为1∶150∶300。组方确定后,对各主药进行含量测定方法的研究,用 HPLC,采用两种色谱条件对科博肽、曲马多、布洛芬进行分离测定,在此基础上,进行了复方的制剂学研究。首先在科博肽的稳定性研究中,发现科博肽在人工胃液、80℃水浴中 8 h 是稳定的,在人工肠液中 4 h 后全部失活。由于科博肽、曲马多易吸湿,而布洛芬易产生低共熔现象,据此,筛选出与主药能相容的辅料。采用正交设计优选出处方,以湿法制粒工艺生产出克洛曲片。采用正交设计优选出流化床一步制粒的最佳工艺条件。并生产了三批颗粒,压制成片剂。比较了两种工艺方法的优缺点,证明流化床一步制粒具有符合 GMP 要求,生产周期短、效率高,制的颗粒流动性好、大小均匀,压得片剂片面光洁、均匀度好等优点。对克洛曲片进行的稳定性试验结果表明,发现其对光稳定,高湿条件下易吸潮,高热时易产生低共熔现象,提示本品在生产、贮存过程中须防潮,避高温。对克洛曲片进行了药效学研究,以小鼠热板法、大鼠钾离子透入法、小鼠扭体法进行实验,证明克洛曲片起效快(0.5 h),维持时间长(12~24 h)。以简化概率单位法计算出热板法 ED_{50} 为 65.2 mg/kg,大鼠钾离子透入法 ED_{50} 为 56.2 mg/kg,小鼠扭体法 ED_{50} 为 12.9 mg/kg,LD_{50} 为 1 088.0 mg/kg。最后,对克洛曲片进行了生理依赖性和成瘾性的考察,经小鼠耐受性、小鼠跳跃、大鼠催促、大鼠自然戒断实验,表明克洛曲片无生理依赖性和成瘾性,是一安全、高效的镇痛药。

克洛曲采用的配方并不合理,本来神经毒素的镇痛作用与阿片系统、COX 系统都没有关系,克洛曲片联合了解热镇痛药、阿片类镇痛药,使得科博肽镇痛作用的特点尽然丧失。曲马多还是具有成瘾性的,只是低一些而已,但镇痛作用也没有吗啡强。布洛芬的镇痛作用不强而副作用较大,而且神经毒素的口服用量很大,成本很高。克洛曲目前处于停产状态,原因不明。

三、在实验室开发阶段的其他制剂

1. 凝胶涂剂　凝胶剂指药物与适宜的辅料制成的均一、混悬或乳剂型的乳胶稠厚液体或半固体的新型外用药物制剂。凝胶剂具有水溶性特点,局部给药后,患处表面皮肤吸收良好,不仅避免了口服给药存在的胃肠道首过效应,而且副作用大大减小。目前尚无批准的蛇毒神经毒素的凝胶涂剂制剂。人本药业正在研发适合于外用的凝胶涂剂。经检测凝胶涂剂无刺激性和致敏性,蛇毒透过皮肤吸收的量极少,可以用于皮肤的局部给药,对某些局部皮肤病和局部慢性肌肉疼痛发挥作用。

凝胶剂(图 10-1)的配方以质量百分数计,包括 0.01%~2%改性蛇毒、30%~70%的醇类、0.05%~0.1%的氯化钠、0.1%~2.5%的助悬剂和 0.1%~0.3%的防腐剂,余量为去离子水;所述醇类为乙醇、丙二醇和丙三醇中的一种或多种,所述助悬剂为西黄芪胶、黄原胶、羧甲基纤维素钠、甲基纤维素、聚乙二醇、聚乙烯醇、乙基羟乙基纤维素、卡波姆中的一种或多种,所述防腐剂为山梨酸、对羟基苯甲酸甲酯、对羟基苯甲酸乙酯、对羟基苯甲酸丙酯、对羟基苯甲酸丁酯、盐酸洗必泰、苯扎氯铵、溴化十六烷基三甲铵、葡萄糖酸洗必泰中的一种或多

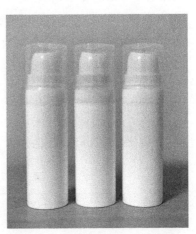

图 10-1　实验室开发中的眼镜蛇蛇毒凝胶涂剂

种;所述改性蛇毒为将蛇毒溶解于去离子水并在 50~100℃加热 1~300 min 后得到的改性蛇毒,也可以使用神经毒素。

采用豚鼠测试了凝胶涂剂皮肤刺激,各组豚鼠涂敷凝胶剂后均出现皮肤发红、充血,约 1 h 后消失。涂敷 1 周后,给药组豚鼠出现轻微的刺激反应,涂药 30 天后试验结果表明,各组豚鼠皮肤刺激反应均属于轻度刺激。各鼠的刺激症状均可在 2 周内恢复正常。采用豚鼠测试了凝胶涂剂皮肤致敏性,试验结果表明:中华眼镜蛇蛇毒凝胶剂与改性中华眼镜蛇蛇毒凝胶剂对豚鼠皮肤无致敏性。

2. 口腔速溶药膜　在诸多给药途径中,口服给药是最受患者和临床医生欢

迎的方法之一。然而,经口给药的药物特别是蛋白质和多肽类药物,有受肝脏首过效应及胃肠道内酶降解影响的缺点。而通过鼻、直肠、阴道、眼和口腔黏膜给药能绕过肝脏首过效应,避免胃肠道消除,使药物更好地被吸收。口腔黏膜给药常用的剂型是口腔崩解片,口腔崩解片制备中由于采用冻干设备,生产成本较高,近年来,研究者已经将重心从口腔崩解片转向口腔速溶膜剂。口腔速溶膜可做成 10 mm×10 mm 大小的薄膜片,含有药物活性成分,放在口腔中能迅速崩解、溶化的超薄型膜片。口腔速溶膜具有方便携带和服用的特点,尤其适用于患儿和老年患者。口腔速溶膜与常规的传统口服剂型相比,有以下显著特点：① 口腔崩解片具有脆性大的特点,为了在储存、运输途中保存良好,在制剂的包装上就有比较严格的要求,相比之下,膜剂的柔韧性良好,不会像口腔崩解片那样易碎,在运输和储存过程中方便性大大提高;② 与滴剂与糖浆剂相比,口腔速溶膜具有剂量准确的特点;③ 服用口腔膜剂时无需饮水,患者可以在任何时间,任意地点服药,方便性显著提高,并且适用于有吞咽困难的患者;④ 由于可以避免肝脏首过效应,药物制成口腔速溶膜后剂量有所减小,药物的毒副作用也会有所减轻。

口腔速溶膜剂处方组成(表 10-2)：

表 10-2　口腔速溶药膜成分配比

成　　分	百分比(%)
药物	5~30
水溶性聚合物	45~70
增塑剂	0~20
填充剂、矫味剂、着色剂	0~40

口腔速溶膜是一个大小为 10 mm×10 mm 含有药物活性成分的薄片。在水溶液或唾液环境中,药物可以从水溶性聚合物中快速释放出来,每片膜剂载药量可达到 15 mg。据文献报道,口腔速溶膜剂的处方组成(增塑剂等)会显著影响膜剂的力学性质,如增塑剂可以降低聚合物的玻璃化转变温度。

如图 10-2 所示,药膜成型后装入小盒子携带、使用都能方便。

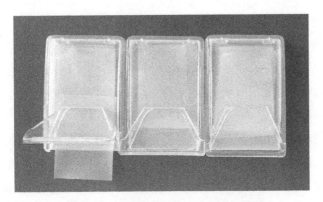

图 10 – 2　实验室开发中的口腔速溶药膜

3. 纳米给药制剂

（1）光响应神经毒素纳米微囊：PLGA（聚乳酸–聚乙醇酸共聚物）和
PEG – PLGA（聚乙二醇–聚乳酸–聚乙醇酸嵌段共聚物）属于生物可降解的合成
高分子材料。由于其可以通过水解或酶解等逐渐降解，在体内释放药物后无残
留，具有无毒、成模性好及化学稳定性高等特点，在现代药物制剂和医疗器械的
开发中得到广泛应用。脱镁叶绿酸，属于叶绿素的降解产物，具有卟啉结构。在
中药蚕沙中，脱镁叶绿酸属于光敏活性物质，具有较强的光敏氧化特性和较低的
毒性。2011 年，Mathews M S 等研究了光敏剂在一定条件下可产生活性氧，并可
以导致血脑屏障无创伤性地开放。为了验证并利用此性质，方菲等尝试以低剂
量的脱镁叶绿酸作为光敏剂促进神经毒素透过血脑屏障的研究。制备出光响应
溶菌酶纳米微囊，包封率为 25.5%，载药量为 3.8%，粒径为 225.59±0.49 nm，电位
为 53.50±3.25 mV，PDI 为 0.273±0.005。此方法制备出的脂质体具有良好的重
现性和稳定性。在热板法镇痛实验中，与原料药的镇痛效果相比，显示出较好的
镇痛效果。在相同剂量条件下，光敏脂质体光照 30 min>光敏脂质体无光照>药
物脂质体>原料药，显示出良好的光控释放药物，并在一定程度上改善了药物的
镇痛效果。两种光响应制剂类型分别适用于不同的疼痛缓解情况，增强神经毒
素的镇痛效果。该方法的包封率和载药量都达不到实用的要求。

（2）滴鼻剂：滴鼻剂也是研究中的一种新剂型。因为注射给以神经毒素，
脑内的含量非常低，但是从药效上判断，眼镜蛇神经毒素的镇痛作用可能是部分
通过中枢镇痛发挥作用的。神经毒素如果要用于治疗中枢神经系统的疾病，如
癫痫、帕金森病等，开发鼻腔内给药的制剂是有意义的。鼻腔内给药可以促进神

经毒素透过血脑屏障。鼻黏膜给药是近年来研究较多的有望成为多肽类药物注射给药替代途径的新型药物传输系统之一，它是一种实现多肽类药物脑内递药的有效方法之一，也是一种安全的患者依从性较好的脑靶向药物给药方式，尤其是透血脑屏障能力低的中枢性极性大分子药物可经鼻黏膜给药通过鼻脑通路直接入脑。

柳琳等用纯化获得的眼镜蛇神经毒素制备出神经毒素-聚乳酸-壳聚糖纳米粒（NT-PLA-cNP）。由药动学结果可知，单独使用神经毒素鼻黏膜给药后，神经毒素几乎不能入脑，而将神经毒素制成纳米制剂，神经毒素-聚乳酸纳米颗粒（NT-PLA-NP）不仅能使药物透过血脑屏障入脑，而且具有缓释作用。在此基础上对聚乳酸纳米颗粒（PLA-NP）进行壳聚糖修饰，从药-时曲线及药动学参数可看出，与 NT-PLA-NP、神经毒素溶液相比，修饰后的 NT-PLA-cNP 经鼻黏膜给药后仍具有缓释作用，且脑内浓度明显增加。原因可能是壳聚糖特殊的生物黏附性延长药物在鼻黏膜的滞留时间，也可能是壳聚糖的修饰增加了纳米粒的脑靶向性，从而提高脑内药物含量。NT-PLA-cNP 和 NT-PLA-NP 经鼻腔给药后的脑内药动学参数 T_{max}、C_{max}、$AUC_{0-8\,h}$ 分别为 150 min、75.69 ng/mL、19 549.8 ng·min/mL 与 150 min、42.65 ng/mL、12 883.2 ng·min/mL。而神经毒素溶液组则无法入脑。显然，壳聚糖修饰的 NT-PLA-NP 经鼻黏膜给药后大鼠脑内药物浓度明显提高。以聚乙二醇-聚氰基丙烯酸乙酯嵌段共聚物（PEG-g-PECA）为载体，结果 PEG-g-PECA 能包埋亲水性多肽神经毒素，制备的 NT-SAN 平均粒径为（89.6±3.91）nm，多分散系数为（0.110±0.003），Zeta 电位为（-38.81±0.47）mV，包封率为（58.43±0.62）%，载药量为（0.81±0.16）%；在 pH 7.4 和 pH 6.8 的 PBS 缓冲液中的体外释药行为均符合 Weibull 方程，分别为 $\ln\ln(1/1-Q)=0.474\ln t-1.612\,1$，$r=0.994\,6$（pH=7.4）及 $\ln\ln(1/1-Q)=0.351\ln t-0.827\,1$，$r=0.970\,8$（pH=6.8）。药动学结果显示，NT-SAN 鼻黏膜给药、NT-SAN 肌内注射和 NT 溶液肌内注射的 C_{max} 分别为 89.26 ng/mL、67.79 ng/mL 和 4.73 ng/mL，T_{max} 分别为 120.00 min、150.00 min 和 270.00 min，$AUC(0\to\infty)$ 分别为 26 320.88 ng·min/mL、19 172.03 ng·min/mL 和 277.25 ng·min/mL，表明 NT-SAN 经鼻黏膜给药后有助于提高药物的脑内浓度及生物利用度，使药物更好地发挥脑靶向作用。药效学结果显示，NT-SAN 鼻黏膜给药后出现药效双峰，第一峰于给药后立即显现，第二峰出现于 180 min，并于 240 min 左右达最大值；同等剂量（60 μg/kg），NT-SAN 鼻黏膜给药后 $MPE\%$ 值大于 NT 溶液肌内

注射的 *MPE* %值。药动学与药效学取得一致结果：采用 PEG – g – PECA 为载体制成自组装纳米制剂，并经鼻黏膜给药后具有良好的脑靶向性及明显的药效作用，是促使药物直接有效吸收进入脑效应部位的有效方法之一。

4. 水凝胶贴片　水凝胶主要成分是亲水性树脂、纯化水、保湿剂、交联剂（遇水膨胀的交联聚合物）。主要用于外用凝胶贴剂。如水凝胶小儿退热贴、水凝胶护眼贴、水凝胶眼袋贴、水凝胶面膜贴，该剂型最早起源于日本，主要是将化学药物与适宜的亲水性水凝胶基质混合后，涂布在背衬材料上制成的水凝胶贴膏剂。由背衬（常用无纺布、水刺布）、膏体、防粘膜（膏体表面的菱形压花隔离膜）组成。

凡是水溶性或亲水性的高分子，通过一定的化学交联或物理交联，都可以形成水凝胶。这些高分子按其来源可分为天然和合成两大类。天然的亲水性高分子包括多糖类（淀粉、纤维素、海藻酸、透明质酸、壳聚糖等）和多肽类（胶原、聚 *L*-赖氨酸、聚 *L*-谷氨酸等）。合成的亲水高分子包括醇、丙烯酸及其衍生物类（聚丙烯酸、聚甲基丙烯酸、聚丙烯酰胺、聚 *N*-聚代丙烯酰胺等）。

水凝胶贴膏基质载药量大，保湿性强，与皮肤的相容性好，耐老化，可以反复揭贴，随时终止给药，剂量准确，血药浓度平稳无峰谷现象，可减少毒副作用，在工业生产中无有机溶剂污染，符合医药 GMP 标准和国家环保要求。水凝胶特点如下：

1）方便：水凝胶冷敷贴在各种场所均可使用，无特殊要求；可贴至人体的各部位，不影响人体运动，易贴易揭，无污染无残留且携带方便。

2）舒适：水凝胶材料生物相容性好，凝胶层所含水分高达 60% 以上，接近人体细胞所含水分，胶体柔软，触感舒适。

3）长效：水凝胶载药量大，凝胶层水分及成分的汽化缓慢而持续释放，贴敷后作用时间可长达 12 h 以上，无须重复操作。

4）刺激小：冷敷贴对皮肤作用温和、无刺激性，不会产生立毛、寒战等不良反应。

水凝胶贴片可以根据使用部位制成各种尺寸和形状（图 10 – 3），便于应用。

5. 穴位注射剂　科博肽注射液可以改

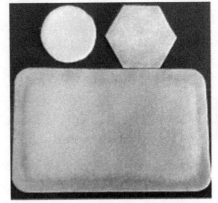

彩图 10 – 3

图 10 – 3　实验室研发中的水凝胶贴片样品（见彩图）

成穴位注射剂,根据韩国韩医诊所使用的经验,穴位注射(韩国称药针)效果好、剂量小,进一步提高了用药的有效性和安全性。穴位注射可以采用胰岛素注射器做深皮下注射,或采用无针注射器,甚至微针滚轮。

6. 微针贴片　　微针是通过精密加工技术制备的,长度为几十至几百微米的实心或空心针簇,作为一种有效的物理辅助促进药物经皮渗透技术,引起广泛关注。微针通过在皮肤角质层形成微米级的孔道,可将药物递送至体内,几无创伤和痛感,剂量可控,且患者可自行给药。目前,微针透皮给药已经在药物治疗、美容祛斑、整形植发等消费市场领域获得应用推广,并且市场上已出现一批规模化量产的国外公司,如 Minnesota Mining and Manufacturing(3M)、Zosano Pharma Corporation(Zosano Pharma)、Corium International, Inc.(Corium)、Becton, Dickinson and Company(Becton-Dickinson)等。国内也已有单晶硅微针产品得到国家药品监督管理局批准,应用于美容领域。制备微针的材料主要包括金属、无机硅、玻璃、聚合物等。其中,生物可降解聚合物和多糖类具有良好的生物相容性、生物可降解性、良好的韧性和可加工性等优点。以此为基质的微针用于皮肤后,构成针体部分的材料溶解或降解,释放药物,成为生物大分子类药物理想的经皮给药方式。

近年来,苏州大学崔京浩等进行了星型硅微针辅助神经毒素和亲水性小分子腺苷的经皮给药研究,结合传递体与微乳化等制剂技术,在大鼠体内外均显著提高了药物的经皮渗透速率,并构建了较为完整的经皮给药研究平台。研究发现,因受限于固体微针规格,如微针长度、形状及针簇阵列等很难改变(工艺复杂和成本高),很难精准控制药物累计皮肤渗透量与渗透速率。固体微针预处理在体皮肤形成的微孔通道会在较短时间内闭合,根据处理的方法(时间、作用力、微针形状、微针长度)的不同,微孔通道持续的时间也不同,导致药效学差异。另外,此类微针的安全性也是亟待解决的问题。据报道,皮肤在微针处理后出现过敏、红疹、红斑等反应,这可能与微针材料有关。

生物可降解聚合物材料便于加工处理,其微针插入皮肤后,可自行降解而无残留物,也解决无机类固体微针一旦断裂于皮肤内难以处理的问题。因此,可规模化生产的生物降解聚合物微针的研究,有望成为生物大分子类药物经皮给药制剂研发的关键。但是,微针的设计与制备,必须借助于精密微纳制造技术。

人本药业联合崔京浩教授、优微(珠海)生物科技有限公司和上海帕拉森生物科技有限公司正在开发科博肽可溶性和不可溶性微针的新型经皮给药剂型（图 10-4），已经完成样品制作和初步理化测定。将按 2 类新药完成科博肽新剂型的开发，用于临床。

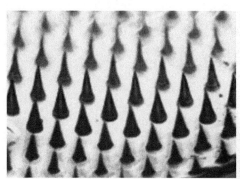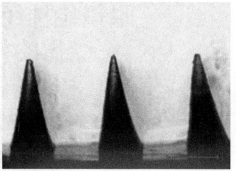

彩图 10-4

图 10-4　实验室研制中的微针贴片（见彩图）

点　评

科博肽是作为镇痛药开发的，加上因为是多肽类药物，所以目前采用的是注射剂。如果科博肽将来用于自身免疫病和神经系统疾病治疗，需要长期用药时，注射给药非常不方便。如果用于一些皮肤病的治疗，医美领域的应用，采用注射给药也有药物难于到达疾病部位的问题。因此，开发新的科博肽剂型是十分必要的。人本药业用了 2 年时间开发缓释注射剂，解决了包封率、载药量等问题，但是没能解决突释问题。但是在开发其他一些剂型中取得了一定进展。今后建议的新剂型可以是经皮或黏膜给药制剂，如微针贴片、口腔药膜、凝胶贴片和滴鼻剂。也可以依据中医理论开发成穴位注射剂，可以以更小的剂量获得更好的疗效。上述有些剂型还可以和纳米制剂技术结合起来。

第十一章
眼镜蛇神经毒素与烟碱受体的相互作用

　　胆碱能受体分为毒蕈碱型受体(muscarinic receptor)，简称 M 型受体；烟碱型受体(nicotinic receptor)，简称 N 受体。毒蕈碱型受体广泛存在于副交感神经节后纤维支配的效应器细胞上。当 ACh 与这类受体结合后，可产生一系列副交感神经末梢兴奋的效应，包括心脏活动的抑制，支气管平滑肌、胃肠道平滑肌、膀胱逼尿肌和瞳孔括约肌的收缩，以及消化腺分泌增加等。这类受体也能与毒蕈碱结合，产生类似的效应，阿托品为此类受体的拮抗剂。N 受体存在于交感和副交感神经节神经元的突触后膜和神经肌肉接头处的运动终板膜上。当 ACh 与这类受体结合后，就产生兴奋性突触后电位和终板电位，导致节后神经元兴奋和骨骼肌收缩。这类受体也能与烟碱结合，产生类似效应。N 受体可分为两个亚型。神经节神经元突触后膜上的受体和中枢 N 受体为 N_1 受体，六烃季铵是拮抗剂；骨骼肌终板膜上的受体为 N_2 受体，十烃季铵是拮抗剂；筒箭毒是 N_1 和 N_2 的共同拮抗剂。当 ACh 与这类受体结合，可使离子通道开放，从而调节 Na^+、Ca^{2+}、K^+ 流动，产生动作电位，导致肌肉收缩或突触后神经元兴奋。

　　烟碱型胆碱受体(nAChR)是分布极其广泛的神经递质受体，在生物学、病理学、生理学等方面发挥着重要作用，与骨骼肌运动、感觉、认知、疼痛和递质释放等密切相关。此外，神经型 nAChR 参与多种神经退行性疾病，如阿尔茨海默病(Alzheimer disease, AD)、帕金森病(Parkinson disease, PD)和精神分裂症(schizophrenia)等的发生密切相关，是药物开发的重要靶点。

一、烟碱型受体的分类和结构

1. nAChR 亚单位　脑内 N 受体的亚型比较复杂,各亚型对于激动剂和拮抗剂的亲和力和产生的效应不同,是决定受体功能多样性的主要因素。随着分子生物学技术的发展,通过异源性表达,已经克隆得到了 16 种 nAChR 的亚单位($\alpha_1 \sim \alpha_9$,$\beta_1 \sim \beta_4$、γ、δ 和 ε)。nAChR 是由 5 个亚基组成的跨膜五聚体,分为神经型(N_1)和肌肉型(N_2)两大类。nAChR 是一种相对分子质量约为 2.90×10^5 的跨膜变构蛋白,5 个亚基对称环绕并相互连接形成五聚体复合物,能与乙酰胆碱(ACh)快速结合并打开离子通道。每个亚基有一个约 200 个氨基酸残基的胞外 N 末端和 4 个跨膜片段($M_1 \sim M_4$),M_3、M_4 间有长度可变的胞内环和 1 个小的胞外 C 末端,5 个亚基中只有 M_2 有助于阳离子通道的形成。在脊椎动物中,N 受体亚基的不同装配组合($\alpha_1 \sim \alpha_{10}$、$\alpha_1 \sim \beta_4$、$\gamma$、$\delta$、$\varepsilon$)形成一个具有不同离子结合特性的多样性受体家族,其中 α_1 和 β_1 亚基表达于肌肉,即由 2 个 α_1、1 个 β_1、1 个 δ 和 1 个 γ/ε 亚基组成异源五聚体,$\alpha_2 \sim \alpha_9$、$\beta_2 \sim \beta_4$ 为构成神经型 nAChR 的两种亚单位。神经型 nAChR 组成极其复杂,有 12 种亚基($\alpha_2 \sim \alpha_7$、α_9、α_{10} 和 $\beta_2 \sim \beta_4$),大多数为 2 个 α 亚基和 3 个 β 亚基或 3 个 α 亚基和 2 个 β 亚基组成一个异源五聚体。而 α_7、α_9 在没有 β 亚基存在的情况下可单独形成有功能的同源五聚体,也可形成异源五聚体。

神经型 nAChR 的 α、β 的基因结构基本相似,都包括 6 个外显子结构:N 末端信号肽,MI ~ MⅢ 跨膜区,1 个细胞质内环结构,C 末端的 MⅣ 跨膜区。其蛋白质分子结构具有以下特点:① 210 ~ 220 个氨基酸大小的亲水氨基末端区;② 70 个残基的致密疏水区,可分为 3 个 19 ~ 27 个无电荷氨基酸片段(MI、MⅡ、MⅢ 3 个跨膜区段);③ 第二个亲水区长度可变,一般在神经元中更大一些;④ 一个 20 个亲水残基的 C 末端(MⅣ)。所有编码 nAChR 的蛋白具有间隔 13 个残基的 2 个半胱氨酸。α、β 亚基在基因结构上很相似,它们之间的区别主要根据它们是否在 192 和 193 位上有相邻的半胱氨酸残基亚基这一特征。通过定点诱变和单克隆抗体研究,半胱氨酸 192、193 对于 α 亚基与配体的结合(如 BAC、MBTA)有影响。α 亚基本身根据亚基间同源性大小,又可分为两类:α_7、α_8 编码的银环蛇神经毒素结合受体蛋白为一类,它们与其他 α 亚基的基因同源性较之它们之间要少得多,其他的 $\alpha_2 \sim \alpha_6$ 亚基为一类。鼠和鸡的同名 β 亚基间的同源性很高，≥70%的氨基酸序列相同。而 β 亚基之间的同源性较之它们与 α 亚基之间的同源性相差不多。但 β_2、β_4 由于可以与 α_2、α_3、α_4 组成功能性受体，可归为一类。在异种表达系统中 α_7、α_8 和 α_9 是能组成同源受体的亚单位，而 α_3、α_4 和 α_6 为了能够产生功能性通道和 β_2 或 β_4 组成异源聚合体；α_5 和 β_3 亚单位长期以来被认为是"孤儿受体"，因为在成对亚单位结合物表达时它们不能形成功能性通道。在中枢神经系统，有大量异源亚型存在，主要为 α_4、β_2 和 α_4、α_5、β_2 亚型。外周神经系统中则为 α_3、β_4 或 α_3、α_5、β_4 亚型。

2. nAChR 分布　脑内 N 受体的分布各个亚型有所区别，这个跟各个受体亚型介导不同的作用也有关系。脑胆碱能神经支配主要来自 5 个核团：① 基底前脑，支配大脑皮层和海马；② 间脑，维持局部循环和大脑皮层的神经支配；③ 纹状体，纹状体中间神经元调节 GABA 神经元功能；④ 脑干，神经支配丘脑、基底节、后脑及大脑皮层；⑤ 脊髓，支配大脑细胞、肌肉和分泌腺。中枢和外周神经系统的 nAChR 可以通过标记配体、抗体及 cDNA 探针来定位，一般来说几种标记方法的研究结果是相似的。通过原位杂交分析，揭示 α_2 亚基仅在脑脚间核部分区域中高表达。而 α_4 亚基在大部分区域中都有较高水平表达，包括黑质致密部、中间大脑脚盖区、内侧松果体系带。α_3 基因表达的范围大小介于 α_2 和 α_4 之间。在 β 亚基中，β_2 亚基是在脑各区域中广泛存在，而 β_3 的表达则有限得多。β_4 的表达仅在内侧松果体系带中有很高的水平，但实际上 β_4 的表达范围更广一些。α_2、α_3、α_4 和 β_2mRNA 表达水平在鸡与鼠脑基本相同。nAChR 基因表达结果与 ^{3}H – Nicotine、ACh 结合位点及免疫组化的结果基本相同。人和啮齿类动物脑中 α_3 和 α_5 的表达及分布各异。α_7、α_8 基因定位与 ^{125}I – 银环蛇神经毒素结果一致，但哺乳动物脑中无 α_8 亚单位。Clark（1985）在鼠脑中用 ^{3}H – ACh、^{3}H – Nicotine、^{125}I – 银环蛇神经毒素进行组化研究。^{3}H – ACh 和 ^{3}H – Nicotine 的结果很相近，但与 ^{125}I – 银环蛇神经毒素的结果明显不同。^{125}I – 银环蛇神经毒素在大脑皮质、下丘脑、海马、下丘（四叠体）中标记较高。^{3}H – ACh、^{3}H – Nicotine 则在脑脚间核、上丘（四叠体）、丘脑核中的标记较高，在海马回钩前部、大脑皮质（Ⅲ、Ⅳ层）、背侧大脑脚盖核有中等强度的标记，在小脑有微弱的标记，下丘脑、海马没有发现有标记。用对 β_2 亚基特异性抗体进行免疫组化研究结果与 ^{3}H – ACh 和 ^{3}H – Nicotine 放射性标记结果相似。用抗 α_7、β_8 的单抗的免疫组化结果不同于抗 β_2 的单抗的结果。

大脑皮层包含 α_3、α_4、β_2 和 β_4 亚单位,它们不等地分布在不同皮层中;海马含 α_3、α_4、α_5、α_7、β_2 和 β_4 亚单位;听觉皮层含 α_7 亚单位;鸡视叶包含 α_2、α_5、α_7 和 β_2 亚单位;视网膜包括 α_2、α_3、α_4、α_6、α_7、α_8、β_3、β_4 和 β_2 亚单位。在中枢神经系统中,与 $^3H-Nicotine$ 有高亲和力的受体主要是由 2 个 α_4 和 3 个 β_2 亚单位组成的 $\alpha_4\beta_2$ 受体亚型和 α_7 组成的 α_7 亚受体,它们占脑中 N 受体总量的 90% 以上。$\alpha_4\beta_2$ 亚型被证明是介导神经元 N 受体激动剂产生镇痛作用的主要 N 受体亚型。神经系统中,受体各亚型存在于突触前膜及突触后膜,且同一区域内 nAChR 亚型可能定位在不同的神经区域。

在角质化细胞、肌肉细胞及淋巴组织、神经分泌细胞中也发现有 nAChR,这些组织中 nAChR 的功能尚不确切,但已提出相关病理生理作用的假说,该发现的药理学意义在于任何作用于 nAChR 的药物也可能具有中枢神经系统以外的多重效果。

受体和配基结合研究中,银环蛇 α-神经毒素(α-bungarotoxin,α-Bgt)作为电器官和神经肌肉接头的 nAChR 的高亲和力配基,能拮抗受体与 ACh、nicotine 的结合,但却不能拮抗大多数神经元 nAChR 与 ACh 的结合。银环蛇 α-神经毒素与 nAChR 结合的位点也不同于脑内与 nicotine 高亲和力结合的位点。银环蛇 α-神经毒素可以与 α_7、α_8 表达的受体结合,是 α_7 经典的特异性配体。根据与配体银环蛇 α-神经毒素的亲和力,N 受体可以分为两类,一类是对银环蛇 α-神经毒素具有高度亲和力的受体,主要是含 α_7 的受体亚型;另一类是对 ACh 和烟碱具有高度亲和力的受体,主要为 αQ 型受体。另外,蛇神经毒 n-银环蛇神经毒素能阻断交感神经节中的 nAChR 功能。通过卵母细胞表达研究鼠、鸡的 α_2、α_3、α_4 与 β_2、β_4 共表达的受体,对银环蛇 α-神经毒素都不敏感。鼠 $\alpha_2\beta_3$ 能被银环蛇 α-神经毒素有效阻断。$\alpha_2\beta_2$、$\alpha_3\beta_4$、$\alpha_4\beta_2$ 都不被银环蛇 α-神经毒素拮抗。这样银环蛇 α-神经毒素不敏感受体可分为两类:一类为银环蛇 α-神经毒素敏感受体,另一类为银环蛇 α-神经毒素不敏感受体。

3. nAChR 与激动剂的结合和离子流通　　最初药物研发的主要兴趣在于神经 nACh 的 $\alpha_4\beta_2$ 异型体和 α_7 同型体。在前者,ACh 结合在 α_4 和 β_2 亚基之间的一个小口袋里;在后者,结合位点在 α_7 亚基的邻近部位。因此,在 $\alpha_4\beta_2$ 结构中,最大有 4 个原位 ACh 结合位,而对 α_7 同型体,可能有 5 个 ACh 的位点。从这一点考虑,与 $\alpha_2\beta_4\alpha_7$ 异型体相比,α_7 同型体可能是对 ACh 更敏感的受体亚型。此外,并非所有 $\alpha_4\beta_2$ 异型体可以预料到有类似的药理作用,这取决于亚基的确切比例。例如，由于数目和结合位点结构的不同，$(\alpha_4)_3(\beta_2)_2$异型体和$(\alpha_4)_2(\beta_2)_3$异型体的功能不同。而且，α_5亚基的取代可以进一步大大改变通道的特性。

nAChR 激活后钠离子通道开放，引起钠离子内流而使神经元兴奋。最近发现神经型 nAChR 对 Ca^{2+} 具有高通透性，而且呈剂量依赖相关，表明可能 Ca^{2+} 对胆碱能受体突触可塑性具有重要的作用。神经型 nAChR 与肌肉型 nAChR 在钙离子的通透性上有差异，神经型 nAChR 的通透性高而且受外来钙离子的调节。

二、烟碱型受体在镇痛方面的研究

烟碱和镇痛作用之间的关系早在 16 世纪前期就被西班牙历史学家 Oviedoy Valdes 提及。他发现烟草可以缓解梅毒患者的疼痛。后来科学家们将小剂量的烟碱注射到不同动物的脑干，发现烟碱确有镇痛的效果。由烟碱诱导的镇痛效应可以被一种非选择性 nAChR 拮抗剂——美加拉明所阻断。尽管人们对于烟碱的成瘾性和耐受性有所顾虑，但 nAChR 介导的镇痛研究正成为世界范围的热点。人们认为尼古丁作用于中枢 nAChR 产生镇痛作用可能通过 2 种方式发挥作用，直接通过 nAChR 调节和通过间接增强各种主要神经递质的释放，包括多巴胺、γ-氨基丁酸、谷氨酸、5-羟色胺、组胺和去甲肾上腺素。

Irusta 等在豚鼠疼痛模型中发现，AChR 和 N 受体激动剂在镇痛机制中起主要作用；Hama 等在福尔马林诱导的鼠疼痛模型中发现，N 受体激动剂对急性和慢性组织损伤均有镇痛作用，但对于慢性疼痛药理效应更强。烟碱型胆碱能受体亚型与配体之间的选择是受体的分子结构和配体的理化性质决定的。随着分子生物学的发展，nAChR 受体的亚型被鉴定、分子结构被解析及受体与选择性配体的相互作用分子机制被解析，发现参与镇痛、可能作为镇痛药开发的 nAchR 亚型主要有：

1. $\alpha_4\beta_2$nAChR　是大脑中分布最为广泛的 N 受体亚型，被认为是神经性疼痛和炎症性疼痛潜在的镇痛靶点。激动 $\alpha_4\beta_2$nAChR 对多种神经性疼痛模型，如部分坐骨神经结扎模型、慢性压缩损伤模型、脊椎神经结扎模型、糖尿病模型和化疗诱导的神经性疼痛模型有效。机制除了促进脊髓 5-羟色胺等递质释放，还与调控脊髓抑制性 γ-氨基丁酸能神经元和甘氨酸能神经元有关。早在 1999 年，Marubio 等利用 α_4 和 β_2 敲除的小鼠进行研究，发现烟碱的镇痛效应明显减弱，从而证实 $\alpha_4\beta_2$nAChR 在疼痛调节中的作用。$\alpha_4\beta_2$nAChR 可通过调节多种神经递质如 ACh、多巴胺、γ-氨基丁酸、去甲肾上腺素等,在疼痛信号传递中发挥重要作用。激动 $\alpha_4\beta_2$nAChR 还对多种炎症模型,如福尔马林诱导的疼痛模型、完全弗氏佐剂诱导的痛觉过敏、膝关节炎疼痛和膀胱炎症有效。其机制与抑制炎症因子表达有关。

虽然关于尼古丁可能有镇痛活性的最初研究可以追溯到 1932 年。然而直到 1974 年蛙生物碱蛙皮素(epibatidine)的发现才确定了 $\alpha_4\beta_2$ 在疼痛调节方面的作用。Daly 等发现的天然生物碱蛙皮素是一种从树蛙皮肤中提取的化合物,是具有高亲和力的 N 受体配体($K_i = 35 \sim 100$ pmol/L)。蛙皮素是当时已知的最强的镇痛药,在小鼠热板实验中有很强的镇痛作用,它的镇痛活性比吗啡强 100~200 倍,且镇痛作用不能被阿片受体拮抗剂纳洛酮所拮抗,但可被非竞争性 N 受体拮抗剂美加拉明所拮抗,证明是通过 N 受体而起作用。由于蛙皮素是一种非选择性的 nAChR 激动剂,可以激动 $\alpha_4\beta_2$、α_7 和 $\alpha_1\beta_1\delta\gamma$ 亚型,在较高的分子浓度,也可和 α_7 亚型结合。通过竞争性配体结合实验发现:蛙皮素与上述 3 种亚型的 N 受体均具有很高的亲和力。在大鼠脑内,蛙皮素与含有 $\alpha_4\beta_2$ 亚型受体的亲和力比烟碱强至少 20 倍,与含有 α_7 亚型受体的亲和力比烟碱强 150 倍,蛙皮素与肌肉型 N 受体的亲和力比烟碱强 300 倍。它也会引起一些不良反应。比如,剂量依赖的体温降低和活动减少,使得啮齿类动物的血压升高等。这提示人类 nAChR 的不同亚型可能分别介导了镇痛作用和不良反应。

脊髓上部和脊髓是 $\alpha_4\beta_2$nAChR 镇痛相关的部位。脊髓上部的许多区域是脑下行抑制通路的组成部分。蛙皮素就是部分经由脊髓上部的 $\alpha_4\beta_2$nAChR 发挥镇痛作用。另一个 $\alpha_4\beta_2$nAChR 镇痛的有关部位是脊髓。研究者们通过在已损伤的动物背根神经节中注射 $\alpha_4\beta_2$nAChR 激动剂 A－B5380,结果伤害感受明显受到抑制,从而镇痛效应得以证实。此外,有实验证实脊髓 $\alpha_4\beta_2$nAChR 的激动可以促进 5－羟色胺和去甲肾上腺素的释放,而这些物质本身就会参与到大脑的下行抑制通路中。$\alpha_4\beta_2$nAChR 主要的激动剂为 ABT－594。1998 年,Abbott 实验室的科学家们在研究 $\alpha_4\beta_2$nAChR 激动剂来治疗阿尔茨海默病时,无意中发现一种结构和蛙皮素相似的物质,它是尼古丁的氮杂环丁烷生物电子等排体,即 ABT－594。该实验室发现化合物 ABT－594 是一种 $\alpha_4\beta_2$ 激动剂,有很强的镇痛作用。在啮齿类动物的急性、持续性或神经病理性多种疼痛模型上都表现出强镇痛作用,保留了蛙皮素的镇痛效果,同时副作用较少。ABT－594 在各种急慢性疼痛的动物模型中显示出 200 倍的吗啡的镇痛活性,而没有表现出耐受性及阿片类药物依赖性,对呼吸、胃肠、认知能力均无影响。在对 N 受体激动剂的镇痛机制研究中,发现 ABT－594 可选择性地降低神经元的反应性,并引起多种神经递质的释放。与烟碱及蛙皮素类似,ABT－594 诱导的镇痛作用也可以被美加拉明所拮抗。ABT－594 在啮齿类动物的急性、持续性或神经病理性等多种疼痛模型上都表现出强镇痛作用。ABT－594 与 $\alpha_4\beta_2$ 亚型的 N 受体的亲和力与蛙皮素相当(K_i 值分别是 0.037 nmol/L 和 0.043 nmol/L)。但是 ABT－594 与大鼠脑中含 α_7 亚型的 N 受体的亲和力只有蛙皮素的 1/60,与肌肉型 N 受体的亲和力是蛙皮素的 1/3 000。因此,至少从与受体的亲和力方面来看,ABT－594 对 N 受体亚型的选择性明显高于蛙皮素。在体内实验中发现,ABT－594 表现出来的低副作用与它对 N 受体亚型具有选择性有关。例如,在小鼠实验中,ABT－594 产生镇痛作用剂量与致死剂量的距离比蛙皮素大 5 倍。尽管 ABT－594 比蛙皮素具有更高的 N 受体亚型选择性,但是它仍然称不上是选择性 N 受体亚型激动剂。ABT－594 最终并未通过 II 期临床试验。其原因在于：与安慰剂组相比,对于神经痛患者来说,低剂量的 ABT－594(25～75 μg/次),2 次/天可以被患者完全耐受,其本身却没有明显的镇痛效果;高剂量的 ABT－594(150～300 μg/次,2 次/天)可以明显缓解疼痛,却会引发严重的不良反应,如恶心、呕吐、头晕等。

RJR 研究平台从 2000 年起已经积累 6 000 个针对 N 受体的新化合物的数据资料,其中的一些化合物已率先进入临床试验,其中包括作用于 $\alpha_4\beta_2$nAChR 的 TC－2696,目前用于疼痛治疗的研究。Milan 大学的 Barlocco 及其同事也得到了尼古丁激动剂 DBO－83 在动物模型中的具有抗伤害作用。N 受体家族成为药物研发的焦点距今近 20 年,尽管许多化合物进入临床,但只有一种化合物 varenicline(一种胞嘧啶衍生物)被证实可作为尼古丁替代治疗。烟碱衍生物(ABT－418、A－84543、RJR－2403 和 SIB－1508Y)对 α_7 亚单位选择性较强,但对其他受体亚型区分能力很差。野靛碱(金雀花碱)衍生物是一种异源受体激动剂,研究虽少,但有可能是具选择性化合物的丰富来源。许多其他潜在的令人振奋的化合物还在积极探索中,这些激动剂具有完全或者部分的激动作用。因此,通过进一步筛选以 nAChR $\alpha_4\beta_2$ 亚型作为靶点的镇痛药物,将会促进更高选择性化合物的合成,从而提高镇痛效能。

2. α_7nAChR 同源受体 α_7 已被证明可选择性地被极低浓度的银环蛇 α－神经毒素、甲基牛扁亭和 4－O－1,2－二苯乙烯衍生物结合和拮抗。除 $\alpha_4\beta_2$ 亚单位外,α_7 亚单位在慢性神经性和炎症性疼痛的信号通路中起到重要作用。为了

确认 α_7nAChR 在疼痛中的作用，Alsharari 等研究了 α_7nAChR 敲除的小鼠（α_7 knockout，α_7 KO）和补充 α_7nAChR 高敏感受体的小鼠（α_7 knock-in，α_7 KI），发现两种小鼠对急性损伤性的热刺激或机械刺激的反应没有显著差异。然而，在应对慢性神经损伤所致的疼痛模型实验中，α_7 KI 小鼠对疼痛的反应明显降低。同样，在炎症性疼痛模型中，α_7 KO 小鼠比野生型小鼠表现出更强的痛觉增敏和异常疼痛，而 α_7 KI 小鼠则相反。与来自转基因动物的结果类似，绝大多数受体激动剂实验支持 α_7nAChR 是镇痛的良好靶点，但也有个别报道指出：有些 α_7nAChR 激动剂不表现镇痛作用。可能的原因是不同激动剂存在选择性和效能的差异，以及反复给药导致的受体脱敏。

有证据显示，脊髓上部的 α_7nAChR 参与产生镇痛效应。但是 Gao 等报道，一种选择性 α_7nAChR 激动剂复合物 Q 在 50 mg/kg 注射剂量下出现了镇痛效应。由于复合物 Q 本是无法通过血脑屏障的，这说明外周的 α_7nAChR 可能也参与了镇痛效应的发挥。α_7nAChR 激动剂的镇痛作用机制尚不完全清楚。研究认为可能与激活胆碱能抗炎通路有关。此外，有报道显示，有些 α_7nAChR 激动剂可以对抗脊髓的 5-羟色胺受体活性从而发挥镇痛作用。因为当机体发生损伤或炎症反应时，5-羟色胺 3 型受体被激活，可通过脊髓神经通路产生痛感。鉴于此，一种具有该效应的 α_7nAChR 激动剂托烷司琼被运用到有纤维肌疼痛的患者身上，患者体内 α_7nAChR 被激活的同时，5-羟色胺 3 型受体被抑制，从而起到了较好的镇痛效果。对眼镜蛇长链和短链神经毒素的研究表明，阻断 α_7nAChR 也许是他们镇痛作用的机制之一，矛盾之处是为什么激动和阻断 α_7nAChR 都会出现镇痛作用？

3. α_9nAChR 和 α_{10}nAChR　现有证据显示，$\alpha_9\alpha_{10}$nAChR 可能是慢性疼痛，特别是神经性疼痛的潜在作用靶点。慢性疼痛可由炎症性、伤害性疼痛和神经性疼痛导致。而现有的药物对于神经性疼痛普遍效果欠佳。α-芋螺毒素是从食肉海螺中提取的一类小肽，其中含有的 RgIA 和 Vc1.1（或 ACV1）是 $\alpha_9\alpha_{10}$nAChR 的选择性拮抗剂。在多种疼痛模型特别是神经性疼痛模型上，这 2 个小肽可发挥快速、长效的镇痛作用。比如 Vc1.1 在给药后 24 h 还能观察到镇痛效果，虽然此时血清中已几乎检测不到该物质。值得一提的是，RgIA 和 Vc1.1 还能加速受损神经功能的修复，其机制可能与免疫调节或炎症调节有关。由于在动物模型上的良好表现，Vc1.1 被快速推向临床试验。但遗憾的是，研发止步于 Ⅱ 期临床试验。因为同期的一项研究显示，由于人和鼠单位点氨基酸的差异，导致 Vc1.1 对人型 $\alpha_9\alpha_{10}$ nAChR 的阻断作用明显弱于鼠型。目前,科学家们已经新合成了一些对人型 $\alpha_9\alpha_{10}$ nAChR 有更高亲和力的 α-芋螺毒素衍生物,以及一些非肽类的 $\alpha_9\alpha_{10}$ nAChR 拮抗剂,如 ZZ-204G,这些新结构的拮抗剂也已证实对多种炎症性和神经性疼痛的动物模型有效,期待它们会有更好的临床表现。

4. α_5 nAChR 和 $\alpha_3\beta_4$ nAChR　研究发现,有些 nAChR 介导的小鼠镇痛模型中,小鼠体内并无 α_4 或者 β_2 亚单位的 nAChR。因此,有人推测其他的 nAChR 亚单位也可能具有镇痛作用,如 α_5 nAChR 和 $\alpha_3\beta_4$ nAChR。α_5 亚基并不能单独发挥作用,它通常和 $\alpha_4\beta_2$、$\alpha_3\beta_4$、$\alpha_3\beta_2$ 亚单位协同发挥药理学作用。在使用烟碱镇痛治疗时,缺乏 α_5 亚基的小鼠相比野生型小鼠的镇痛效果弱。进一步研究表明,在对表达 α_5 亚基的小鼠进行基因敲除后,蛙皮素诱导的镇痛效果完全丧失。以上说明 α_5 亚基很有可能在镇痛效应中发挥了较大作用,但仍需要将其运用到临床前试验的疼痛模型中,从而验证这一观点。$\alpha_3\beta_4$ 亚单位在自主神经节中大量表达,对于该亚单位的研究较少,仅有研究证实,$\alpha_3\beta_4$ nAChR 在选择性拮抗剂芋螺毒素 AuIB 在烟碱介导的镇痛效应中不发挥作用。

三、α-神经毒素和胆碱能受体的相互作用

三指毒素(three-finger toxin,TFT)是蛇毒家族中最大的一类毒素,它们主要存在于眼镜蛇家族,但是也存在于其他种类的蛇毒中。三指毒素由 52~82 个(各文献中略有差异)氨基酸残基组成,迄今,共有 700 多种三指毒素被发现。第一个三指毒素是 50 多年前 Chang 和 Lee 发现的银环蛇 α-神经毒素,是研究 α_7 nAChR 的特异性配体。根据与银环蛇 α-神经毒素亲和力的大小,可以将中枢神经系统(CNS) nAChR 分为两种:银环蛇 α-神经毒素敏感型和银环蛇 α-神经毒素不敏感型两类。

α-神经毒素属于突触后神经毒素,是眼镜蛇科和海蛇科蛇毒主要毒性成分之一,是毒液中的非酶类蛋白,最初从银环蛇神经毒素中分离得到,并被证实有阻断神经肌肉信号传导作用,也称箭毒样作用。α-神经毒素主要分 3 种类型:短链 α-神经毒素,含 60~62 个氨基酸和 4 对二硫键;长链 α-神经毒素,含 66~75 个氨基酸和 5 对二硫键;非传统三指神经毒素。短链和长链 α-神经毒素之间具有较高的同源性,对 nAChR 的抑制作用较为相似。α-神经毒素对 nAChR 具有较高的亲和力,能抑制信号的传导,而且不少 α-神经毒素被发现有长效镇痛作用,而

nAChR又是作为许多新药开发的靶点。因此,研究蛇毒 α-神经毒素与 nAChR 的相互作用效应及其作用机制,对疼痛、阿尔茨海默病、帕金森病、艾滋病的神经损伤等疾病的治疗机制研究和研发新型相关药物等都具有十分重要的意义。

1. α-神经毒素的结构　α-神经毒素是三指毒素家族中的非酶类多肽,含 60~75 个氨基酸残基(各个文献说法有点差异),相对分子质量为 7 kDa 左右,相对毒液中其他成分分子量较小,属突触后神经毒素。所有的三指毒素有 3 个相邻环(loop)组成独特结构,4 个或 5 个保守二硫键相互交联形成球型疏水核心,3 个环由核心区向外突出,像 3 个伸出的"手指"(图 11-1),而整个三级结构的形状像"叶子",平面呈现轻微凹形,因此,被称为三指毒素。不同三指毒素也呈现明显和微妙的差异,如 β-折叠的数目、环的大小及每个环中 C 末端的皱褶等,这些差异可能与三指毒素功能的多样性、分子靶点的选择性密切相关。因此,尽管三指毒素同源性高,三级结构形状相似,但仍呈现出了多种多样的药理学功能,如中枢神经和外周神经毒性、细胞毒性、心脏毒性、抑制酶活性、抑制血小板凝集等。

眼镜蛇科毒素中分离获得的 α-神经毒素的 N 末端氨基酸序列大部分已完全确定,其中短链 α-神经毒素的 N 末端氨基酸序列非常相似,主要差异在于半胱氨酸(C 末端)在 MTCYNQQSSE(N 末端部分氨基酸序列)序列中第 3 号和第 4 号位变动,这在长链 α-神经毒素中也有出现。长链与短链 α-神经毒素结构相似,但前者有一个较长的 C 末端和位于环 II 中心位置(Cys-30 和 Cys-34 之间)的第 5 对二硫键(图 11-1A 和 11-1C)。长链 α-神经毒素关键的 C 主要位于第 3 号位,相比于短链 α-神经毒素其同源性较低。非传统神经毒素的第 5 对二硫键位于环I的 N 末端(图 11-1B 和 11-1D),因其毒性较弱被分类为"弱毒素(weak toxins, WTX)",由 62~68 个氨基酸残基组成,其不同亚基的靶点和毒性各异。

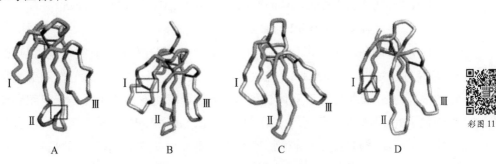

彩图 11-1

图 11-1　几种 α-神经毒素二硫键的变化(见二维码)

2. ACh 结合蛋白的结构　nAChR 是一种复杂跨膜多亚基蛋白，由 5 个亚基组成同源或异源 5 聚体，迄今尚未获得完整的晶体。因此，要了解 nAChR 配体结合结构域的具体特征及与不同配体的结合情况，需通过与其同源的乙酰胆碱结合蛋白（acetylcholine-binding protein，AChBP）的晶体结构来进行研究。AChBP 已被证实与 nAChR 有着同源的配体结合结构域及相同的药理学特性。AChBP 能与 nAChR 的激动剂及竞争性抑制剂结合，如银环蛇 α-神经毒素、ACh、α-芋螺毒素等。从 AChBP 的结构可以看到，nAChR 胞外 N 末端结构域含有约 210 个氨基酸残基和竞争性抑制结合位点。AChBP 的晶体结构显示每个配体的结合位点都位于两亚基的相邻界面的裂口处，由 1 个亚基表面上的环（A、B、C）及相邻亚基互补面上的环（D、E、F）形成，接触面主要由 α_1 亚基上的残基与环 A、B、C 相互作用形成，相邻亚基上的残基与环 D、E、F 相互作用形成接触面的互补部分。由 AChBP 的晶体结构可知其每个亚基的 N 末端位于顶部，而 C 末端位于底部。在 nAChR 的晶体结构中也存在此类似结构，不过还多了跨膜结构域和胞内结构，其跨膜结构域从 C-末端开始。

已发现的不同物种间 AChBP 同源性较低，仅有 30% 左右，但三级结构相似，冷冻电子显微镜观察发现 AChBP 与电鳐中 nAChR 配体结合域（ligand-binding domain，LBD）高度相似。AChBP 的三级结构对氨基酸的取代并不敏感，与 nAChR LBD 特别类似。α_7nAChR 与 AChBP 是同源寡聚体，尽管彼此间同源性仅为 24%，但相比于其他受体是最高的。有研究认为，AChBP 中 70% 的氨基酸残基可被 α_7nAChR LBD 同位氨基酸残基所取代，基于 α_7nAChR 结构的复杂性，研究者还设计出一系列 α_7nAChR 的突变体，分析银环蛇 α-神经毒素与之结合的活性和效率，不仅得出它们相互作用的详细信息，还证实了芳香族残基在与 α-神经毒素结合过程中起到的关键作用，以及对相对应 α-神经毒素上的功能残基（如 Trp29、Arg33、Arg36、Glu38、Gly34、Trp25、Ala28 等）作了解析。

3. α-神经毒素与 nAChR 的相互作用

（1）银环蛇 α-神经毒素与肌肉型 nAChR 的相互作用：研究发现，银环蛇 α-神经毒素对肌肉型 nAChR 有较好的抑制效应。研究发现，放射性和荧光标记的银环蛇 α-毒神经毒素和眼镜蛇 α-神经毒素能有效识别神经元组织和免疫细胞中的 α nAChR，因此，它们不仅用于标记 α nAChR，还被应用于抗癌药物的研发。因此，银环蛇 α-神经毒素在后期研究中被作为 nAChR 的最佳配体。随后在其他蛇毒的研究中也发现与此类似的蛋白，尤其是在眼镜蛇科蛇毒中，并将此类毒素蛋白统称为 α-神经毒素。α-神经毒素稳定的三级结构可能是其高效抑制 nAChR 作用的一个关键因素。短链和长链 α-神经毒素对肌肉型 nAChR 具有相似抑制特性,有报道称,短链神经毒素比长链神经毒素与 nAChR 结合的速度快 6~7 倍,分离的速度也快 5~9 倍。除了结构上长链、短链差异外,只有长链 α-神经毒素对神经元 αnAChR 有较高亲和力。长链神经毒素能够高亲和力(K_d 为 10^8~10^9 mol/L)与神经元同源 α_7、α_8 和 α_9nAChR 及由 α_7~α_{10} 亚基组成的异聚体受体结合。长链 α-神经毒素也对 α_9nAChR 和 α_{10}nAChR 有较高亲和力,因而被认为可能起到潜在的镇痛效果。

（2）二聚体三指毒素与 nAChR 的相互作用:二聚体三指毒素(主要是银环蛇 κ-神经毒素与其同源神经毒素)能形成非共价交联的二聚体。银环蛇 κ-神经毒素首要的分子靶点是 $\alpha_3\beta_2$ 和 $\alpha_4\beta_2$ 两类神经型 nAChR。在眼镜王蛇蛇毒中发现 haditoxin 含有两个短链 α-神经毒素,IC_{50} 约为 200 nmol/L,能有效地抑制肌肉型 nAChR 的作用,同时对 α_7nAChR 也有抑制作用。当 haditoxin 浓度很高时,能与 $\alpha_3\beta_2$ 和 $\alpha_4\beta_2$ 两类神经型 nAChR 相互作用。

一些具有额外半胱氨酸残基的 α-眼镜蛇神经毒素能通过分子间二硫键连接形成二聚体,这种二聚体 α-神经毒素对 α_7nAChR 和肌肉型 nAChR 的亲和力较低,但对 $\alpha_4\beta_2$ 型 nAChR 的亲和力较高。经 X-衍射分析发现,环 I 单体中未形成二硫键 Cys3 - Cys20 和 Cys30 - Cys200;在形成二聚体时,两分子间存在二硫键 Cys3 - Cys200 和 Cys30 - Cys20。二聚体 α-神经毒素中单体与环 II 中央顶部相邻分子同向排列,而银环蛇 α-神经毒素和 α-神经毒素的晶体单元在环 II 中央相邻分子间呈反向平行排列。此外,在棕树蛇(Boiga irregularis)毒液中也发现了一个神经毒素二聚体,是由一对二硫键将两个单体蛋白连接起来,这些单体与非传统毒素非常相似,每个单体含一个额外的半胱氨酸残基,两个半胱氨酸残基形成一对分子间二硫键。有报道称短链神经毒素 cobrotoxin 也有二聚体形式存在,二聚体的 cobrotoxin 能够结合 α_7nAChR。

（3）弱毒神经毒素蛋白(WTX)与 nAChR 的作用:WTX 最早发现于缅甸眼镜蛇(Naja Kaouthia)蛇毒,其第 5 对二硫键位于 N 末端的环 I 中,具有较低毒性,现已证明,它与 α_7nAChR 和肌肉型 nAChR 有一定亲和力。在小鼠实验研究中发现 WTX 能导致动物肌肉松弛,这可能是 WTX 对肌肉型 nAChR 具有一定毒性导致的。经 ^{125}I 对 WTX 进行体内示踪实验发现,它能抑制肾上腺部分功能,而且还具有变构效应,这些活性和特性与短链或长链神经毒不同。WTX 与肌肉型

$(\alpha_1)_2\beta_1\gamma\delta$ 受体结合的功能残基位点跟 α-神经毒素与该受体蛋白结合的功能残基位点相对应，如 Trp29、Arg33、Arg36、Glu38、Gly34[这些氨基酸残基是 α-神经毒素与肌肉型 $(\alpha_1)_2\beta_1\gamma\delta$ 受体结合所必需的]和 Trp25、Ala28、Arg33、Arg36（这些氨基酸残基参与长链 α-神经毒素与神经元 α_7nAChR 的结合）。WTX 的第 5 对二硫键位于 I 环上，使其缺少了像 α-神经毒素（第 5 对二硫键位于中央环）中央环上的螺旋构象，此结构使 WTX 与神经元 α_7 或 $\alpha_3\beta_2$nAChR 受体结合时起到了关键作用，这说明 WTX 与 α nAChR 结合能阻断 ACh 诱导的电流信号。

（4）AChBP 与三指毒素的相互作用的分子机制：AChBP 与 nAChR 有着同源的配体结合结构域及相同的药理学特性。它的发现及其晶体结构的解析在 nAChR 和其他配体门控通道离子家族（包括甘氨酸受体、γ-氨基丁酸受体和谷氨酸受体等）的空间结构研究中是一个巨大突破。AChBP 是一个超家族，包括 lymnaea stagnalis（Ls－AChBP）、aplysia californica（Ac－AChBP）、bulinus truncalus（Bt－AChBP）等。对 AChBP 的结构分析发现，AChBP 与 nAChR 的激活剂和抑制剂既类似，又存在一定差异。结合计算机模型，揭示了 nAChR 亚基上的结合位点及 nAChR 与某些化合物（包括三指神经毒素）的相互作用机制。AChBP 与竞争性抑制剂形成的复合物中第一个被测定的是 AChBP 与 α-神经毒素复合物的晶体结构。其结果显示，AChBP 结构中 5 个相同亚基的交界面均可结合 α-神经毒素，主要由 AChBP 结构中 α 亚基 A、B、C 片段上空间相邻的芳香族氨基酸（Tyr、Phe、Trp）残基参与相互作用，这是与 α-神经毒素竞争性结合所必需的。这些疏水的芳香族氨基酸残基形成一个与 α-神经毒素结合的对接面，而相邻残基（α 或非 α 亚基）D、E、F 片段背面形成互补对接面。与 AChBP 高度同源的是 α_7nAChR，其结构和功能的多样性主要由非 α 亚基中 D、E、F 片段残基保守性较低所致。NMR 和 X-衍射分析发现，α-神经毒素在 AChBP 复合体中仍保持最初的构象。AChBP 与烟碱型受体竞争性化合物结合时，会使环 C 更靠近中心轴，且环 C 向外移动 10 Å。环 C 上有几个功能保守的残基，其活性和构象的重排决定受体是否继续处于静息状态。α-神经毒素环 II 顶端有芳香族和带正电荷的氨基酸残基（His、Lys、Arg），形成与 AChBP 或 nAChR 结合的主要作用面，环 I 中 N 末端 Ile5－Asp8 片段也参与该作用面的结合特性，但尚未发现环 III 参与受体的结合过程。

（5）α-神经毒素与肌肉型 nAChR α_1 亚基的胞外配体结合域的相互作用：

Nirthanan S 和 Gwee MCE(2004)对 α-神经毒素和 nAChR 的相互作用作了全面阐述并建立了如下模型(图 11-2)。

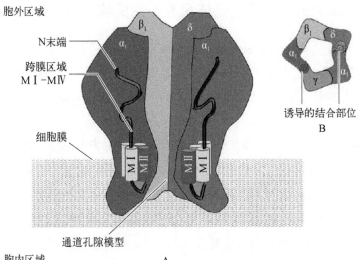

彩图 11-2

图 11-2　肌肉型 nAChR 的结构(见彩图)

图 11-2A: nAChR 是一种由 5 个同源亚基组成的五聚体体。本模型表明了肌肉型 nAChR 亚单位的种类和数目 $[(\alpha_1)_2\beta_1\gamma\delta]$。该受体被描绘成垂直于离子通道孔的轴。为清晰起见,未显示该亚单位。每个亚基由 4 个螺旋跨膜结构域(MⅠ、MⅡ、MⅢ、MⅣ)组成。所有 5 个亚基的 MⅡ域沿着通道孔隙排列。图 11-2B: 五聚体受体的顶视图,沿着五聚体轴观看,显示了 5 个亚单位的关联。α_1 亚基和相邻亚基(γ 或 δ)的细胞外氨基端结构域在亚基之间的界面上合作形成了 ACh(或其他激动剂和竞争性拮抗剂)的两个不同的结合部位

早期研究发现,肌肉型 nAChR α_1 亚基的胞外 LBD 上 Trp149 对该受体蛋白与竞争性抑制剂的结合十分重要。Huang 等对肌肉型 nAChRs α_1 亚基 LBD 进行了研究,筛选出适于结晶但聚合能力较低的蛋白,用随机诱变法使其突变,挑出 3 种突变蛋白(Val86→Glu、Trp149→Arg、Val155→Ala),发现突变蛋白中 Trp149 的突变使受体蛋白与银环蛇 α-神经毒素结合形成复合晶体的能力明显减弱,证实了 LBD 上 Trp149 对该受体蛋白与竞争性抑制剂的结合的重要性。尽管 α_1 LBD 在复合体中以一个单体的形式存在,但其空间结构与多亚基构成的 AChBP 亚基结构相似。另外,有研究也发现银环蛇 α-神经毒素与 AChBP 的结合位点与眼镜蛇 α-神经毒素跟 α_1 LBD 结合的位点十分相似,主要区别在于单体 LBD 与前者结合时只有一个主接触面,而后者与 AChBP 结合的亚基上还有一个互补接触面。另一个差异是在复合体中与银环蛇 α-神经毒素结合的 nAChR 胞

外结合域存在糖基化现象,而在 AChBP 中尚未发现此现象。

四、Cobrotoxin 与胆碱能受体相互作用的构效关系

Cobrotoxin 是从中华眼镜蛇中分离出来的一种神经毒素蛋白(Yang, 1965;Yang 等,1969;Yang, 1999)。通过化学修饰、核磁共振(nuclear magnetic resonance, NMR)、荧光探针、圆二色谱、晶体研究初步阐明了 cobrotoxin 的结构和功能关系。

1. 二维结构与 nAChR 相互作用的关系　神经毒素与 AChR 的结合会导致该通道的完全关闭。α-神经毒素与 AChR 的亲和力(K_d 为 $10^{-9} \sim 10^{-11}$ mol/L)相比于 ACh 的亲和力(K_d 为 10^{-6} mol/L)要高得多,使它们成为研究其功能的有用工具。α-神经毒素与 nAChR 的结合主要涉及来自环 I 和环 II 的残基,环 III 的贡献较小。神经毒素应该通过电荷与 nAChR 结合,神经毒素的碱性残基与 ACh 的酸性残基之间的电荷相互作用,而毒素的中心环在其对受体的结合能力中起着重要的作用。最近,细胞外结构域的一种自然同源物在 nAChR 中,发现了 AChBP,能够将毒素分子定位在 AChBP 上,并阐明基于实验的毒素受体复合体的三维模型(图 11-3)。短链和长链神经毒素结合 AChR 的模式被认为是显著不同的,但这两种毒素在 $α_7$ 亚基上有共同的结合位点,跨越残基 182~206。

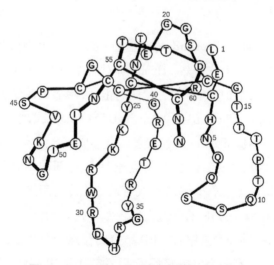

图 11-3　Cobrotoxin 原生态结构的示意图

Cobrotoxin 中的 4 个二硫酰化物连接剂是 Cys3-Cys24、Cys17-Cys41、Cys43-54、Cys55-Cys60

文献表明,神经毒素应该通过神经毒素的碱性残基和 nAChR 的酸性残基之间的电荷相互作用与 nAChR 结合,而毒素的中心环在其与受体的结合能力中起着重要作用。Yu 等(1990)的分析表明 4 个二硫键(3-24、17-41、43-54 和 55-60)位于神经毒素的关键部位以强化结构的稳定性。Bartels E、Rosenberry T L(1971)的实验研究证实,二硫键对于眼镜蛇神经毒素的活性是必需的。当二硫键被 β-疏基乙醇还原或被氧化时,毒性就会丧失。二硫键主要负责维持神经毒素的构型。因此,改变特殊排列而不改变一级结构仍然会导致毒性的损失。

蛇毒 α-神经毒素是 nAChR 的典型竞争拮抗剂。应用计算机辅助的 3D 模型计算 α-神经毒素和 α_7nAChR 的结合,该模型表明毒素有垂直于受体轴的相互作用,位于细胞外区域的赤道位置。神经毒素中心环的尖端插入两个受体亚基之间,就在功能受体环 C 的下面,C 末端的尾部毒素在受体上产生相邻的额外的相互作用界面。短链 α-神经毒素的环 Ⅱ 被确定为主要的相互作用位点。短链和长链 α-神经毒素通过一个带正电荷和芳香族残基的共同结合区来识别电鳐或贻贝的 $(\alpha_1)_2\beta_1\gamma\delta$ 受体。每种类型的毒素也使用特定的残基来识别受体。电鳐或贻贝 $(\alpha_1)_2\beta_1\gamma\delta$ 的功能重要残基位于短链和长链神经毒素的凹面。在 cobrotoxin 与 AChBP 结合中,与配体结合口袋相邻的环 C 和环 F 明显移动以包裹毒素的尖端(Bourne,2005)。Cobrotoxin 应该通过神经毒素的碱性残基和 nAChR 的酸性残基之间的电荷相互作用与 nAChR 结合,而毒素的中心环被认为在其与受体的结合能力中发挥重要作用。长链 α-神经毒素和短链 α-神经毒素与 nAChR 都有很高的亲和力。短链 α-神经毒素和长链 α-神经毒素具有相似的分离常数,具有与 AChR 相似的 KD 值。它们与受体的结合和解离率有所不同。这些差异反映了这两种神经毒素之间的主要序列差异。由短链 α-神经毒素引起的神经肌肉阻断通常是可逆的,但对于银环蛇 α-神经毒素,它几乎是不可逆的,因为银环蛇 α-神经毒素比 cobrotoxin 具有更高的结合亲和力。

Cobrotoxin 与两个 α 亚基中的 ACh 结合位点可逆结合。Cobrotoxin Arg28、Arg30 和 Arg36 残基被认为是与 nAChR 紧密结合的位点。Yang 等研究了二硫键与 cobrotoxin 的生物活性之间的关系。它们将 cobrotoxin 溶解在 8 mol/L 的尿素中,并加入还原剂 β-疏基乙醇来分裂二硫键。用 β-疏基乙醇还原后 cobrotoxin 发生构象变化,毒素失去其致命毒性和抗原特异性(1967)。这表明,cobrootoxin 中二硫键的完整性对其生物作用至关重要。从 cobrotoxin 重折叠的混合物中分离出两种 cobrotoxin 异构体(cobrotoxin Ⅱ 和 cobrotoxin Ⅲ)。它们的二硫键位置不同，在 cobrotoxin Ⅱ 和 cobrotoxin Ⅲ 的 C 末端中的二硫键，分别是 Cys43－Cys55 和 Cys54－Cys60、Cys43－Cys60 和 Cys54－Cys55。在 cobrotoxin Ⅲ 中，二硫键降低了致死率，并导致了构象改变，这与在天然毒素分子中观察到的明显不同。由于二硫键位置改变产生的异构体对 cobrotoxin 与受体结合的特性和药理活性有无影响目前还不清楚。Cobrotoxin 转化为异构体不可逆且是 pH 依赖的。Cobrotoxin 在位置 25 和 35 含有两个酪氨酸残基（Tyr）。Cobrotoxin 的 pH 滴定显示其中一个 Tyr 残基的 $pKa=9.65$，另一个残基仅在 11.3 以上的 pH 处发生不可逆构象变化后才缓慢电离。Cobrotoxin 与四硝基甲烷的反应导致了 Tyr35 的选择性硝基化，而不改变该毒素的生物活性和构象。Try25 在 5 mol/L guanidine－HCl 处理时发生修饰导致其生物活性的丧失。重要的是，第 25 位的 Tyr 残基是所有蛇神经毒素中常见的。上述结果表明，完整的 Tyr25 对维持毒素的活性构象很重要。区分结构上重要的组分和功能上重要的组分是很重要的。例如，二硫键和 Tyr25 是维持毒素的活性构象的重要结构因素。第二种类型是功能上重要的残基，参与将毒素与肌肉运动端板的 nAChR 结合，并阻断胆碱能突触的传播。

短链和长链神经毒素的三指折叠的主要区别在于：在环 Ⅱ 的末端存在一个额外的二硫键，一个较长的 C 末端，以及在长链毒素中存在一个较短的环 Ⅰ。这些和其他短链和长链神经毒素之间的微妙的结构偏差通常反映了一些功能意义。例如，长链神经毒素，而不是短链神经毒素，与神经元 α_7nAChR 的高亲和力结合，已被明显归因于环结构 Ⅱ 的差异。短链神经毒素及非典型长链毒素（Lc－a 和 Lc－b），缺乏第 5 个二硫键和弱毒素（WTX）和 Wntx－5（Naja Sputatrix）两者都在环 Ⅰ 中有第 5 个二硫键，并且缺乏环 Ⅱ 螺旋构象，对于神经型 α_7nAChR 只具有弱亲和力，亲和力在微摩尔浓度范围（K_d 为 3~22 mol/L）。

2. 一级结构中关键氨基酸与 nAChR 的相互作用　α－神经毒素有一个共同的结合区域来建立与 nAChR 上的不变的关键氨基酸残基的接触，毒素特异性氨基酸残基与受体亚型特异性受体残基相互作用决定 α－神经毒素对受体的选择性和亲和力。证明这一点的证据来自详尽的突变分析研究，该研究表明，短链和长链 α－神经毒素通过由正电荷和芳香族残基 Lys27、Trp29、Asp31、Phe32、Arg33 和 Lys47 组成的共同结合区域识别电鳐或肌肉的 $(\alpha_1)_2\beta_1\gamma\delta$ 受体（如 erabutoxin－α）。此外，每种类型的毒素也利用特定的残基进行受体识别。以 erabutoxin－α 为例，His6、Gln7、Ser8、Ser9 和 Gln10 和环 Ⅰ 的 Tyr25、Gly34、Ile36、

Glu38 及环 II 的 Arg36 和 C 末端的 Phe65 参与受体识别。此外，电鳐或肌肉 $(\alpha_1)\beta_1\gamma\delta$ 受体的功能重要残基都位于短链和长链 α-神经毒素的凹表面，最关键的残基 Arg33 位于环 II 的最顶端。模型复合物清楚地表明，α-神经毒素结合垂直于受体轴，环 II 插入 2 个亚单位点界面的受体结合位，α-长链神经毒素和银环蛇 α-神经毒素的 C 末端及银环蛇 α-神经毒素的环 I 在受体表面相邻部位进行的额外相互作用。该受体也被证明主要通过环 C 与毒素建立主要接触，辅以 α_1 亚基的环 A 和 B，以及辅助性的（γ、δ 或 ε）亚基的环 D 和 F。此外，α-神经毒素假设与 ACh 竞争，将 Arg33 的正电荷引入受体的配体结合口袋中，相当于模拟了"小配体"（ACh）可以插入受体界面提供的腔。合成肽也被用于定位 nAChR 的 α_1 亚基结合 α-神经毒素的序列。这些研究共同确定，nAChR 的 α_1 亚基的环 C 为结合 α-神经毒素的作主要的受体片段。该区域包括保守的芳香残基 Tyr190 和 Tyr198 及独特的 Cys192-Cys193 二硫键。合成肽结合研究也将 α-神经毒素结合位点定位在神经元 α_7 nAChR 的同源区域。对长链神经毒素蛋白的位点定向突变研究表明，将 Lys23 和 Lys49 分别突变为 Glu23 和 Glu49 导致对肌肉 $(\alpha_1)_2\beta_1\gamma\delta$ nAChR 的两个结合位点的结合亲和力显著降低。

Cobrotoxin 是一种碱性蛋白，具有 4 个氨基和 6 个 Arg 残基（28、30、33、36、39 和 59 位）。通过对 Arg 和 Lys 残基的选择性和逐步化学修饰，研究了致命毒性与抗原特异性之间的关系。对 cobrotoxin 中带正电荷的残基 Lys 和 Arg 的修饰表明，cobrotoxin 中的 Lys-27、Lys-47、Arg-28、Arg-30、Arg-33 和 Arg-36 对 nAChR 的致死性和结合活性至关重要。当修饰 Lys-47、Arg-28、Arg-30、Arg-33 和 Arg-36 时，cobrotoxin 的抗原性显著降低，而 Lys-27 修饰衍生物的抗原性无显著变化。在对 Lys-27、Lys-47 和 Arg-28 进行修饰后，cobrotoxin 的圆二色光谱显示出相似的结果。这些发现表明，Lys-27、Lys-47 和 Arg-28 残基可能与 nAChR 的直接结合有关，而且 Lys-27 不参与 cobrotoxin 的抗原决定因子。将修饰扩展到 Arg-30、Arg-33 和 Arg-36 会导致 cobrotoxin 的进行性构象变化，并导致与抗体和 nAChR 的结合活性降低。这表明，Arg-30、Arg-33 和 Arg-36 可能对维持 cobrotoxin 的活性构象具有重要的结构意义，在 nAChR 的结合活性中很重要。但 Trp-29 和 Tyr-35 残基对抗原性并不重要，这表明 cobrotoxin 的结构环 II 是 nAChR 的主要结合区域，该区域的结合活性是构象依赖的。Arg 和 Lys 是 cobrotoxin 中重要的功能残基，参与 nAChR 的结合。Yang 等（1974）研究了不同 pH 下苯乙二醛对 Arg 残基的修饰，在 pH 8.0 时，修饰导致

cobrotoxin 几乎完全丧失致命毒性，这时 6 个 Arg 残基中有 4 个被修饰。在 pH 6.0 时，只有一个 Arg－28 残基被修饰，修饰后的衍生物保留了完整的生物活性。在 pH 6.7 时，修改了 Arg－28 和 Arg－33。这大大降低了致命的毒性，但抗原特异性没有显著改变。在 pH 7.5 时，致死率几乎完全丧失，抗原性降低了约 30%；在这些条件下，3 个 Arg 残基被修饰。这些结果表明，带正电荷的 Arg 残基在功能上很重要。用三硝基苯磺酸盐（TNBS）逐步修饰，研究了 cobrotoxin 中游离氨基的现状。当 cobrotoxin 与 TNBS 发生 1.1 倍摩尔过量反应时，Lys－27 中反应最多的 ε-氨基被三硝基苯化，而不改变毒素的活性。在此状态下，用 2.2 倍摩尔过量 TNBS 处理，并改变 Lys－27 和 Lys－47 时，观察到致命性的完全损失。这表明，Lys－47 的 ε-氨基对 cobrotoxin 的生物活性具有重要的功能意义。Chang 等（1971）发现 cobrotoxin 与 O-甲基脲脲化导致 3 个 Lys 残基转化为精氨酸而不丢失毒性或抗原特异性。与 TNBS 的三硝基苯化使带正电荷的 ε-氨基转化为中性态，而胍化产生 1 个维持正电荷的取代基。当色氨酸残基与 n-溴琥珀酰胺（NBS）氧化时，cobrotoxin 的毒性逐渐降低。Ramachandran 和 Witkop 的报告表明，NBS 修饰可能会导致含有色氨酸的肽键处的蛋白质裂解。用碳二亚胺激活后，用甘氨酸甲酯修饰 cobrotoxin 中的羧基，在不展开该分子的情况下，6/7 的自由羧基被修饰，而没有失去毒性。然而，在盐酸胍存在的情况下，最后一个剩余的游离羧基可以被修饰，并完全丧失毒性。显然，掩蔽的 Glu21 羧基对毒性至关重要。这些选择性和逐步的 cobrotoxin 修饰表明，至少有两 2 个阳离子基，Lys－47 的 ε-氨基组和 Arg－33 的胍基（这两个残基通常发现在突触后蛇神经毒素中）在分子内的临界距离，它们对其神经肌肉阻断活性很重要。

Kuo K W 等（1992,1995）报道，cobrotoxin 中的单个 Trp－29 用 2-羟基-5-硝基苯溴和 Tyr－25 和-35 用四硝基甲烷修饰。虽然在修改 Trp－29 残基后，cobrotoxin 与 nAChR 的结合活性降低，但通过竞争 RIA 测量时，抗原性基本保持不变。Tyr－35-硝基化的 cobrotoxin 仍然保留了相对较高的抗原性和有效的结合活性。然而，对 Tyr－25 和 Tyr－35 的修饰导致了二级结构的改变，大大降低了与抗体和受体的结合。因此，cobrotoxin 中的 Tyr－25 对于维持结合的活性构象至关重要。为了研究 Leu－1 α-氨基和 Asp－58 在 cobrotoxin 中共同相互作用的功能参与，赖氨酸肽 ε-氨基最初与 O-甲基赖脲进行胍化。在 cobrotoxin 脲化后，用 TNBS 对 Leu－1 的 α-氨基进行了修饰。这两种修饰后的衍生物在 cobrotoxin 的二级结构和抗原性上均无显著变化，而当 Leu－1 被修饰时，其对

nAChR 的结合亲和力明显降低。在没有胍盐酸的情况下,7 个游离羧基中的 6 个羧基和剩余埋在胍盐酸的情况下分别用甘氨酸甲酯进行修饰。用羧基修饰衍生物观察到 cobrotoxin 的 β-折叠结构的变化,导致毒素分子与抗体和 nAChR 的结合活性降低。此外,修饰 Glu-21 羧基进一步降低了 nAChR 的结合活性,而抗原性保持不变。因此得出的结论是,Glu-21 残基和末端 Leu-1-氨基与 Asp-58 羧基的共同相互作用与 cobrotoxin 的 nAChR 结合活性有关,cobrotoxin 中的自由羧基是构象必需的。Chang C 等(1990)发现,臭氧氧化将银环蛇神经毒素和 cobrotoxin 中的单个不变的色氨酸残基转化为 N_2-甲酸基犬尿氨酸。在这种修饰中,cobrotoxin 的致命毒性显著降低,但基本不影响银环蛇神经毒素的毒性。在致命毒性和构象稳定性方面,色氨酸残基似乎在 cobrotoxin 中发挥更重要的作用。

点　评

从文献中我们了解到 nAChR 在疼痛中有重要作用,但是最基本的问题尚未阐明。从一开始发现烟碱及烟碱衍生物激动 nAChR 有镇痛作用,到发现蛙皮素激动 nAChR 产生镇痛作用,很好地说明了激动 N 受体有镇痛作用。但是眼镜蛇 α-神经毒素、芋螺毒素拮抗 nAChR 也发挥了镇痛作用。似乎有相悖的现象存在,还从未给出合理的解释。因为 N 受体亚型的多样性,中枢和外周的 nAChR、不同脑区的 nAChR、不同神经细胞上的 nAChR、突触前的 nAChR 和突触后的 nAChR,正常生理状态下的 nAChR 和病理状态下的 nAChR 可能在疼痛中有截然不同的信号传导机制和作用,这些应该是这个领域今后研究的重点。另一个重要问题是眼镜蛇 α-神经毒素有阻断神经肌接头的作用,从而对临床用药的安全性有一定威胁,能否通过修饰氨基酸残疾或二级结构减弱他们与肌肉 α_1 亚单位的亲和力,保持或增强与镇痛相关的 nAChR 的亲和力也是非常有意义的研究领域。别外,与 nAChR 无关的镇痛作用机制,尚需要进一步的研究。

第十二章
眼镜蛇神经毒素的镇痛作用

疼痛是所有疾病中最常见的症状之一。但是，目前公众对于疼痛的疾病知晓率只有14.3%，慢性疼痛患者的就诊率不足60%，经过治疗后，完全缓解率不足20%。全球慢性疼痛的患病率约为38%，其中发达国家患病率为37%，发展中国家患病率为41%，且女性慢性疼痛患病率均高于男性，头、肩、腰是慢性疼痛的主要部位。在我国，慢性疼痛患者超过3亿人，且每年以2000万的速度增长，1990~2017年骨关节炎患病率增加了2.35倍；2016年腰痛患者约有6730万人；2017年头痛患者约有4.83亿人；16%的住院患者具有神经病理性疼痛；超过60%的癌症患者存在疼痛，其中又有超过65%的患者为中重度疼痛。有人估计中国疼痛市场至少3000亿元/年。

根据疼痛持续的时间，疼痛可分为急性疼痛和慢性疼痛。急性疼痛通常由创伤、手术或者疾病引起，持续时间1个月之内；慢性疼痛则持续时间较长，一般在3个月以上仍无法缓解，现在慢性疼痛被视为一种疾病。疼痛已成为继心脑血管疾病、肿瘤之后的第三大健康问题，严重影响着人们的健康和生活质量。慢性疼痛的特点可分为以下几点：① 难以彻底治愈，患者会对疼痛产生一种生理和心理上的恐惧；② 慢性疼痛容易复发，由于慢性疼痛治疗时间长、花费大，带来沉重的经济和社会负担。根据中国六大城市慢性疼痛调查发现，老年人慢性疼痛发病率为65%~85%，就诊率为85%；成人慢性疼痛发病率为40%，就诊率为40%。中国患者疼痛治疗不足，患者和医生观念有待提高，使得我国在疼痛领域存在着巨大的未被满足的治疗需求。

生物毒素是一种重要的生命现象，它蕴涵着大量神秘而复杂的重要生物学信息。这是生物在自然界长期进化过程中为了保存自身的物种,抵抗高等动物或疾病的侵袭而产生化学防御能力。从生物学角度理解生物毒素,可以发现很多对人类有益的药物。生物毒素可以致病,也可以治病,将来临床应用的药物中约有 1/3 直接或间接来自生物,部分药物就是利用生物毒素转化而成的。如血管紧张素转化酶抑制剂首先是从巴西的一种蛇毒中发现的。

多肽毒素用于新药发现和利用已展现出强大的应用价值和经济、社会效益,据张云介绍,目前全球已有 40 余种多肽毒素实现商品化,有 10 种以上动物多肽毒素成为临床应用的新药。如美国 FDA 分别于 2004 年和 2005 年批准了具有极大市场前景的镇痛新药 ziconotide(商品名 Prialt)和治疗 2 型糖尿病新药 exenatide(商品名 Byetta),它们分别是来源于芋螺和蜥蜴的多肽毒素。此外,有 30 种以上动物多肽毒素进入临床试验或临床前试验阶段,极有可能成为又一批动物多肽毒素新药。

蛇毒是生物毒素中研究最广泛、开发最早的毒素之一。蛇毒是由蛇的毒腺分泌的一种天然物质,含有多种蛋白质、多肽、酶类和其他小分子物质,具有广泛的生物学活性。有毒蛇类资源丰富,占中国蛇类总数的 31.03%,约占全球毒蛇种类的 5%,其中剧毒蛇种类 10 余种,非常有利于开展蛇毒的研究工作。近年来,在生物化学和分子生物学等学科迅速发展的推动下,蛇毒的许多组分已经得到分离纯化和序列测定,并被广泛地应用于理论研究和临床应用中。从 PubMed 文献库用"pain and venom or toxins"检索,从 1891 年至今共有文章近 39 万篇,仅 2019~2020 年就有文章 23 665 篇。但在 20 世纪 90 年代以前,该领域的研究论文很少,在 2000 年以后论文数量快速升高(图 12-1)。足见这个研究领域吸引了众多的研究者。

蛇的神经毒素的种类很多,根据不同的需要曾有多种分类方法。目前采用地最多的分类方法是根据其作用机制及作用位点并结合其分子结构来进行分类。该分类方法把蛇神经毒素分成四大类,即突触前神经毒素、突触后神经毒素、离子通道型神经毒素和抗胆碱酯酶神经毒素。神经毒素的镇痛作用被发现和应用有悠久历史,在美国和中国使用眼镜蛇蛇毒来治疗疼痛已有很长时间。在美国,先后出现了 cobroxin、nyloxin、peperon,在中国为科博肽注射液和克洛曲片。从动物实验和临床应用的总体效果来说,眼镜蛇 α-神经毒素的镇痛作用强于解热镇痛药但弱于阿片类强镇痛药。神经毒素的镇痛作用有如下特点:起效慢但维持时间长;对于一些难治性疼痛或对阿片类镇痛药耐受的疼痛有效,尤其

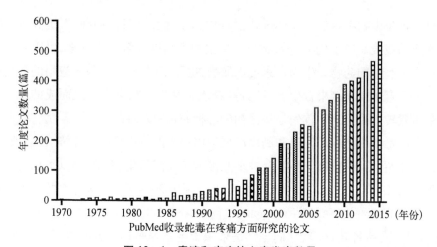

图 12 - 1　毒液和疼痛的文章发表数量

1970~2015 年，每年收录在 PubMed 中的文章数量，用关键词"pain and venom or toxins"进行搜索整理

对神经痛疗效好；某些患者一开始没作用或略加重疼痛，数天后可出现镇痛作用；长期使用不产生耐受性；不产生成瘾。

一、国外早期对眼镜蛇长链神经毒素镇痛作用的研究

眼镜蛇蛇毒在 1853 年被认可为顺势疗法药物。美国 FDA 在 1940 年批准眼镜蛇蛇毒为镇痛药，1954 年批准了第二个眼镜蛇蛇毒镇痛药 nyloxin。CHOPRA RN 和 CHOWHAN JS（1936）在"SNAKE VENOMS IN PHARMACOLOGY AND THERAPEUTICS"中总结了眼镜蛇蛇毒的性状、毒性和蛇毒的治疗作用，包括癌症、癫痫、尿血症、哮喘、类风湿关节炎等。Macht 等（1940）报告给大鼠注射 1 mg 吗啡只产生轻微的镇痛，而 1/2 小鼠致死量的眼镜蛇蛇毒能产生明显的镇痛作用。吗啡的镇痛作用在 4~5 h 消失，但是蛇毒仍然有效。

在美国、欧洲、印度、非洲、中国共进行过 70 多个临床试验，最多的单个临床试验超过 450 人，最长的有 2 年。只有轻度的副作用被发现，没有报道严重的不良反应和药物相互作用，没有发现有药物引起的死亡事件。

Xu 等在国外报道了 307 医院应用克洛曲对 230 例肿瘤中、重度疼痛患者的研究，结果显示，230 例患者中 119 例进入交叉研究组，111 例进入开放式研究组。在交叉研究组中 59 人接受 2 片克洛曲片（每片含 0.16 mg cobrotoxin，25 mg

曲马多和 50 mg 布洛芬)和 2 颗安慰剂,一个安慰剂组合(含 2 片安慰剂片和 2 颗安慰剂胶囊)和一个阳性对照组合(含 2 片曲马多和 2 片安慰剂片)(Arm A)。60 个患者接受曲马多组合,一个安慰剂组合和克洛曲组合(Arm B)。患者只交叉 1 次。开放式试验的患者只接受克洛曲治疗最长到 7 天时间。疼痛的评估按照用目测划线法(VAS)评分标准分为 3 个等级(1~10):CR 为 100%疼痛减轻(VAS 评分为 0);PR 为疼痛减少到轻度程度(VAS 评分在 4 以下);NC 为疼痛没有改变或从重度减轻到中度(VAS 评分在 4 以上)。总体上疼痛减轻有效率在克洛曲组为 93/111(87%),在曲马多组为 75/110(68%)($P = 0.01$)和在安慰剂组为 39/111(35.1%)($P < 0.001$)。35 例曲马多无效的患者中有 27 例(11.1%)改用克洛曲有效,18 例克洛曲无效的患者中有 8 例(55.6%)对曲马多有效。在开放式试验中,总体上对于单一剂量有效的有 99/111(89.2%)。在继续用药过程中(至少 10 个克洛曲剂量)疼痛完全缓解率降低、不完全缓解率升高和疼痛的缓解时间缩短,不良反应相似于曲马多。提示克洛曲对于中-重度肿瘤疼痛患者有效,但是对于耐受性的产生需要进一步研究。

Song 等报道了韩医医院 4 例化疗药引起的外周神经痛治疗的结果,他们给 4 例患者穴位注射 cobrotoxin,在治疗 3~4 天后都获得了显著改善。除 1 例在第 2 次注射时感觉发冷和喉咙痛,但在后继治疗中消失。所有人治疗中没有发现血生化、肝肾功能指标异常。

Chen R Z 和 Robinson S E(1990)给以侧脑室注射 cobrotoxin,在小鼠甩尾试验中证实有镇痛作用,这种作用能被外周注射阿托品阻断,但不能被甲基阿托品(不能进入中枢)阻断。这个研究提示中枢胆碱能系统与 cobrotoxin 的镇痛作用有关。

新的和开发中的神经毒素镇痛药:在芋螺神经毒素中产生了一个新的镇痛药——Prialt®(ziconotide, Elan Pharmaceuticals)。这是一个根据芋螺毒素人工合成的 25 个氨基酸的肽,它的作用是阻断脊椎 N 型 Ca^{2+} 通道。另一个开发中的药物是一个由 CONCO Project 开发的肽——XEP-018。已有初步证据是一个新的镇痛药和肌松肌。Glen King 教授报告在蜈蚣毒中发现了一个肽,是一个新的选择性的 Nav1.7 钠通道阻滞剂,可产生比吗啡更强的镇痛作用。最近,在黑曼蛇毒三指神经毒素中发现了一个新的有镇痛作用的毒素——mambalgins,这个肽结合到酸敏感通道(ASIC1)产生强大的镇痛作用,这个镇痛作用不能被纳洛酮拮抗。

二、国内早期对眼镜蛇神经毒素镇痛作用的研究

陈燕、许云禄（2007 年）从中华眼镜蛇蛇毒中用 SP——Sephadex C-50 离子交换色谱法分离、纯化神经毒素，并测定其部分理化性质及镇痛活性。腹腔注射 2 mg/kg 神经毒素使小鼠热板痛阈提高 84.35%。神经毒素镇痛作用在给药后 2 h 起效，4 h 达到高峰。但是痛阈的提高没有吗啡强。他们测定的神经毒素分子量为 12.3 kDa，小鼠静脉注射和腹腔注射的 LD_{50} 剂量分别为 1.987 5 mg/kg 和 2.221 7 mg/kg，这个显然是不符合短链神经毒素的特征的。他们用蛋白质电泳测定的神经毒素的迁移速率在标志蛋白质分子量 10~14 kDa 之间是符合的，但是他们的 LD_{50} 剂量如此之大，有可能分离到的是心脏毒素而不是神经毒素。人本药业的研究证实心脏毒素有镇痛作用，但是需要较大的剂量。

陈汝筑、吴秀荣利用离子交换树脂分离眼镜蛇粗毒，经鉴定既能阻断电刺激神经引起的肌肉收缩，又能阻断对 ACh 的反应，证明纯化的组分是属于眼镜蛇神经毒素。在小鼠测定的 LD_{50} 剂量为 91 μg/kg，接近文献报道的 LD_{50} 剂量。在小鼠热板模型及大鼠电尾嘶叫模型上，肌内注射 1/8、1/4、1/3、1/2 LD_{50} 神经毒素可使小鼠痛阈比对照组分别升高 20.7%、36.5%、50.7% 和 52.4%。在大鼠电尾嘶叫实验中，肌内注射 1/6、1/3、1/2 LD_{50} 神经毒素可使痛阈分别提高 11.4%、33.0% 和 44.8%。而给以吗啡 2 μg、5 μg、10 μg 痛阈分别提高了 15.7%、56.7% 和 72.9%。说明眼镜蛇神经毒素的镇痛作用有剂量依赖关系，但是镇痛效能没有吗啡强。

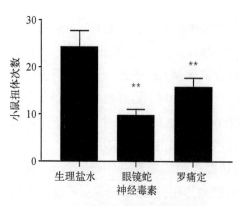

图 12-2 眼镜蛇神经毒素镇痛作用

李范珠等（2004 年）研究了眼镜蛇蛇毒的镇痛活性组分，通过 2 次柱层析获得眼镜蛇神经毒素，纯度为 92%，分子量为 7 kDa，等电点为 10.2。小鼠腹腔注射的 LD_{50} 剂量为 81 μg/kg，小鼠腹腔注射 1/4 LD_{50} 剂量能显著抑制醋酸刺激引起的扭体反应（图 12-2）。小鼠腹腔注射 1/8、1/4、1/3 和 1/2 的 LD_{50} 剂量，在热板法测定中能显著提高痛阈，并呈一定的量效关系。

虽然李范珠等纯化的眼镜蛇神经毒素纯度较高,分子量测定和LD_{50}剂量基本符合眼镜蛇短链神经毒素,但是等电点不对,眼镜蛇短链神经毒素的等电点应该是 8.8。他们测定的等电点 10.2 更符合心脏毒素的等电点。

刘启萍、郝永龙(2012 年)在大鼠中脑导水管组、第三脑室、下丘脑和尾状核分别注射 1 mg/mL cobrotoxin 生理盐水溶液各 0.5 μL。大鼠不同脑区定位注射神经毒素后 10~180 min 用热水浴甩尾法测定其痛阈,结果下丘脑给药效果最好,10 min 痛阈与生理盐水组相比,即有显著差异,30 min 达高峰,并可持续180 min,痛阈最大提高 213%(图 12-3);中脑导水管给药后 20 min 达峰,痛阈最大提高 167%($P<0.01$);第三脑室给药后 20 min 达峰,痛阈最大提高 142%($P<0.01$);尾状核给药后 50 min 达峰,痛阈最大提高 135%($P<0.01$)。

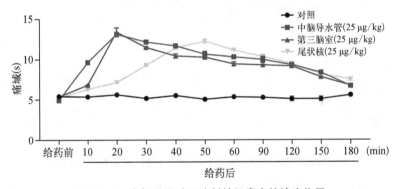

图 12-3　中枢不同脑区注射神经毒素的镇痛作用

刘超华、廖其山(2008 年)分离纯化眼镜蛇神经毒素并将其与大鼠转铁蛋白偶联,合成神经毒素—转铁蛋白偶联体。用小鼠热板法与醋酸扭体法,观察神经毒素、神经毒素-转铁蛋白偶联体的镇痛作用。结果显示,从广西产眼镜蛇蛇毒中分离出的神经毒素为单一组分,分子量约为 7 862 Da。在小鼠热板法实验中,神经毒素能使小鼠痛阈提高 53.4%,神经毒素-转铁蛋白偶联物能使痛阈提高95.1%。小鼠扭体抑制率为 57.6%。阿托品能拮抗神经毒素-转铁蛋白偶联体的镇痛作用($P<0.01$);甲基阿托品未能拮抗神经毒素-转铁蛋白偶联物的镇痛作用。神经毒素能以转铁蛋白作为的载体穿过血脑屏障,在中枢发挥作用,有较强镇痛作用。甲基阿托品不能透过血脑屏障,所以不能拮抗神经毒素的镇痛作用。这些研究提示,眼镜蛇神经毒素的镇痛作用有中枢机制参与,与 M 受体有关。但本研究中提取的神经毒素的分子量与中华眼镜蛇短链神经毒素不符。

为了直接观察眼镜蛇的中枢镇痛作用,班建东等(2000 年)给大鼠中央导水管周围灰质预埋导管,在实验室时先给大鼠腹腔注射阿托品 1 mg/kg 或纳洛酮 3 mg/kg 后,再向大鼠中脑导水管周围灰质(APG)注射神经毒素(α-cobrotoxin) 5 μg/kg。用光辐射甩尾法观察大鼠的痛阈变化。结果其痛阈最大提高 247.5%, 用药后 2 min 达到作用高峰,镇痛作用比吗啡(12.5 μg/kg)强,药效维持时间也 比吗啡长。阿托品能明显拮抗神经毒素的中枢镇痛作用,而纳洛酮仅能轻度降 低(图 12-4)。认为神经毒素的中枢性镇痛作用与中枢 ACh 能系统密切相关, 与阿片受体关系不大。

彩图 12-4

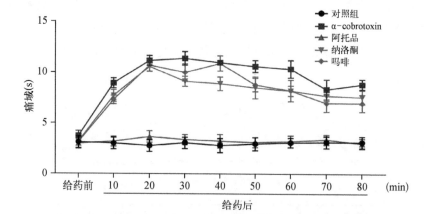

图 12-4 阿托品对神经毒素中枢给药镇痛作用的影响(见彩图)

在中枢神经系统中,APG 是较为肯定的与镇痛密切相关的部位。实验结果 表明,向大鼠 APG 定位注射神经毒素后快速产生明显的镇痛作用,阿托品能明 显拮抗神经毒素的中枢性镇痛作用而纳洛酮不能。另外,据报道大剂量利血平 能迅速耗竭多巴胺、去甲肾上腺素和 5-羟色胺等中枢单胺类递。但利血平对 α-神经毒素产生的镇痛作用不受影响,提示 α-神经毒素镇痛机制可能不涉及 单胺类递质系统。但是也有报道指出注射神经毒素可使脑区内啡肽含量升高, 但是在神经毒素镇痛作用中的意义不明。

在眼镜蛇蛇毒镇痛作用研究中,也有人尝试将神经毒素和其他药物合用来 增强药效,比如与咖啡因或白藜芦醇合用。发现 cobrotoxin 与咖啡因具有协同镇 痛作用,镇痛作用 30 min 出现,3~4 h 达高峰,持续 8~10 h。在上述实验结果中 神经毒素和咖啡因的对数剂量分别为 1.08 和 3.70 时痛阈提高百分率最高,镇痛 作用最强,说明实验范围内的最优的配伍条件是:神经毒素和咖啡因的最佳配 比为 1.08:3.70。

叶勇等(2014年)探讨了将神经毒素在磷酸缓冲液用加入白藜芦醇,在室温下采用365 nm激光照射10~50 min,诱导神经毒素和白藜芦醇聚合,研究了神经毒素和白藜芦醇形成的复合物的镇痛效应。热板法结果显示,给药组均有提高小鼠痛阈值的作用,白藜芦醇组120 min痛阈值最大,随后逐渐降低,而神经毒素组、神经毒素+白藜芦醇及其光照组在240 min内痛阈值持续增加,表明它们较白藜芦醇可维持更长镇痛时间(图12-5)。光照组小鼠痛阈较其他组高,说明光照可提高神经毒素和白藜芦醇的协同镇痛作用。

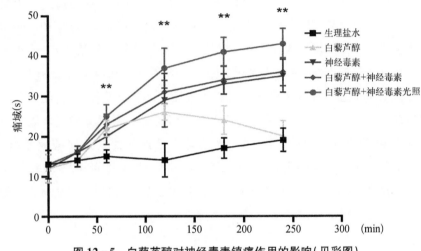

彩图12-5

图12-5　白藜芦醇对神经毒素镇痛作用的影响(见彩图)

知识拓展

眼镜蛇蛇毒的镇痛作用研究

梁映霞等观察鞘内注射眼镜蛇蛇毒镇痛活性成分(the anti-nociceptive fraction, AF)对L5脊神经结扎并切断(L5 SNL)所致神经病理性疼痛的镇痛作用,观察鞘内给予AF对L5 SNL大鼠镇痛作用,以及观察给予胆碱能受体拮抗剂阿托品和阿片肽受体拮抗剂纳洛酮对AF镇痛作用的影响。结果表明,L5 SNL 7天后,大鼠后足机械刺激痛阈值均下降,鞘内给予AF后,手术侧及非手术侧痛阈值均显著升高($P<0.05$)。在给药后3 h,手术侧的机械性刺激撤足阈值达到21.213±2.155 g($P<0.05$),手术对侧达到15.876±1.500 g($P<0.05$)。给予阿托品和纳洛酮后可部分阻断AF的镇痛作用。纳洛酮从给药后1 h开始明显阻

断手术同侧给予 AF 的镇痛作用。阿托品在给药后 3 h、6 h、12 h 显著阻断了手术同侧给予 AF 的镇痛作用。他们的结论是,鞘内给予 AF 可缓解外周神经损伤引起的神经病理性疼痛,其镇痛机制可能与胆碱能受体和阿片肽受体有关。

有人研究了眼镜蛇蛇毒的降解产物有无镇痛作用。实验首先将眼镜蛇蛇毒进行沸水浴处理以获得含有三指毒素在内的热稳定性高的碱性蛋白质混合物,再模拟胃部条件不同时间梯度水解眼镜蛇蛇毒,用热板法检测不同水解时长的产物的镇痛活性;采用高效液相色谱对水解产物进行分离纯化及纯度鉴定;用热板法观察所得小肽的镇痛作用。结果表明,眼镜蛇蛇毒经胃蛋白酶适当水解后灌胃有显著镇痛效果,并且水解 6 h 后对小鼠灌胃的镇痛效果最好,10 min 即可起效并且药效稳定维持至 48 h 以上;腹腔注射组与灌胃组结果相反,随着水解程度的加深至彻底水解,腹腔注射水解混合小肽基本无镇痛效应。HPLC 分离纯化后在 12 min 左右收集的组分经热板法验证与之前结果较一致,经纯化后进行 MALDI－TOF 鉴定,其分子量约为 1 267.727 Da,比对数据库确定其氨基酸序列为 KDHRGTRIER,合成此段小肽,通过对小鼠灌胃的镇痛实验效果来看,10 min 即观察到明显痛阈提高,镇痛持续时间较长,可维持 48 h,小鼠痛阈值可提高 60% 左右,与之前的结果较一致。初步认为已获得快速起效、镇痛药效时间长且可口服的镇痛小肽,其镇痛机制尚待进一步研究。

三、苏州大学对眼镜蛇神经毒素镇痛作用的研究

1. 注射给药的镇痛作用　Cobrotoxin 镇痛效果的评价方法,包括标准热板法、醋酸扭体法和甩尾法。在热板实验中,测试 cobrotoxin 对小鼠和大鼠热板实验中疼痛反应的影响。结果表明,小鼠对热诱导的疼痛刺激反应的潜伏期中,cobrotoxin 33.3 μg/kg、50 μg/kg 或 75 μg/kg(腹腔注射)呈剂量依赖性延长。镇痛作用在给药后 1 h 出现,在给药后 3 h 达到顶峰。热板试验表明,cobrotoxin 抗伤害感受作用 ED_{50} 为 63.10(44.82～88.80,95% 置信域)。同样,在扭体反应中,cobrotoxin 引起了剂量依赖性的抑制,ED_{50} 剂量是 55.86 μg/kg(43.40～71.90,95% 置信域)。在这些实验中由于早期制备的 cobrotoxin 的蛋白质含量低,在这些研究中使用了较高的剂量。

福尔马林反应:将福尔马林注射到右后爪的足底表面,会产生典型的舔舐行为。大鼠右后爪皮下注射 1.5% 福尔马林 20 μL,产生持续的舔爪反应。伤害性行为在第

一时相(0~15 min)立即出现,然后逐渐减弱,接着是一段静止期(16~19 min),然后在第二时相(20~60 min)又再次出现伤害性行为。Cobrotoxin 腹腔注射给药(10~90 μg/kg),1 次/天。末次给药后 3 h 注射福尔马林,记录疼痛反应。Cobrotoxin(10 μg/kg、30 μg/kg 和 90 μg/kg,ip)预处理后,能缩短福尔马林诱导的大鼠第一相和第二相舔舐时间,并呈剂量依赖性。大鼠注射 cobrotoxin 后未见副作用。由于早期制备的 cobrotoxin 的蛋白质含量较低,所以使用了较高的剂量。

醋酸扭体反应:采用醋酸扭体实验观察 cobrotoxin 对小鼠疼痛反应的影响。小鼠腹腔注射 1%醋酸溶液(0.1 mL/10 g)后 10~20 min 计数扭体次数。醋酸腹腔注射前 5 天开始 cobrotoxin 注射给药(10~90 μg/kg),1 次/天。末次给药后 3 h 腹腔注射 1%醋酸溶液,记录疼痛反应。结果表明,cobrotoxin 能抑制醋酸诱导的小鼠扭体反应。由于早期制备的 cobrotoxin 的蛋白质含量较低,所以使用了较高的剂量。

中枢给药的镇痛作用:

鞘内注射:用微量注射器穿刺腰椎间隙注射,分别注射生理盐水、cobrotoxin(5 μg/kg、10 μg/kg)和吗啡(200 μg/kg),注药后 2~6 h 用热板法、醋酸扭体法测定疼痛反应。结果表明,cobrotoxin 能明显抑制热引起的疼痛反应。Cobrotoxin(10 μg/kg)组,在 2~6 h 内,其镇痛作用显著。吗啡组在 2~3 h 内有明显的镇痛作用,与 cobrotoxin(10 μg/kg)组相比,仅在 2 h 时有更强的镇痛作用,但持续时间明显短于 cobrotoxin。两组 cobrotoxin 给药组对醋酸引起的疼痛均有明显的抑制作用。Cobrotoxin(10 μg/kg)组与吗啡组作用强度相同。由于早期制备的 cobrotoxin 蛋白质含量较低,所以使用了较高的剂量。

侧脑室给药:我们在侧脑室和中脑导水管灰质分别注射 cobrotoxin 2.4 μg/kg 和 1.2 μg/kg,这个剂量大约是全身给药剂量的 1/50~1/20。侧脑室给药或导水管灰质给药都能产生显著的镇痛作用。这种镇痛作用能被大剂量的阿托品阻断,但不能被纳洛酮阻断。说明 cobrotoxin 可以产生中枢性的镇痛作用。

2. 电生理学研究　Cobrotoxin 对低电位钙通道的抑制作用:小鼠背根神经节神经元,选用平均胞体直径为 20~27 μm 的小细胞,因为许多功能研究已经证实它们中的绝大多数是伤害感受器。在室温下使用标准的全细胞技术进行记录。电极(WPI、FL)在充满内溶液时的电阻为 3~5 MΩ。我们使用 MultiCLAMP 700B 放大器进行记录,并在电脑上运行与 pCLAMP 软件包(Molecular Devices,CA)的 Clampex 10.2 对接的 Digidata 1440A 来控制电压命令和膜电压的数字化。

电流在 2~5 kHz 处进行低通滤波。串联电阻(Rs)和电容(Cm)值直接取自电容式瞬变电减后放大器的读数。串联电阻得到了最大程度的补偿(至少 75%)。使用在线 P/6 迹线减法对电流迹线进行线性电容泄漏的校正。多个独立控制的玻璃注射器作为重力驱动的局部灌注系统的储液器。分离钙离子通道电流的外液包含以下成分：四乙基氯化铵(TEA‐Cl, 140 mmol/L)、$BaCl_2$(5 mmol/L)、$MgCl_2$(0.5 mmol/L)、葡萄糖(5.5 mmol/L)、氯化铯(5 mmol/L)、HEPES(10 mmol/L)，用 TEA‐OH 调节 pH 至 7.35。为了单独记录 T 型钙离子通道电流，使用了 F 基础细胞内溶液(单位：mmol/L)：四甲基氢氧化铵(TMA‐OH)135、EGTA 10、HEPES 40 和 $MgCl_2$ 0.5，用氢氟酸(HF)滴定到 pH 7.25。为了分离 T 电流，在 F 基础细胞内溶液中添加 5 μmol/L 硝苯地平(L 型 HVA 通道阻断剂)，在外液中添加了 1 μmol/L ω‐芋螺毒素‐GVIA(N 型 HVA 通道阻断剂)，阻断了这些细胞的大部分 HVA 电流。结果显示，F 细胞内液联合应用 5 μmol/L 硝苯地平和 1 μmol/L ω‐芋螺毒素‐GVIA 后，我们记录到由波长 40 ms 的去极化阶跃脉冲引起的钡电流，其保持电位为 −110~−40 mV。加入特异性 T 型钙通道阻滞剂 $NiCl_2$(100 μmol/L)可抑制约 76.6% 的内向电流，这进一步证实了 T 电流的有效分离。在 −40 mV 时，100 μmol/L Ni^{2+} 使电流密度从 35.1±2.7 pA/pF 降至 6.2±0.9 pA/pF($n=5, P \leqslant 0.001$)。添加 1 μmol/L cobrotoxin 可使小鼠背根节神经元的基础 T 电流幅度降低 26.3±1.9%($n=6, P \leqslant 0.001$)。当 cobrotoxin 被清除后，T 电流的幅度在 2 min 内部分恢复，这表明 cobrotoxin 对 T 电流的影响不是由于损耗所致。根据 cobrotoxin 对去极化引起的 −40 mV 电流影响的大小，可以清楚地看到 cobrotoxin 以浓度依赖的方式抑制 T 电流。其半数抑制浓度(IC_{50})为 0.35 μmol/L，表观希尔系数为 0.92，最大抑制率为 30.05±1.18%($n=6, P \leqslant 0.01$)。

　　Cobrotoxin 对下丘脑束旁核(PF)神经元痛诱发放电的抑制作用：如前所述，用常规微电极技术在细胞外记录了 PF 神经元的痛诱发放电(Zhu 等，2008 年)。简而言之，动物用水合氯醛(400 mg/kg, ip)麻醉，固定在 SN‐3 型立体定位仪(日本，Nar‐Ishige)上。暴露其右侧坐骨神经进行伤害性刺激，双矩形脉冲持续时间 0.5 ms，间隔 10 ms，电压强度 25 V。除对坐骨神经进行伤害性电刺激外，还对 PF 神经元进行了自然无害刺激(毛刷)和伤害性刺激(牙钳夹)的检测。气管插管进行人工呼吸。根据脑图谱坐标(Paxinos 和 Watson，2005 年)，在侧脑室(桥后 0.8 mm，中线外 1.5 mm，颅面下 4.0 mm)内植入不锈钢导管给药，并在颅骨上钻孔(桥后 4.2~4.3 mm，中线外 1.2 mm)，插入微电极记录前额叶神经元的单位放电。实验过程中，大鼠用三硫碘加拉明（60 mg/kg，首剂腹腔注射，随后 30 mg/kg·h，维持充分麻醉），并进行人工呼吸。实验期间持续监测呼吸量、心率和直肠温度。实验持续 1 h 以上，给予适量的水合氯醛（200 mg/kg，腹腔注射），将尖端直径小于 1.0 mm 的玻璃微吸管（电阻约 20 MU，充满含有 2%潘他明天蓝的 0.5 mol/L 醋酸钠溶液）插入脑内，使用电动显微操作仪逐渐插入 PF 中（颅面下 6.0~7.2 mm）。单位放电经过微电极放大器（MEZ‐8201，日本科登公司）放大，在 VC‐10 双波束记忆示波器（日本科登公司）上显示，并通过 A/D 接口板（SMUP‐PC，中国上海医科大学）输入计算机，生成 10 次扫描叠加的直方图，然后进行定量分析。在每个实验结束时，通过插管注入 2 mL 蓝色墨水来标记侧脑室。记录位置通过微电极的直流电（20 mA，10 min）沉淀潘他明天蓝来标记。用过量水合氯醛处死大鼠，取脑放入 20%（w/v）蔗糖福尔马林溶液中 48~72 h，固定后冰冻，40 mm 厚度切片，甲酚紫染色组织学检查。药物治疗：记录伤害性刺激坐骨神经诱发的 PF 神经元放电，并与自然伤害性刺激（牙钳夹）诱发的 PF 神经元放电进行比较，观察 cobrotoxin 的作用。将大鼠随机分为 5 组：生理盐水（作为阴性对照）、吗啡（40 mg，作为阳性对照）和 3 个剂量（4.5、1.12、0.56 μg/kg）的 cobrotoxin。Cobrotoxin 的剂量依据我们先前的研究基础，侧脑室注射 4.5 μg/kg 诱导 cobrotoxin 的行为抗伤害作用（Chen 等，2006 年），并观察 cobrotoxin 的量效关系。药物溶解于生理盐水中，用 Hamilton 注射器通过颅骨内埋置的插管，以等量（2 mL）注入侧脑室。结果表明，cobrotoxin 能明显抑制痛诱发的 PF 神经元放电。

 知识拓展

外用涂剂的镇痛作用

中华眼镜蛇蛇毒凝胶剂足底给药对甲醛诱导的疼痛的影响：将昆明小鼠双足直接浸润于含有眼镜蛇蛇毒的凝胶剂中 1 min，每天 1 次，连续 5 天，末次给药后 3 h，于小鼠右侧足底皮下注射 1.5%甲醛溶液 20 μL，将小鼠立即放回透明观察容器内，用计时器分别记录小鼠的舔足时间（s），记录两个时相的时间。小鼠足底注射福尔马林引起的疼痛反应有 2 个时相。在第一时相，中华眼镜蛇蛇毒凝胶剂均无明显的镇痛作用；在第二时相，中华眼镜蛇蛇毒凝胶剂中剂量、大剂量组与空白凝胶对照组相比有差异且有显著性意义（$P<0.05$ 或 $P<0.01$）。中华眼镜蛇蛇毒凝胶剂对甲醛试验的小鼠痛阈值的影响情况,见图 12-6。

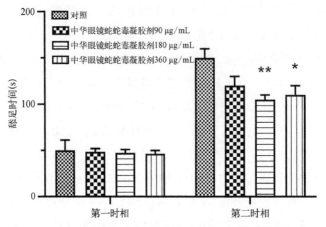

图 12-6　中华眼镜蛇蛇毒凝胶对甲醛所致炎性疼痛的影响

　　中华眼镜蛇蛇毒凝胶剂足底给药对热板诱导的疼痛的影响:中华眼镜蛇蛇毒凝胶剂各剂量组和空白凝胶对照组将昆明小鼠双足直接浸润于各凝胶剂中 1 min,每天 1 次,连续 5 天,末次给药后 0.5 h、1 h、3 h、5 h、7 h 分别测定小鼠痛阈值。实验结果显示,在给药后 3 h 和 5 h,中华眼镜蛇蛇毒凝胶剂小剂量组与空白凝胶剂对照组相比,有明显的镇痛作用,且差异有统计学意义（$P<0.05$）;而中剂量组、大剂量组与空白凝胶对照组相比较,痛阈有所升高,但差别无统计学意义。中华眼镜蛇蛇毒凝胶剂对热板试验的小鼠痛阈值的影响情况,见图 12-7。

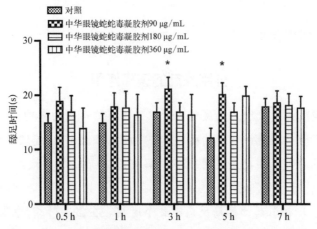

图 12-7　中华眼镜蛇蛇毒凝胶足底涂抹给药对疼痛的影响

口腔速溶药膜的镇痛作用

将含有中华眼镜蛇蛇毒的口腔速溶药膜放在小鼠舌下,在给药前和给药后3 h 测定疼痛反应。醋酸扭体法是常用经典的筛选急性疼痛镇痛药的实验方法。由于该实验操作简单,因此是评价和筛选镇痛药的常用模型。结果表明,口腔速溶药膜组、阿司匹林组与空白膜组比较扭体次数差异均有统计学意义。口腔速溶药膜各剂量组可以剂量依赖性地减少实验鼠的扭体数。图 12 - 8 为中华眼镜蛇蛇毒口腔速溶药膜给药3 h 后对醋酸诱导的扭体反应的影响($X \pm SD, n = 11 \sim 12$);与对照组相比,$^* P < 0.05$,$^{**} P < 0.01$。

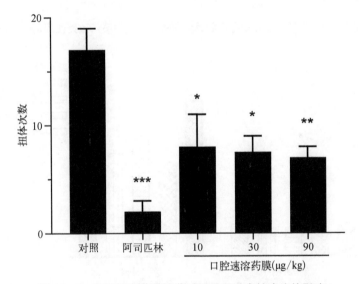

图 12 - 8　口腔速溶药膜给药对醋酸所致炎性疼痛的影响

将含有眼镜蛇蛇毒的口腔速溶药膜放在小鼠舌下,在给药前和给药后 3 h 测定足部注射福尔马林的疼痛反应。给药前及给药后 3 h,口腔速溶药膜大剂量组(90 μg/kg)及吗啡与空白药膜比较出现了舔足的潜伏期差异均有统计学意义($P < 0.05$ 或 $P < 0.01$);给药后 6 h,口腔速溶药膜各组呈现出剂量依赖性的镇痛作用,而吗啡组差异无统计学意义($P < 0.05$)。图 12 - 9 为中华眼镜蛇蛇毒口腔速溶药膜给药后对热板所致的疼痛小鼠的舔足时间的影响($X \pm SD, n = 15$);与对照组相比,$^* P < 0.05$,$^{**} P < 0.01$

甲醛致炎性痛模型是化学伤害性刺激引起的持续疼痛的有效模型,广泛应用于疼痛机制的研究及镇痛药的筛选。结果表明,给药各组不仅产生了剂量依赖性的镇痛作用,而且大剂量的口腔速溶药膜的镇痛作用强于阿司匹林阳性对照组。图 12 - 10 为中华眼镜蛇口腔速溶药膜给药 3 h 后对甲醛致炎致痛添足时间的影响($X \pm SD, n = 11 \sim 12$);与对照组相比,$^* P < 0.05$,$^{**} P < 0.01$,$^{***} P < 0.001$。

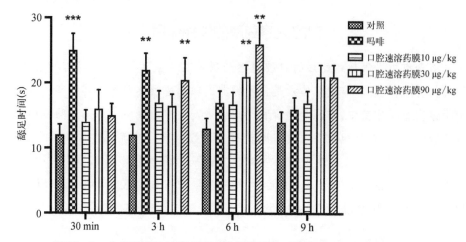

图 12－9   中华眼镜蛇蛇毒口腔速溶药膜给药对甲醛所致炎性疼痛的影响

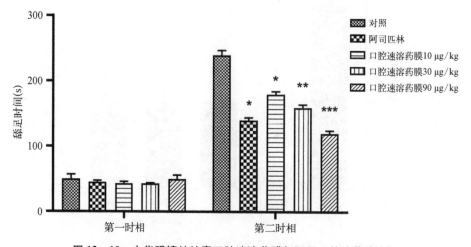

图 12－10   中华眼镜蛇蛇毒口腔速溶药膜与阿司匹林给药的比较

综上所述,中华眼镜蛇口腔速溶药膜通过口腔黏膜给药产生剂量依赖性的镇痛作用。

四、科博肽注射液在镇痛治疗中的应用

1. 慢性疼痛   总结 220 例 5 种疾病的镇痛作用。

（1）科博肽是从眼镜蛇蛇毒中提纯的神经毒素,对于慢性疼痛患者镇痛作用持久,且不成瘾,其副作用小,且停药后一般很快消失。

（2）220 例 5 种疾病的镇痛效果，其有效率达 91.36%，对于有炎症的患者宜加用抗炎治疗，收效更好。其作用机制有待进一步探讨和研究。

（3）在治疗中对于奏效不显或有反复的病例，可以继续用药，但要注意进一步检查原因。

（4）眼镜蛇蛇毒在南方各省容易取得，提纯不困难，制作不复杂，使用方便，值得推广。

姚荣尹、杨芝青等曾做过注射用科博肽的长期疗效和毒副作用的观察。将注射用科博肽肌内注射，每天 1 次，每次 2 mL（70 μg），以 10~20 天为 1 个疗程，少数病例可用到 2~3 个疗程，疗程间休息 5~10 天，结果如下：

（1）治疗结果：对部分患者进行随访观察，有的半年没有复发，有的患者停药后病情稍有反复。对神经血管性头痛的治疗有的患者疗效较好，有的患者疗效较差。他们的结论是：注射科博肽治疗神经血管性头痛、关节痛、三叉神经痛、坐骨神经痛及慢性腰腿痛等其疗效是肯定的。过去他们用以治疗偏头痛的药物，不论在发作时或用于预防性治疗，都没有持久的作用，这次通过临床观察证实注射用科博肽是一种作用慢、止痛效果持久且不成瘾的药物。一般需要用多次，甚至 10 多次，才有镇痛效果，但也有个别患者用药 2~3 次后就有止痛作用，不过用药宜坚持 1 个疗程，若用 1 个疗程仍未治愈时可继续用药，每周肌内注射 2~3 次巩固一段时间。

（2）副作用：注射后短时间内感口干 7 例，头昏 1 例，复视 2 例，月经量增多 1 例，丘疹 2 例。在治疗过程中碰到 1 例注射 7 次时出现头昏眼花，走路不稳，血压偏低，停药后症状消失。2 例局部起小量丘疹，但 20 min 后自行消失，在严密观察下继续应用而未再度出现丘疹。注射科博肽后可出现口干，对青光眼患者可使眼压增高，似对胆碱能神经有阻滞作用，类似阿托品。

高中恩曾利用科博肽配合中药治疗坐骨神经痛 182 例分析。在 182 例患者中治愈 100 例（56.84%），好转 62 例（34.06%），无效 20 例（10.98%），总有效率 89.02%。显效时间 5~28 天，平均（10.2±9）天。经 1 个疗程治疗者 62 例，2 疗程治疗者 106 例（58.24%），14 例治疗在 2 个疗程以上。其中，2 例患者 3~5 天后出现皮肤红疹，以抗过敏药施用后消除，约 1/5 患者治疗 3~7 天后有患侧肢体疼痛加重，但随即自行消失。未见其他用药反应。

王兴业、王凤学等曾经观察硬膜外腔注入科博肽用于术后镇痛的效果。他们选取 72 例胫腓骨骨折患者在连续硬膜外阻滞麻醉下行切开复位内固定术，术后随机分为 4 组(每组 18 例)向硬膜外腔一次注入容量为 10 mL 药物：A 组科博肽 0.25 μg/kg；B 组科博肽 0.125 μg/kg 加 0.5% 利多卡因液 10 mL；C 组吗啡 2 mg；D 组吗啡 1 mg 加 0.5% 利多卡因液 10 mL。按世界卫生组织标准，术后疼痛程度达 II 级时按组别给药。结果为：A 组与 B 组镇痛作用完全，镇痛维持时间 A 组与 B 组明显延长，A 组与 B 组分别为(412±25)min 和(345±28)min，与 C 组[(207±23)min] 和 D 组[(165±10.3)min] 比较，差异显著($P<0.05$)。注药后 30~120 min 患肢足背皮肤温度，A 组与 B 组均高于 C 组与 D 组($P<0.05$)。结论：科博肽注入硬膜外腔用于术后镇痛，维持时间较长，镇痛作用完全，无不良反应。

2. **癌性疼痛**　朱天新、吉天鹏等曾评估按国家药品生物制品检定所修订的国家标准生产的注射用科博肽(电泳纯和免疫纯)的临床应用效果及毒副作用。总有效率为 96.7%，总显效率为 82.6%，首支总有效率为 93.5%。对癌痛组的首支有效率稍低，为 84.2%。一般在肌内注射后 30~60 min 起效；对急性疼痛疗效可持续 6~10 h，对慢性疼痛大多可持续 12 h 或 24 h 以上。对阿片类药物成瘾患者也有良好效果。少数患者出现轻度口干、恶心、头晕等不良反应。结果表明，按新标准生产的注射用科博肽对各种急慢性疼痛均有良好的镇痛效果，起效快、镇痛作用强而持久、不成瘾、毒副作用小，且具有潜在的戒毒作用。优于按原地方标准生产的科博肽。

杨惠萍等研究了科博肽肠溶胶囊治疗晚期中、重度癌症患者疼痛的疗效。用药方法是每 6 h 口服科博肽肠溶胶囊，每次 280 μg，常规剂量每天 560 μg，在用药过程中根据疼痛缓解程度调整剂量由 280 μg、420 μg 递增至 560 μg。发现 68 例中重度癌痛患者，显效 41 例，有效 21 例，无效 6 例，总有效率为 91.2%，药物最小日剂量为 280 μg，最大日剂量为 840 μg，所有患者均可耐受，未见有药物依赖性出现。从而得出结论：科博肽肠溶胶囊作为控制中重度癌痛的药物，其镇痛效果满意，副反应少，服用方便，安全，值得临床推广应用。

杨麒麟(2012 年)报道 50 例患者中度疼痛 20 例，重度疼痛 30 例的癌症患者。50 例患者停用所有止痛药物后 48 h 换用科博肽注射液。科博肽注射液用法：肌内注射 140 μg，每天 140~280 μg，7~10 天为 1 个疗程，隔 1~2 天再进行第 2 疗程治疗，连用 2 个疗程。期间仅予以常规治疗，未予放化疗。疗效判定：完全缓解(CR)：治疗后疼痛完全缓解；部分缓解(PR)：治疗后疼痛有明显缓解，睡眠基本不受影响；轻度缓解(MR)：治疗后疼痛有所缓解，但仍有明显疼痛,影响睡眠;无效(NR):疼痛没有缓解或加重。有效:完全缓解+部分缓解;有效率:完全缓解率+部分缓解率。本组临床试用科博肽注射液治疗晚期中重度癌痛效果显著,总有效率达 92.0%,同时对于各型癌痛如骨痛、肌肉痛、内脏痛、神经压迫性疼痛、传入神经阻滞性疼痛(肠梗阻疼痛除外)有较好疗效,有效率>90.0%(表 12-1)。

表 12-1 治疗 2 个疗程后各型癌痛疗效分析

疼痛性质	骨 痛	肌肉痛	内脏痛	肠梗阻疼痛	神经压迫性疼痛	合 计
例数(例)	17	5	20	5	3	50
CR(%)	11(64)	4(80.4)	16(89.0)	2(40.0)	2(66.7)	35(70.0)
PR(%)	5(29.4)	1(20.0)	3(15.0)	1(20.0)	1(33.3)	11(22.0)
MR(%)	1(5.9)	0(0)	1(5.0)	1(20.0)	0(0)	3(6.0)
NR(%)	0(0)	0(0)	0(0)	1(20.0)	0(0)	1(2.0)
总有效率(%)	94.10	100	95	60.00	100	92.00

有报道称,对单用阿片类及科博肽止痛均未达完全缓解患者,二者联用,疗效明显增加,但副反应无明显增加。总之,科博肽用于晚期癌症止痛疗效可靠,服用安全,副反应轻,同时与吗啡类止痛药物有互补性及协同增效性,可作为临床上晚期癌症止痛的一线药物进行推广使用。

50 例患者用科博肽注射液止痛后不良反应:头晕 3 例,恶心、呕吐 8 例,体位性低血压 1 例,注射部位局部皮疹 3 例,均为轻度不良反应,没有 1 例出现精神依赖和呼吸抑制。

3. 神经痛 克洛曲:由纯化的眼镜蛇神经毒素科博肽、曲马多、布洛芬按 1:150:300 组成,三者通过不同的作用机制协同发挥镇痛作用。

癌痛镇痛临床研究:结果表明,108 例患者完成自身交叉对照研究。其中克洛曲片、曲马多胶囊和安慰剂疗效之间有显著差异($P<0.01$);而克洛曲片有效率较高,与曲马多胶囊相比有显著性差异($P<0.05$)。无论是中度疼痛还是重度疼痛,3 组病例起效时间都无显著差异。但缓解时间的差异有非常显著的意义($P<0.01$),而克洛曲片对中度和重度疼痛的均数缓解时间也都显著长于曲马多胶囊组($P<0.01$)。

4. 术后镇痛 临床研究表明,术后疼痛的 201 例患者中无论中、重度疼痛的镇痛效果均显著优于安慰剂组($P<0.001$)。两组的起效时间无显著差异

（$P>0.05$），但克洛曲片组的均数缓解时间都显著长于安慰剂组（$P<0.01$）。

2017～2021 年韩医医生穴位注射 cobrotoxin 的效果总结：

人本药业与韩国济州岛、首尔一批韩医医生合作，把 cobrotoxin 制成注射液，作为穴位注射剂使用，韩国称其为药针。他们的应用经验表明，cobrotoxin 溶解在注射用水中注射容易引起疼痛，溶解在 0.9% 的生理盐水中注射后疼痛反应轻。虽然 cobrotoxin 的浓度在不超过 5 μg/mL 时引起注射部位疼痛反应少，但是浓度再升高，容易引起注射部位疼痛。

他们往往结合传统的穴位点和局部疼痛压痛最明显的部位皮下注射药液，他们称之为穴位注射。所谓的穴位注射实际上就是根据中医的穴位皮下注射，结合在体表压痛明显的部位皮下注射。在剂量方面一位患者一次注射很少超过 20 μg。有些患者只要几微克就能达到满意的镇痛效果。

在疼痛病症方面，韩医医生认为对神经痛最敏感，而且需要的有效剂量小。往往越是难治的疼痛，cobrotoxin 越是能取得满意效果，如通风急性发作引起的肿痛、带状疱疹引起的神经痛、复杂性区域性疼痛综合征、偏头痛都取得良好的治疗效果。

点　评

从国内外研究眼镜蛇粗毒及神经毒素在动物和人的实验来看，无论是注射粗毒还是神经毒素，要在大、小鼠上产生显著镇痛效应的蛇毒剂量都很相似 [小鼠为 $1/6\sim1/4$ LD_{50}，大鼠为 $1/4\sim1/2$ LD_{50}，维持时间也相似（$7\sim10$ h）]。但在临床上使用的有效镇痛剂量为 $1/20\sim1/10$ LD_{50} 剂量（如果采用穴位注射所需剂量更小）。说明在使用神经毒镇痛方面，人比动物更加敏感，更有利于临床使用。这个差异可能与人和啮齿类动物脑中 α_3 和 α_5 的表达及分布不同有关。我们在韩国韩医医院应用 cobrotoxin 的经验表明，不同的疼痛、不同的患者对于神经毒素的有效剂量差别很大，部分患者只要几微克，有人需要几十微克。根据文献资料和试用体验，我们总结的眼镜蛇神经毒素的镇痛作用特点如下：

（1）作用机制和阿片受体和 COX 系统无关，与吗啡的镇痛作用相比，科博肽的镇痛作用强度达不到吗啡的效能，但比解热镇痛药强很多。科博肽的镇痛作用起效较慢，但持续时间较长。

（2）人群中剂量差异较大，有人用低至 1 μg 的剂量就有效，而有的人需要较大的剂量才有效，也有极少数患者完全无效，因此临床用药剂量需要个体化。

（3）有些时候，最初的注射没有效果或只有很小的效果，但在随后几天重复注射后作用逐渐增强，因此对于一开始治疗效果不好的患者也要在治疗 3~5 次后再做结论。

（4）对神经痛、一些难治性疼痛有效，如颌骨、脊柱和骨盆的恶性肿瘤疼痛，复杂性区域性疼痛综合征等。往往复杂的难治性疼痛可以收到良好的疗效。

（5）科博肽无成瘾性和耐受性，对吗啡耐受的疼痛科博肽依然有效，因此在对于吗啡失效的患者科博肽是理想的选择。

（6）在一些镇痛驱动的吗啡成瘾的患者中，可以通过科博肽替代注射来减少麻醉性镇痛的使用，对因试用阿片类毒品成瘾的患者，注射科博肽可以治疗戒断症状，帮助戒毒。

（7）一旦达到满意的镇痛效果，可以降低科博肽的给药频率或剂量，通常为每周 2~3 次，以维持科博肽的疗效。在这方面，眼镜蛇蛇毒与吗啡有很大的差异。

第十三章
眼镜蛇神经毒素的抗炎作用

炎症(inflammation)是机体对于刺激的一种防御反应,表现为红、肿、热、痛和功能障碍。炎症,可以是感染引起的感染性炎症,也可以不是感染引起的非感染性炎症。通常情况下,一定程度的短期炎症是有益的,是人体的自身防御反应,但是有的时候,炎症也是有害的,如病毒感染引起的炎症风暴,或是免疫系统对人体自身组织的攻击、发生在透明组织的炎症等。由于现代生活习惯和环境的变化产生代谢紊乱及代谢产物,包括游离脂肪酸(free fatty acid, FFA)和内毒素等极化巨噬细胞并诱发的慢性低度炎症,也称为代谢性炎症(metabolic inflammation,也称为"metflammation"),后者损伤组织和器官并导致代谢性疾病。动脉粥样硬化(atherosclerosis, AS)、2型糖尿病(type 2 diabetes mellitus, T2DM)、非酒精性脂肪肝(non-alcoholic fatty liver disease, NAFLD)及肥胖都与代谢性炎症密切相关。

免疫是人体抵抗病菌、病毒和消除自身的病变细胞(包括肿瘤细胞)的能力。机体有两个免疫系统,即天然免疫和适应性免疫。体液免疫系统由免疫球蛋白组成,当病菌、病毒进入体内,它能识别并产生大量免疫球蛋白,把病菌、病毒消灭。免疫力下降,所产生的免疫球蛋白不足,疾病就会产生。细胞免疫系统由各种免疫细胞如巨噬细胞、自然杀伤细胞、T细胞等组成,这些细胞分布在人体内各部位,具有识别、吞噬、毒杀病菌和病毒的作用。免疫功能低下或缺乏,容易感染,医学上称为免疫缺陷综合征。免疫功能亢进,表现的疾病有:花粉过敏、过敏性皮炎、麻疹、哮喘等疾病。免疫功能稳定异常,表现的疾病有:红斑狼疮、皮肌炎、风湿病、恶性贫血、重肌无力、牛皮癣、鱼鳞病、白塞氏病及糖尿病等。免疫监控功能失调-免疫系统不能及时识别和清除体内产生的变异细胞,这是产生肿瘤、发生癌变的主要原因和决定因素。有人把人体免疫功能失常形象地总结了 3 个层面：第一，认不出"坏人"；第二，把"好人"当"坏人"；第三，打不过"坏人"。根据现代医学研究表明人体 95% 的疾病跟免疫力低下有关。根据医学研究表明，人体免疫力提高 10% 癌症发生率将会降低 45%，肝炎、肺炎等传染性疾病发生率将会降低 52%，感冒发生率降低 66%，身体状态年轻。

人类自身免疫病有 100 多种，但是病理机制都相似，都是人体免疫不断地攻击自身的细胞。眼镜蛇蛇毒含有的多种成分有致炎作用，也有成分有抗炎和免疫调节作用，这些作用可能与镇痛和治疗自身免疫病有一定关系。中华眼镜蛇蛇毒包含眼镜蛇蛇毒因子（cobra venom factor，CVF）、心脏毒素（cardiotoxin，CTX）、神经毒素与磷脂酶 A_2（phospholipase A_2，PLA_2）等组分。一系列的研究表明，眼镜蛇蛇毒及其组分具有镇痛、抗炎的作用。CVF 是眼镜蛇蛇毒内的抗补体蛋白，被广泛应用于抑制移植实验的排异反应。心脏毒素-3 与 PLA_2 被证实具有抗菌的特性，提示可用于治疗细菌所引起的感染性疾病。另有文献报道心脏毒素-3 还具有抗肿瘤的作用，提示心脏毒素-3 可用于协助免疫系统清除异常的细胞的侵害。NF-κB 是调控 T 细胞增殖和分化的关键靶点，研究报道，神经毒素对 NF-κB 会产生抑制作用，同样有研究显示，神经毒素能够对佐剂型关节炎造成的炎症反应产生抑制作用，其中佐剂型关节炎为类风湿关节炎的实验模型。然而眼镜蛇蛇毒及其神经毒素对免疫系统仍无全面系统的基础和临床研究。

一、短链神经毒素

Ruan 等（2013）通过评价神经毒素对几个炎症关键因素的影响来评估它的抗炎作用，包括总抗氧化活性、体内抗感染作用、NF-κB、多形核细胞（polymorphonuclear leukocyte，PMN）、诱导型一氧化氮合酶（inducible nitric oxide synthase，iNOS）、细胞间黏附分子-1（intercelluar adhesion molecule-1，ICAM-1）和触觉异常。结果发现，神经毒素治疗降低了肿瘤坏死因子（tumor necrosis factor-α，TNF-α）和白介素 1β（interleukin 1β，IL-1β）的水平。神经毒素治疗剂量依赖性地减轻了总抗氧化应急状态，减少了完全弗氏佐剂（CFA）诱导的触觉过敏。神经毒素显著抑制了 NF-κB 的激活和 IL-1β、TNF-α、iNOS 和钙调蛋白 1（calmodulin 1，CaM 1）的产生，此外，神经毒素还抑制了 PMN 的浸润。

二、苏州大学对 cobrotoxin 抗炎作用的研究

（1）小鼠抗炎实验：雄性 ICR 小鼠，模型组皮下注射生理盐水，其他组皮下注射 cobrotoxin，每天 1 次，连续给药 7 天。7 天后，各组小鼠足底皮内注射 25 μL 2.5%的甲醛溶液诱发炎症反应，表现为足部红肿。10 h 后，处死小鼠，剪下肿胀后足称重，记为湿重。烘干后再次称重，记为干重。肿胀程度用每只小鼠的后足湿重减去干重，最后统计分析。实验结果显示，地塞米松组显著抑制了小鼠足底注射甲醛引起的足肿胀（图 13 - 1A），体现出了良好的抗炎作用，中华眼镜蛇神经毒素不同剂量组也表现出一定的抗炎作用，且大剂量作用最强，但 cobrotoxin 的抑制作用比地塞米松弱。

雄性 ICR 小鼠，模型组皮下注射生理盐水，其他组皮下注射相应的药物，每天 1 次，连续给药 7 天。7 天后，各组小鼠腹腔注射 0.6%醋酸溶液（0.1 mL/10 g）诱发炎症反应，表现为腹腔炎性渗出，10 min 后，尾静脉注射 0.5%伊文思蓝（0.1 mL/10 g）。20 min 后，处死小鼠，剪开腹腔，用生理盐水冲洗腹腔，并定容至 10 mL，4 000 r/min 离心 20 min，吸取上清，酶标仪 590 nm 处检测吸光度。实验结果显示，地塞米松组与 cobrotoin 不同剂量组都表现出一定的抗炎作用，且 cobrotoxin 大剂量作用与地塞米松组相当（图 13 - 1B）。

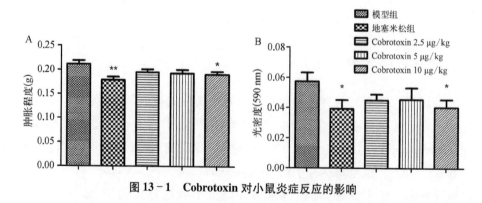

图 13 - 1　Cobrotoxin 对小鼠炎症反应的影响

（2）大鼠纸片肉芽肿实验：本实验选用雄性 Wistar 大鼠 50 只，造模后随机分为 5 组，每组 10 只，分别为模型组、阳性药地塞米松组（0.4 mg/kg）及 cobrotoxin 低剂量组（2.5 μg/kg）、中剂量组（5 μg/kg）、高剂量组（10 μg/kg）。模型组皮下注射生理盐水，其他组皮下注射相应的药物，每天 1 次，连续给药 7 天。

7天后,麻醉处死动物,取出包裹着纸片的肉芽肿称重,记为湿重,烘干后再次称重,记为干重,干重和湿重分别进行比较与统计。实验结果显示,地塞米松组显著抑制了大鼠肉芽肿的形成,体现出了良好的抗炎作用;中华眼镜蛇神经毒素不同剂量组也表现出较强的抗炎作用,其中,cobrotoxin 高剂量组（10 μg/kg）抑制肉芽肿生成作用最强。Cobrotoxin 低剂量组（2.5 μg/kg）与中剂量组（5 μg/kg）都表现出良好的抑制作用,但两个剂量组未有良好的剂量依赖性（图 13 - 2）。总体上,cobrotoxin 的抗炎作用弱于地塞米松。

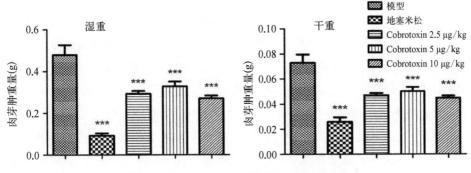

图 13 - 2　**Cobrotoxin** 对纸片肉芽肿的影响

　知识拓展

眼镜蛇蛇毒因子对炎症免疫的作用

　　眼镜蛇蛇毒因子（cobra venom factor, CVF）是来源于眼镜蛇蛇毒中一种稳定的无毒抗补体蛋白,属于补体旁路激活物,通过激活旁路途径可不断活化补体最终使补体成分耗竭。早在 1905 年眼镜蛇蛇毒的抗补体特性已为人们所认识,然而直到 20 世纪 60 年代才提纯出抗补体成分,称为眼镜蛇蛇毒因子（CVF）。CVF 和 C3 激活原（C3PA）,即 B 因子结合,然后在 C3PA 转化酶（D 因子）的作用下,把 C3 裂解为 C3a 和 C3b,激活补体旁路途径。由于 C3b 不会被 C3b 灭活因子所灭活,所以能持续不断地激发补体正反馈环路,消耗 C3。此外,CVF 还能使 C5 减少,C6 活性降低,以及抑制 Arthu's 反应。叶春玲等证明从中华眼镜蛇蛇毒中分离纯化的 CVF 具有强而持续的抗补体作用,CVF 注射 1.0 mg/kg 给大鼠,2 h 即可基本耗竭补体,2 天后补体水平略有回升,4 天基本恢复正常;10 mg/kg CVF 耗竭补体持续时间更长,注射 4 天后血清补体才恢复至基础值的 51%。

CVF 能暂时性耗竭补体级联效应中的 C3～C9 成分,得到了学者大量的关注,认为消耗补体能减轻免疫反应和炎症。

补体系统在炎症反应中发挥重要作用。补体系统通过补体 C3 对非己抗原进行识别,然后通过一系列酶促反应,将炎症信号进行放大,最后通过巨噬细胞的生成对非己抗原发动攻击并清除。然而补体在激活过程中可产生某些活性片段(如 C3a、C5a),他们是具有强大生物活性的炎症介质,可引起血管炎症反应,并能激活白细胞。如用 CVF 耗竭血液中的 C3、C5,就可能阻断炎症过程,减轻甚至避免组织损伤。Sehic 等预先用 CVF 耗竭血清补体,可显著减轻豚鼠对内毒素的发热反应;Vriesendorp 等用 CVF 耗竭补体后,可显著减轻实验性过敏性神经炎的炎症反应和脱髓鞘作用。Hopken 等用 CVF 干预脓毒败血症猪模型后发现,与对照组相比 CVF 能明显降低注射大肠杆菌引起的 IL－6 水平增高。Hietbrink 等研究发现,阻断 C5a 可降低脓毒败血症模型肠和肺的通透性,减少中性粒细胞的聚集。然而在 CVF 快速激活补体过程中,同样可产生 C3a、C5a 等活性片段,引起炎症反应。因此可利用 CVF 激活补体建立补体依赖性急性肺损伤模型,并认为此种肺损伤是有中性粒细胞所介导,L－选择素也参与其病理生理过程。

在国外的研究中,兔子提前给予 CVF 能预防实验性复杂性关节炎形成。另一项同样模型的研究中显示大鼠提前 3 天给予 CVF 延迟了急性炎症的发作,但是在接下来慢性炎症的形成阶段并没有像急性阶段显示出良好效果。如果在佐剂注射 9 天之内给予小剂量的 CVF,能持续减少补体 C3 达 3 天和延迟佐剂性关节炎发作大约 3 天。佐剂注射之后持续 14 天给予 CVF 同样抑制了最大的炎症反应。这些发现也证明了补体 C3 在佐剂性关节炎发病中起重要作用。但是 Stanzler 及其同事观察到在免疫复合物形成的兔关节炎中用 CVF 系统性地耗竭补体,没有出现抗炎效果。IgA 聚合免疫复合物引起的急性肾小球炎症是以补体激活、肾小球内巨噬细胞存在和尿蛋白为特征,Stab R K 等用 CVF 耗竭补体后,可显著减轻实验性肾炎大鼠的肾小球膜增生及白细胞浸润,未出现急性蛋白尿,肾小球膜光滑,未见补体 C3 沉积。中山医科大学肾病研究所黄小平和李士梅等探讨补体对于大鼠原位性肾炎的影响。用 C－BSA 诱导的原位性肾小球肾炎(一种近似膜性肾病的模型),发现 CVF 能显著减少实验大鼠的蛋白尿,减轻足突触合,降低肾皮质的 PGE_2、PGI_2 和 TXA_2。南京医科大学冯雪凤等在肾炎和 CVF 之间的关系上也进一步证实了上述的实验数据。他们用抗胸腺细胞抗血清

（ATS）复制大鼠 Thy－1 肾炎（Thy－1 N）模型，CVF 能耗竭体内补体，对 Thy－1 肾炎大鼠肾小球系膜细胞凋亡病变及其生长阻滞和 DNA 损伤诱生蛋白 *45α* 基因表达产生影响。

CVF 通过激活补体使外周白细胞计数升高，吞噬和黏附作用增强，可加强机体对肿瘤细胞的清除作用。另外，抗肿瘤特异性抗原或相关抗原的单克隆抗体可与肿瘤细胞结合，CVF 作为导向药物的效应分子，具有选择性高、毒性小的特点。Juhl 等将导向 GD2 神经节苷脂抗原的单抗 3F8 与 CVF 连接成 CVF－单抗结合物，能促进肿瘤细胞特异性摄入抗癌胚抗原的抗体；Wang 等研究发现，CVF－单克隆抗体结合物对人鼻咽癌细胞具有高选择性的细胞杀伤作用。

此外，眼镜蛇蛇毒中的其他一些组分，如富含半胱氨酸分泌蛋白（cysteine-rich secretory protein，CRISP）、心脏毒素和神经毒素同样可以通过调节 ICAM－1、IL－2、IL－10 和 E－selectin 等细胞因子的表达参与调节免疫反应。

眼镜蛇磷脂酶 A_2 对炎症的作用

磷脂酶 A_2（phosphalipase A_2，PLA_2）是一类分布广泛的酶家族，按其分子量生物来源和对 Ca^{2+} 的要求及其他生化特性大致可分为 4 类：分泌型（$sPLA_2$）、胞质型（$cPLA_2$）、细胞内（$iPLA_2$）及一些其他 PLA_2 家族，如血小板活化因子（platelet activating factor，PAF）等。所有 PLA_2 都具有一种共同的基本作用，即以生物膜磷脂为天然底物，催化多种磷脂 *sn*－位上的酯键水解产生游离脂肪酸和溶血磷脂参与磷脂的代谢。从眼镜蛇蛇毒中分离得到的 PLA_2 主要为（$sPLA_2$）。$sPLA_2$ 又称为 14 kDa PLA_2，属于低分子 PLA_2。其超家族有很多成员，如 Ⅰ 型 PLA_2（分为 A、B 两个亚型），Ⅱ 型 PLA_2（分为 A、B、C、D、E、F 6 个亚型），以及 Ⅴ、Ⅸ、Ⅹ、Ⅺ、Ⅻ 型 PLA_2。广泛地存在于多个物种内。其中 Ⅰ 型 PLA_2 主要来自眼镜蛇蛇毒和金环蛇蛇毒，分子量为 13~14 kDa，分子内含 7 个二硫键。由于分子内含较多的二硫键，结构中具有两歧性氨基酸末端 α 螺旋、钙结合襻和活性位点，使它们具有热稳定性，同时也需要钙激活。

眼镜蛇蛇毒 $sPLA_2$ 的药理、毒理作用及其机制：$sPLA_2$ 的药理、毒理作用很广泛，有影响血小板聚集、溶血活性、突触前神经毒性、肌毒性、心脏毒性、水肿和惊厥等。眼镜蛇蛇毒 $sPLA_2$ 有明显的抗凝、纤溶、出血、溶血作用，其中对血小板聚集的影响报道较多。不同种类的眼镜蛇蛇毒 $sPLA_2$ 对血小板聚集功能的作用也不同，如台湾眼镜蛇蛇毒 $sPLA_2$ 能诱导血小板聚集，而印度眼镜蛇蛇毒中所含的酸性 sPLA$_2$ 则是抑制血小板聚集。广东产眼镜王蛇毒酸性 PLA$_2$-Ⅰ型进一步分离纯化得到的 I-B 型 PLA$_2$，也已被证实对 ADP、花生四烯酸和凝血酶诱导的兔血小板聚集均有抑制作用，并具有剂量依赖关系。

sPLA$_2$ 有致炎症和抗肿瘤作用。眼镜蛇咬伤后，伤口常会出现炎症反应，而 PMN 是这一炎症反应的主要细胞组分。眼镜蛇蛇毒中的一种或多种 PLA$_2$ 可作为主要的化学诱导物增强 PMN 的动力和迁移力，引起 PMN 在伤口处聚集，并伴有胶原受体 CD49b 的表达增加，而蛇毒 PLA$_2$ 的抑制剂马兜铃酸可减小 PMN 迁移力的增强。报道显示，眼镜蛇蛇毒 PLA$_2$ 首先引起 PMN 的非酶激活，从而激活胞质 PLA$_2$，并释放花生四烯酸代谢物参与诱导 PMN 的脱颗粒和活性的增加，再与激活的 PMN 表面的阴性磷脂相互作用引起内吞，最终导致 PMN 在蛇咬伤口处积聚。马兜铃酸只能部分地削弱 PMN 的聚集作用，但特殊的胞质 PLA$_2$ 抑制剂 MAFP 则能完全抑制 PMN 的聚集。眼镜蛇蛇毒对肝癌、胃癌、鼻咽癌、卵巢癌、宫颈癌及淋巴瘤均有明显的抑瘤效果，对小鼠移植性肿瘤如卵巢癌、宫颈癌也有一定的抑制作用，其抗癌的机制可能与改变细胞膜的结构和功能，调整自由基水平，增强体内的免疫应答有关。最近，俄罗斯的科学家发现多种蛇毒中的 PLA$_2$ 有抑制新型冠状病毒的作用，由于眼镜蛇蛇毒有较为广谱的抗病毒作用，眼镜蛇蛇毒 PLA$_2$ 是否有抗新型冠状病毒的作用值得进行研究。

蛇毒总毒的抗炎作用

彭松峰等对眼镜蛇蛇毒注射液进行了抗风湿性关节炎的药理研究，对大鼠佐剂性关节炎、鸡蛋清致大鼠足肿胀、甲醛诱导的足肿胀、大鼠棉球肉芽肿和小鼠毛细血管通透性进行了研究。发现蛇毒对这些炎症和毛细血管通透性均有抑制作用。张亚利等观察了眼镜蛇蛇毒对实验动物免疫功能的影响，发现眼镜蛇蛇毒可明显提高小鼠血清溶血素水平，明显抑制各组小鼠的迟发型超敏反应，明显提高小鼠网状内皮细胞的吞噬功能，且具有剂量依赖性。第二军医大学的张黎明等对眼镜蛇蛇毒抗关节炎作用做了实验研究，发现在佐剂注射之后 1 周，给予眼镜蛇蛇毒皮下注射连续 20 天，对于踝关节周长无显著影响，但是却能明显地抑制肉芽肿的形成，可见眼镜蛇蛇毒对关节滑膜增生有一定的保护或逆转功能。随后对眼镜蛇蛇毒进行了氧化修饰，发现修饰后的眼镜蛇蛇毒具有明显的抗关节炎作用，可改善关节炎引起的全身病变症状，且无明显毒副作用。如果与快速控制炎症的药物配伍使用，有可能开发成功一类新的抗类风湿的药物。中山大学的许实波等对眼镜蛇蛇毒注射液进行药理研究。蛇毒注射液通过肌内注射发现对一些炎症诱导物质(佐剂、鸡蛋清、甲醛等)诱导的炎症具有显著的抑制作用,也能显著减轻肉芽肿重量,降低毛细血管通透性、提高免疫功能和抑制迟发型超敏反应,并且对神经系统、心血管系统和呼吸系统无明显的毒副作用。赣南医学院叶和杨等对赣南产金环蛇、银环蛇、眼镜蛇、竹叶青和蝮蛇5种毒混合用高度饮用酒浸泡而成药酒,采用佐剂、肉芽肿和迟发型过敏反应的方法发现蛇酒对这些慢性炎症具有明显的抑制作用。

　　苏州大学衰老与神经疾病重点实验室对眼镜蛇总毒的抗炎作用也进行了研究,雄性SD大鼠注射蛋清前5天分别灌胃给药,用足趾容积测量仪测量每只大鼠右后足体积两次,取平均值为基础值。然后每组大鼠足底皮下注射10%鸡蛋清100 μL,分别在注射蛋清后的0.5 h、1 h、2 h和4 h测量右后足体积,给药前后的足体积差值为足肿胀度。实验结果显示,大鼠右侧足底皮下注射鸡蛋清0.5 h之后肿胀最为明显,足肿胀度为1.3 mL左右,之后逐渐下降,4 h后为0.6 mL。在注射蛋清之后1 h,中华眼镜蛇蛇毒(90 μg/kg、270 μg/kg)两个剂量组与生理盐水组相比能明显抑制足肿胀度,有显著性差异。雷公藤总苷和未变性中华眼镜蛇蛇毒(90 μg/kg)也能明显降低足肿胀度。总之,变性(100℃加热10 min)中华眼镜蛇蛇毒(90 μg/kg、270 μg/kg)两个剂量组在抑制鸡蛋清诱导的足肿胀度方面略优于雷公藤总苷和未变性中华眼镜蛇蛇毒组(图13-3)。

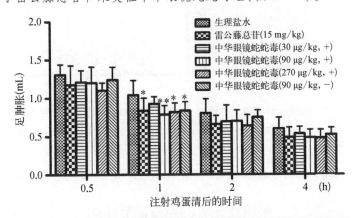

图13-3　变性眼镜蛇蛇毒预处理对10%蛋白质诱导大鼠炎症的影响

　　大鼠用变性眼镜蛇蛇毒进行治疗(30 μg/kg、90 μg/kg、270 μg/k),或不变性的眼镜蛇蛇毒90(μg/kg)或雷公藤总苷(15 mg/kg)每天1次,注射血清5天。用水置换法测量爪体积测定爪水肿。数据表示平均±SD($n=10$)。* $P<0.05$,** $P<0.01$,与生理盐水组进行比较。+:表示经过热变性处理;-:表示未经热变性处理

　　雄性 SD 大鼠用 4% 水合氯醛麻醉后,将灭菌过的纸片(打孔机制备,圆形,直径为 6 mm,厚度为 0.36 mm,重量在 50 mg 左右)用 10 μL 的 7% 甲醛浸润后,于腋下两侧植入,无菌操作,手术之后给予青霉素 G 预防感染,连续 3 天。从手术当天开始每天灌胃给药,第 7 天在肉芽肿形成最严重的时候处死动物,取下肉芽肿。精密称量肉芽肿湿重。肉芽肿置于 60℃ 烘箱中 6 h 之后,称量肉芽肿干重。结果表明,变性中华眼镜蛇蛇毒中剂量和大剂量与生理盐水组相比,在肉芽肿湿重方面能明显抑制肉芽肿湿重。雷公藤总苷和未变性中华眼镜蛇蛇毒中剂量组也能明显抑制肉芽肿湿重量,但是作用较弱。湿肉芽肿在烘箱干燥之后,称其干重,结果和湿重一致。并且在最终的比较中我们发现中华眼镜蛇蛇毒大剂量(270 μg/kg)相比于阳性药雷公藤总苷无论肉芽肿湿重还是干重都具有明显的统计学差异,说明在抑制肉芽肿方面变性中华眼镜蛇蛇毒大剂量组(270 μg/kg)优于雷公藤总苷组(图 13-4)。

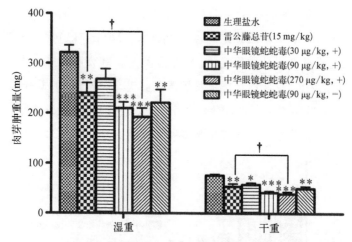

图 13-4　变性中华眼镜蛇蛇毒对 7% 甲醛浸泡滤纸诱导大鼠肉芽瘤的影响

　　大鼠用变性中华眼镜蛇蛇毒进行治疗(30 μg/kg、90 μg/kg、270 μg/kg),不变性的中华眼镜蛇蛇毒(90 μg/kg)或雷公藤总苷(15 mg/kg)。在植入小片 7 天后取出纸片分析肉芽肿。数据表示平均±SD($n=10$)。$^{*}P < 0.05$, $^{**}P < 0.01$, $^{***}P < 0.001$,与生理盐水比较;$P < 0.05$,变性中华眼镜蛇蛇毒(270 μg/kg)与雷公藤总苷(15 mg/kg)相比。+:表示经过热变性处理;-:表示未经热变性处理

眼镜蛇蛇毒的免疫调节作用

　　张亚利等研究发现眼镜蛇蛇毒粗毒能够提高小鼠网状内皮系统吞噬能力,抑制 2,4-二硝基氯苯所致迟发型超敏反应并且能够显著提高小鼠血清溶血素水平。龙盛京研究发现蝮蛇毒和眼镜蛇蛇毒通过抑制吞噬细胞吞噬功能使全血

发光下降,眼镜蛇蛇毒的这种抑制作用比蝮蛇蛇毒强。Zhu 等研究表明,口服眼镜蛇蛇毒能够显著抑制甲醛、鸡蛋清及完全弗式佐剂造成的炎症反应,其中完全弗氏佐剂诱导的关节炎为自身免疫病——类风湿关节炎的实验动物模型。NF-κB 为抑制 T 细胞增殖和活化的重要靶点,Wang 等证实口服眼镜蛇蛇毒对急、慢性肾小球肾炎产生的保护作用是通过对 NF-κB 的抑制作用实现的。提示眼镜蛇蛇毒可能具有作为临床免疫抑制剂使用的价值。

1. 中华眼镜蛇蛇毒对天然免疫的影响 苏州大学衰老与神经疾病重点实验室对眼镜蛇蛇毒总毒和神经毒素的免疫调节分别进行了研究。发现中华眼镜蛇蛇毒对正常小鼠有增强非特异性免疫功能的作用。

(1) 中华眼镜蛇蛇毒增强巨噬细胞吞噬能力:选用 ICR 小鼠 40 只,随机分为 4 组,分别为正常组(control)及中华眼镜蛇蛇毒低剂量组(20 μg/kg)、中剂量组(40 μg/kg)、高剂量组(80 μg/kg),每组 10 只。各给药组用相应浓度药物按每天 0.1 mL/10 g 体积灌胃,正常组每天灌服 0.1 mL/10 g 蒸馏水,实验连续给药 21 天。末次给药后 3 h,各组小鼠尾静脉注射印度墨汁 0.1 mL/10 g。分别于注射后 2 min 和 20 min 后于眼眶静脉丛取血 20 μL,注入 1.5 mL 0.1% Na_2CO_3 溶液中,充分混匀。取血完毕后,立即脱颈处死小鼠,称取肝脏、脾脏湿重。吸取 200 μL Na_2CO_3 溶液置于酶标板中,680 nm 测量吸光度。计算校正廓清指数 α(式 13-1)。

$$校正廓清指数\ \alpha = \sqrt[3]{\frac{\lg OD_1 - \lg OD_2}{t_2 - t_1}} \times \frac{体重(g)}{肝重(g) + 脾重(g)} \quad (13-1)$$

式中,OD_1、OD_2 分别指注射后 2 min(t_1)和 20 min(t_2)的吸光度值。

实验结果所示,中华眼镜蛇蛇毒能够增强小鼠碳粒廓清指数 α,尤以低剂量(20 μg/kg)最为显著($P<0.05$,图 13-5),提示中华眼镜蛇蛇毒能够增强机体吞噬细胞吞噬异物的能力。吞噬细胞为机体非特异性免疫的重要组成部分,碳粒廓清实验为评价机体单核巨噬细胞吞噬功能的主要方法,碳颗粒进入机体后迅速被循环系统内的单核细胞摄取,主要被定居在脾脏与肝脏的巨噬细胞吞噬。

(2) 中华眼镜蛇蛇毒增强自然杀伤细胞(NK 细胞)的功能:选用 ICR 小鼠 16 只,随机分为 4 组,分别为正常组(control)及中华眼镜蛇蛇毒低剂量组(20 μg/kg)、中剂量组(40 μg/kg)、高剂量组(80 μg/kg),每组 4 只。各给药组用相应浓度药物按每天 0.1 mL/10 g 体积灌胃,正常组每天灌服 0.1 mL/10 g 蒸

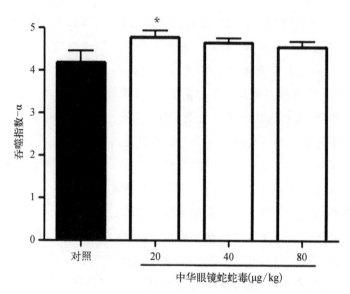

图 13 - 5　中华眼镜蛇蛇毒增强了 NK 细胞的吞噬活性

中华眼镜蛇蛇毒(20~80 μg/kg)给 ICR 小鼠口服 21 天。最后一次服药后 3 h 注入碳粒子悬浮液。吞噬活性被称为校正的吞噬指数 α。数据为 8 只小鼠的平均值±SD。* $P<0.05$(相对于对照组)

馏水，实验连续给药 21 天。末次给药后 3 h，脱颈处死小鼠，无菌取脾置于 RPMI 1640 培养基中平衡 3~5 min，将脾脏置于 200 目细胞筛，用剪刀将脾脏剪碎后，PBS 冲洗过滤除去其中的碎片及结缔组织。细胞悬液离心后以 2 mL 含 150 mmol/L HCl、10 mmol/L KHCO₃、0.1 mmol/L EDTA 的红细胞裂解液重悬反应 1 min 以除去红细胞，PBS 洗涤 2 次，每次 1 500 r/min，离心 5 min，台盼蓝染色计数细胞存活率>95%，用含 1%灭活胎牛血清的 RPMI 1640 培养基重悬细胞至 $5×10^6$个/mL。实验前 24 h 将靶细胞 YAC - 1 进行传代培养，应用前以 PBS 洗涤 1 次，用含 1%灭活胎牛血清的 RPMI 1640 调整细胞浓度至 $1×10^5$个/mL。取效应细胞和靶细胞各 100 μL 加入 96 孔培养板中，同时设最大释放孔和自发释放孔，上述各项均设 3 个复孔，于 37℃、5% CO₂ 培养箱中培养 4 h，在培养结束前 1 h 于最大释放孔加入乳酸脱氢酶(lactate dehydrogenase，LDH) 释放试剂 20 μL。培养结束后 1 800 r/min 离心 5 min，取 120 μL 上清至另一 96 孔板中，每孔加入 LDH 基质液 60 μL，将 96 孔板置于水平摇床，室温避光孵育 30 min，于酶标仪 490 nm 测定每孔吸光度，计算 NK 细胞活性(式 13 - 2)。

$$NK \text{ 细胞活性 }\% = \frac{\text{反应孔 } OD - \text{自发释放孔 } OD}{\text{最大释放孔 } OD - \text{自发释放孔 } OD} × 100\% \quad (13 - 2)$$

NK 细胞无须抗原呈递细胞便可对肿瘤细胞产生杀伤作用,为机体非特异性免疫功能的重要组分。YAC－1 细胞为小鼠淋巴瘤细胞,对 NK 细胞活动十分敏感,为检测 NK 细胞活性的靶细胞。LDH 释放法被广泛用于检测 NK 细胞对肿瘤细胞的杀伤作用,NK 细胞与靶细胞一同培养,LDH 释放越多则表示 NK 细胞杀伤作用越明显。结果显示,中华眼镜蛇蛇毒(40 μg/kg,80 g/kg)对 NK 细胞对靶细胞的杀伤作用呈现显著的促进作用($P<0.05$),且随剂量增加杀伤作用越明显(图 13－6)。

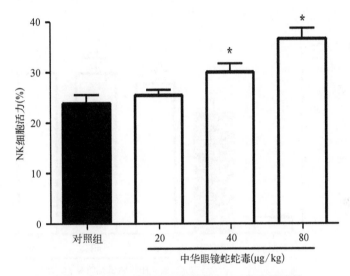

图 13－6　中华眼镜蛇蛇毒增强了 NK 细胞的活性

ICR 小鼠口服中华眼镜蛇蛇毒(20~80 μg/kg)21 天,对照组小鼠给水。用眼镜蛇蛇毒处理过或对照组小鼠的脾脏中分离出来的效应细胞用靶细胞(YAC－1 细胞系)以 50∶1 的比率培养 4 h。使用 LDH 释放法测定了 NK 细胞的活性。数据为每组 4 只小鼠的平均值±SD,$n=4$。* $P<0.05$(相对于对照组)

2. **中华眼镜蛇蛇毒对 B 淋巴细胞的影响**　我们也研究了中华眼镜蛇蛇毒对正常小鼠特异性体液免疫功能的影响,发现中华眼镜蛇蛇毒对体液免疫也有增强作用。本实验选用 ICR 小鼠 50 只,随机分为 5 组,分为正常组(control)、模型组(model)及中华眼镜蛇蛇毒低剂量组(20 μg/kg)、中剂量组(40 μg/kg)、高剂量组(80 μg/kg),每组 10 只。各给药组用相应浓度药物按每天 0.1 mL/10 g体积灌胃,正常组与模型组每天灌服 0.1 mL/10 g 蒸馏水,实验连续给药 21天。实验第 17 天,每只小鼠尾静脉注射 0.2 mL 5%绵羊红细胞(SRBC)致敏。实验第 21 天,小鼠摘眼球取血,血样室温静置 1 h 后 3 000 r/min 离心 10 min分离血清。将血清用生理盐水作 1∶300 倍稀释,在 1.5 mL EP 管内依次加入

100 μL 稀释血清,2.5% SRBC、1∶10 豚鼠补体各 250 μL,混匀后置于 37℃ 反应 1 h 后,3 000 r/min 离心 5 min 后取 200 μL 上清液于酶标板中,于 540 nm 测定样品吸光度。机体对 SRBC 产生的初级体液免疫反应产物 IgM 在补体的参与下可对 SRBC 产生溶血效应,又称溶血素,为检测机体体液免疫反应的敏感指标,在 SRBC 与补体量一定的情况下,溶血素含量越多,产生溶血效应越明显。结果表明,模型组溶血反应明显强于正常对照组($P<0.05$),表示造模成功;与模型组相比,中华眼镜蛇蛇毒(40 μg/kg、80 μg/kg)可显著增加正常小鼠溶血素生成量($P<0.05$),且呈剂量依赖趋势(图 13−7)。

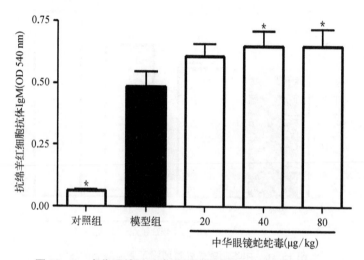

图 13−7　中华眼镜蛇蛇毒增加了抗 SRBCIgM 抗体的产生

中华眼镜蛇蛇毒(20~80 μg/kg)组 ICR 小鼠口服 21 天,对照和模型组小鼠加水。模型小鼠和中华眼镜蛇蛇毒治疗组小鼠在治疗后第 16 天用 0.2 mL 5%SRBC 免疫,在第 21 天收集血清。通过溶血测试测定小鼠抗 SRBC IgM 抗体水平。数据为每组 10 只小鼠的平均值±SD。* $P<0.05$(对比模型)

选用 ICR 小鼠 16 只,随机分为 4 组,分为正常组(control)及中华眼镜蛇蛇毒低剂量组(20 μg/kg)、中剂量组(40 μg/kg)、高剂量组(80 μg/kg),每组 4 只。各给药组用相应浓度药物按每天 0.1 mL/10 g 体积灌胃,正常组每天灌服 0.1 mL/10 g 蒸馏水,实验连续给药 21 天。末次给药后 3 h,脱颈处死小鼠,参照前述方法制备脾细胞悬液,用含 10%胎牛血清的 RPMI 1640 的培养基(RPMI 1640 完全培养基)调整细胞浓度为 $5×10^6$ 个/mL,将脾细胞悬液加入 96 孔培养版中,100 μL/孔,设 6 复孔,其中 3 孔加入终浓度为 10 μg/mL 的 LPS 溶液 100 μL,另 3 孔加入 100 μL RPMI 1640 完全培养基作为对照。细胞培养板置于 37℃、5% CO_2

培养箱培养48 h,培养结束前4 h,每孔轻轻吸弃上清100 μL,再加入CCK-8溶液10 μL/孔,4 h后于450 nm测定每孔吸光度,计算淋巴细胞增殖率(式13-3)。

$$淋巴细胞增殖率\% = \frac{实验孔\ OD - 对照孔\ OD}{对照孔\ OD} \times 100\% \qquad (13-3)$$

B细胞的增殖是机体产生高亲和力抗体的关键环节,检测B细胞增殖能力可反映机体体液免疫功能。结果如图13-8所示,中华眼镜蛇蛇毒20 μg/kg、40 μg/kg、80 μg/kg均可显著增强LPS诱导脾脏B细胞增殖反应($P<0.05$),且随剂量增大,促进作用越强。

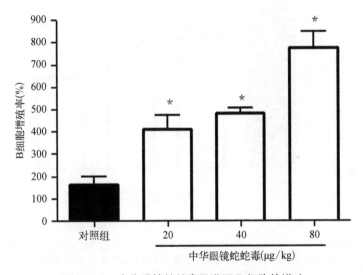

图13-8 中华眼镜蛇蛇毒促进了B细胞的增殖

中华眼镜蛇蛇毒(20~80 μg/kg)ICR小鼠口服21天,对照小鼠给水。用眼镜蛇蛇毒治疗或对照组小鼠的分离脾细胞进行LPS(10 μg/mL)刺激48 h,并使用CCK-8测定B细胞的增殖率。数据为每组4只小鼠的平均值±SD,$n=4$。* $P<0.05$(相对于对照组)

3. **中华眼镜蛇蛇毒对T细胞的影响** 选用ICR小鼠16只,随机分为4组,分为正常组(control)及中华眼镜蛇蛇毒低剂量组(20 μg/kg)、中剂量组(40 μg/kg)、高剂量组(80 μg/kg),每组4只。各给药组用相应浓度药物按每天0.1 mL/10 g体积灌胃,正常组每天灌服0.1 mL/10 g蒸馏水,实验连续给药21天。末次给药后3 h,颈椎脱白法处死小鼠,参照前述方法制备脾细胞悬液,用RPMI 1640完全培养基调整细胞密度为5×10^6个/mL,将脾细胞悬液加入96孔培养版中,100 μL/孔,设6复孔,其中3孔加入终浓度为5 μg/mL的伴刀豆球蛋白A(concanavalin A, Con A)溶液100 μL,另3孔加入100 μL RPMI 1640完全培养基作为对照。细胞培养板置于 37℃、5% CO_2 培养箱培养 48 h，培养结束前 4 h，每孔轻轻吸取上清 100 μL，用于细胞因子 IFN-γ、IL-4、IL-17 的检测，每孔再加入 CCK-8 溶液 10 μL，4 h 后于酶标仪 450 nm 测定每孔吸光度，计算淋巴细胞增殖率（式 13-3）。T 细胞介导的免疫应答包括活化、增殖与分化阶段，T 细胞在体外经 Con A 刺激可模拟这一过程。对增殖的检测结果显示，口服给药 21 天后，中华眼镜蛇蛇毒 20 μg/kg、40 μg/kg 与 80 μg/kg 均能显著抑制 Con A 诱导的 T 细胞增殖反应（$P<0.05$），且呈剂量依赖趋势。

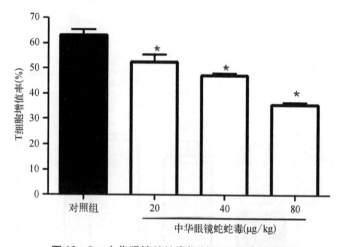

图 13-9　中华眼镜蛇蛇毒抑制了 T 细胞的增殖

中华眼镜蛇蛇毒（20～80 μg/kg）组 ICR 小鼠口服 21 天，对照小鼠给水。用 Con A（5 μg/mL）刺激细胞增殖 48 h，并使用 CCK-8 测定 T 细胞的增殖率。数据为每组 4 只小鼠的平均值±SD，$n=4$。* $P<0.05$（相对于对照组）

　　4. 中华眼镜蛇蛇毒对糖皮质激素引起的免疫抑制的影响　在体液免疫方面，主要检测了中华眼镜蛇蛇毒对免疫低下机体循环抗体生成的影响。由图 13-10 可以看出，与正常组相比，给予地塞米松后循环抗体 IgG 与 IgM 含量均明显下降（$P<0.05$），给予中华眼镜蛇蛇毒后，IgG 与 IgM 含量均得到恢复，与模型组相比中剂量（40 μg/kg）效果最为显著（$P<0.05$），40 μg/kg 剂量疗效优于 80 μg/kg 机制仍需进一步探究。

　　在脾脏中，生发中心在 T 细胞依赖性抗原诱导的体液免疫反应中发挥着重要的作用，是 B 细胞增殖分化并产生高亲和力抗体的主要部位。由图 13-11 可以看出，地塞米松抑制了生发中心的形成，给予中华眼镜蛇蛇毒后生发中心的面积显著增大，其中 40 μg/kg 效果最显著。

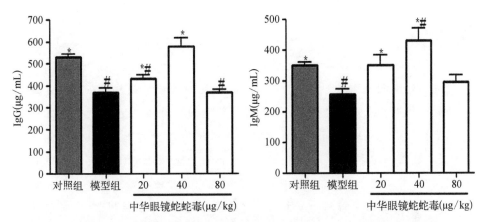

图 13 - 10　中华眼镜蛇蛇毒恢复了地塞米松诱导的免疫抑制小鼠的体液免疫反应

地塞米松诱导的免疫抑制模型 C57BL/6J 小鼠用中华眼镜蛇蛇毒或水治疗 21 天。采集血样，制备血清，用 ELISA 测定 IgG(A) 和 IgM(B)。数据为每组 8 只小鼠的平均值±SD。* P<0.05(对比模型)，#P<0.05(对比正常值)

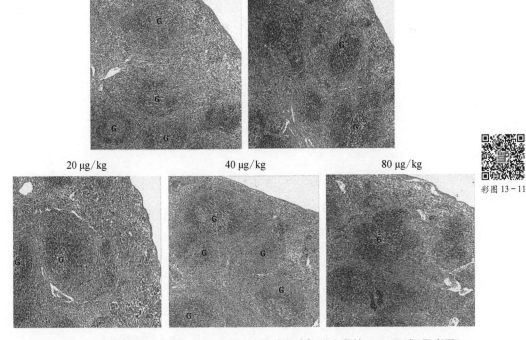

图 13 - 11　中华眼镜蛇蛇毒增加了地塞米松诱导的免疫抑制小鼠的 GCs 区域(见彩图)

地塞米松诱导的免疫抑制模型 C57BL/6J 小鼠用中华眼镜蛇蛇毒或水治疗 21 天。用 H&E 染色脾切片，100×放大显微镜检查。G=生发中心

点　评

　　虽然眼镜蛇蛇毒和神经毒素抗炎和免疫调节的机制有待阐明,他们的抗炎和免疫调节作用是可以肯定的。眼镜蛇蛇毒和神经毒素在免疫方面的最大作用特点是：它不是一个普通的免疫抑制剂,它实际上是一个免疫调节剂。眼镜蛇蛇毒和神经毒素对免疫系统有双重作用,增强天然免疫(提高巨噬细胞吞噬功能和自然杀伤细胞的功能);阻滞 T 细胞的细胞周期;抑制 T 细胞介导的细胞免疫(Th17 细胞);部分逆转糖皮质激素引起的免疫低下。我们了解到一个系统性红斑狼疮患者,她在服用激素,本来每个月至少感冒 1 次,每次感冒都要用抗生素。在服用眼镜蛇蛇毒期间,没有再发生感冒,因后来阑尾手术,被迫中断了眼镜蛇蛇毒的应用。我们认为眼镜蛇蛇毒和神经毒素长期应用没有引起反复感染和增加肿瘤发生的风险,为今后临床应用科博肽治疗自身免疫病提供了良好的药理学基础。

第十四章
眼镜蛇神经毒素对免疫排斥反应的作用

有一些疾病是由于人体免疫反应过强而引起的炎症反应,如器官移植引起的排斥反应、葡萄膜炎、类风湿关节炎、系统性红斑狼疮等。这些疾病只有通过免疫抑制的方式来进行病因治疗。器官移植是现代医学常用的挽救生命的最后手段。据统计,2015~2019 年,我国公民逝世后累计捐献器官数量为 24 112 例,2019 年全年我国公民逝世后器官捐献数量为 5 818 例,器官移植手术 19 454 例。外科学、免疫学、药理学等相关学科研究成果联合在器官移植领域的合理应用,使移植物存活率不断提高,有功能存活时间也明显延长,但是免疫排斥反应仍然是目前影响临床器官移植预后的重要因素。诸多证据表明,细胞因子(cytokine,CK)在移植排斥反应的发生、发展中起重要作用,但各种细胞因子在排斥反应中的变化特点及其如何参与排斥反应的发生发展过程,目前尚未完全明了,这也使免疫抑制剂的研究面临困难。

免疫抑制剂能抑制与免疫反应有关细胞的增殖和功能,能降低抗体免疫反应。免疫抑制剂主要用于器官移植抗排斥反应和自身免疫病如类风湿关节炎、红斑狼疮、皮肤真菌病、膜肾球肾炎、炎性肠病和自身免疫性贫血等。常用的免疫抑制剂主要有五类:① 糖皮质激素类,如可的松、强的松;② 微生物代谢产物,如环孢菌素、藤霉素等;③ 抗代谢物,如硫唑嘌呤、6-巯基嘌呤等;④ 多克隆和单克隆抗淋巴细胞抗体,如抗淋巴细胞球蛋白、OKT3 等;⑤ 烷化剂类,如环磷酰胺等。免疫抑制剂经历了半个世纪的发展历程,根据合成的方法、作用的机制不同可以分为很多类别,第十七届国际器官移植大会将免疫抑制剂的发展划分为四代,新型的免疫抑制剂即属于第二代和第三代,第四代的类似药物正在研发中。随着新型免疫抑制剂的诞生与推广,免疫系统疾病的痛苦也得到了很大程度的减轻。在过去的数十年里,候选的免疫抑制药物虽层出不穷,但却很难上市,大多夭折于临床试验阶段。因此,临床上预防同种移植的排斥反应,很大程度上仍依赖于使用钙调神经磷酸酶抑制剂〔(calcineurin inhibitor,CNI),如他克莫司、环孢素 A(CsA)〕和哺乳动物雷帕霉素靶蛋白抑制剂(mTORI,如西罗莫司、雷帕霉素衍生物依维莫司)。然而,这些药物虽有效,却容易导致一系列的毒性反应,如 CNI 所致肾毒性及西罗莫司所致创口难以愈合和高胆固醇血症等。长期使用免疫抑制还有增加感染和肿瘤发生的风险。因此寻找开发新型的免疫抑制剂有很大的临床意义。

一、Cobrotoxin 对皮肤移植免疫排斥的影响

1. Cobrotoxin 对皮片存活时间的影响　实验选用雌性 Wistar 大鼠为供体,雄性 SD 大鼠为受体。受体 SD 大鼠随机分为 6 组,分别为正常组(normal)、模型组(model)、阳性对照组(雷公藤总苷)及 cobrotoxin 10 μg/kg、20 μg/kg、40 μg/kg,每组 10 只,给药组用相应浓度的药物按每天 0.2 mL/100 g 体重灌胃,正常组与模型组每天灌服 0.2 mL/100 g 体重蒸馏水,自手术前 5 天起实施预给药,每日 1次,连续给药,直至皮肤移植排斥反应发生,皮片脱落,处死大鼠。

同种异体大鼠皮肤移植模型的建立:以 4% 的水合氯醛腹腔注射 1 mL/100 g 麻醉大鼠,剔除大鼠背部皮肤。自供体大鼠背部脊柱处剪取 1 cm×1 cm 大小的皮片,放至无菌的生理盐水中备用。在供体大鼠背部中上方脊柱处剪去相应大小皮肤,将供体皮肤移植至受体创口处,修剪使其贴合,用医用外科缝合线缝合 4~5 针,碘酒消毒创口后,用医用无菌纱布包扎。术后分笼饲养,防止互相撕咬、破坏包扎或移植皮瓣。术后 5 天拆除包扎,7 天拆除缝线。

病理学检查:当排斥反应发生、移植皮片脱落时,处死大鼠,获取植床皮肤及受体动物的脾脏、胸腺,脏器称重后浸润于 4% 的福尔马林溶液中固定;梯度乙醇脱水后将乙醇用二甲苯替换出来;石蜡包埋,切成 5 μm 厚度组织切片;二甲苯脱蜡,经高浓度到低浓度乙醇,最后至于蒸馏水中;将切片置于苏木精溶液中染色 5 min,在酸水及氨水中进行分色,流水冲洗 1 h 后置于 70% 与 90% 乙醇中脱水 10 min,放入伊红染色液中染色 3 min,经由乙醇脱水及二甲苯透明化后树脂

包埋,在光学显微镜下观察其病理学变化。

脾细胞悬液制备和 T 细胞活力检测:术后第 10 天,以及排斥反应发生皮片脱落时分别处死大鼠,无菌取脾置于 RPMI 1640 培养基中平衡 5 min,将脾脏置于 200 目细胞筛上,用眼科剪剪碎后,PBS 冲洗过滤除去碎片及结缔组织的细胞悬液,1 500 r/min,离心 3 min 后重悬于 2 mL 含 150 mmol/L NH₄Cl、10 mmol/L KHCO₃、0.1 mmol/L EDTA 的红细胞裂解液中反应 1 min 以裂解除去红细胞,之后用 PBS 洗涤 2 次,每次 1 500 r/min,离心 3 min,台盼蓝染色计数细胞存活率 >95%,用含 10% 灭活胎牛血清的 RPMI 1640 培养基重悬至 5×10⁶ 个/mL。术后第 10 天,以及排斥反应发生皮片脱落时分别处死各组大鼠,每组 3~4 只。将按上述方法制备的脾细胞悬液加入 96 孔培养板中,100 μm/孔,设 6 复孔,其中 3 孔加入终浓度为 5 μg/mL 的 Con A 溶液 100 μL,另 3 孔加入 100 μL RPMI 1640 完全培养基作为对照。培养板置于 37℃、5% CO₂ 培养箱培养 48 h,培养结束前 4 h,每孔轻轻吸取上清 100 μL 弃掉后,再加入 CCK-8 溶液 10 μL,4 h 后于酶标仪 450 nm 测定每孔吸光度,计算淋巴细胞增殖率(式 14-1)。

$$淋巴细胞增殖率\% = \frac{实验孔\ OD - 对照孔\ OD}{对照孔\ OD} \times 100\% \qquad (14-1)$$

以移植皮片 50% 以上发红发硬及脱落为排斥反应发生的指标,记录同种异体移植皮片的存活时间。结果如图 14-1 所示,雷公藤总苷,cobrotoxin

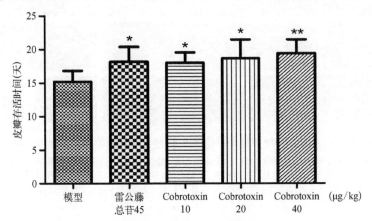

图 14-1 Cobrotoxin 延长了皮肤移植物的生存率

Cobrotoxin(10~40 μg/kg)和雷公藤总苷(45 mg/kg)从手术前 5 天开始口服至实验结束。同种异种移植物丢失时记录皮肤同种异种移植物生存天数。数据表示来自 5~6 只大鼠的平均值±SD。
* P<0.05(对比模型组)

10 μg/kg、20 μg/kg、40 μg/kg 均可以显著延长移植皮片的存活时间（$P<0.05$），且随剂量增大，延长作用越强。

2. Cobrotoxin 对移植皮片、胸腺及脾脏病理变化的影响　皮肤移植会引起植床创面及体内免疫器官的病理学变化，病理学检查结果如图 14-2 所示。术后 10 天时，移植皮片与植床之间界限模糊，皮肤组织形态被明显破坏，且有明显的炎症细胞浸润，雷公藤总苷及 cobrotoxin（10 μg/kg、20 μg/kg、40 μg/kg）显著减轻炎症，保持移植皮片及植床皮肤形态完整。皮片脱落后，模型组植床仍有明显的炎症反应，而 cobrotoxin 10 μg/kg、20 μg/kg、40 μg/kg 各给药组明显减轻炎症反应，并且表皮基底层细胞表现出良好的增殖分化趋势，植床表皮恢复生长；脾脏生发中心在 T 细胞依赖性抗原诱导的体液免疫中很重要，同种异体皮肤移植破坏了脾脏生发中心，给予 cobrotoxin 后生发中心面积显著增大，恢复形态的完整；胸腺小体是培育 T 细胞的重要场所，皮肤移植引起胸腺小体结构的破坏，给予 cobrotoxin 后胸腺小体形态恢复完整。

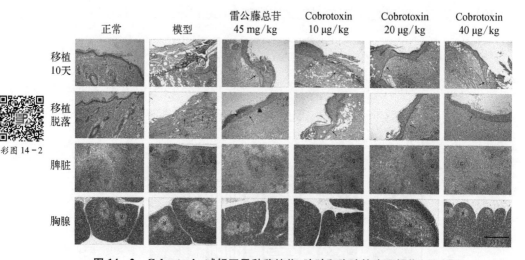

彩图 14-2

图 14-2　Cobrotoxin 减轻了异种移植物、脾脏和胸腺的病理损伤（见彩图）

Cobrotoxin 和雷公藤总苷处理与图 14-1 中描述的相同。从每组切除异种移植物、脾、胸腺，固定、切片后用 H&E 染色。用显微镜对皮肤、脾脏、胸腺病理学进行了形态学分析。模型组显示炎症细胞浸润、肉芽肿出现、植物表皮边缘缺失和模糊、脾脏和胸腺皮层淋巴鞘轻微增生。Cobrotoxin 在不同程度上减少了这些损害

3. Cobrotoxin 对排斥反应引起的 T 细胞增殖的影响　在皮肤移植中，免疫应答主要是通过细胞毒性 T 细胞、辅助性/迟发型 T 细胞等所引发诱导的。T 细胞的增殖能力是判断排斥反应程度的一项重要指标，在术后第 10 天的排斥反应中

期和皮片脱落时分别取各组大鼠脾脏淋巴细胞,在体外用 Con A 刺激 T 细胞增殖。由图 14-3 可见 T 细胞增殖检测结果,在术后 10 天及在皮片脱落时,雷公藤总苷及 cobrotoxin(10 μg/kg、20 μg/kg、40 μg/kg)均能显著抑制由 Con A 引起的 T 细胞增殖($P<0.05$)。

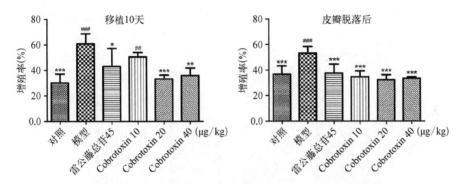

图 14-3　Cobrotoxin 对移植排斥反应 T 细胞增殖的影响

Cobrotoxin 和雷公藤总苷处理与文中描述的相同。手术后第 10 天和同种异体移植物丢失后分别从大鼠身上切除脾,制备脾细胞悬液。用 Con A 刺激脾细胞悬液,诱导 T 细胞增殖。数据为 3~4 只大鼠的平均值±SD。#$P<0.05$,与正常情况相比。*$P<0.05$,对比模型组

4. Cobrotoxin 对 Th1 细胞因子 IL-2 和 IFN-γ 表达的影响　在同种异体排斥进程中,通常伴随着 Th1 细胞因子(IL-2 及 IFN-γ)表达的上调。Elisa 检测结果如图 14-4 所示,与正常大鼠相比,皮肤移植使血清 IL-2、IFN-γ 水平的表达均显著上调($P<0.01$),雷公藤总苷及 cobrotoxin(10 μg/kg、20 μg/kg、40 μg/kg)能显著逆转血清水平 IL-2、IFN-γ 水平的上升($P<0.05$)。

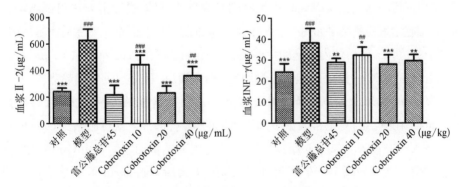

图 14-4　Cobrotoxin 降低了 IL-2 和 IFN-γ 水平

Cobrotoxin 和雷公藤总苷处理与图 14-3 中描述的相同。大鼠死亡后,收集血清样本,用 ELISA 试剂盒测定 IL-2 和 IFN-γ。数据为 5 只大鼠的平均值±SD。#$P<0.05$,与正常情况相比。*$P<0.05$,与模型组相比。数据为 3 只大鼠的平均值±SD

5. 非细胞毒性剂量 cobrotoxin 对体外培养的 T 细胞的影响　为探究 cobrotoxin 非毒性剂量对 T 细胞增殖的影响，T 细胞在体外经 Con A 刺激，并给予 cobrotoxin（0～1 μg/mL），培养 48 h。T 细胞增殖的检测结果如图 14-5 所示，体外直接给予非毒性剂量的 cobrotoxin（<1 μg/mL）可显著抑制 Con A 诱导的 T 细胞增殖反应（P<0.01），且抑制作用呈剂量依赖趋势。

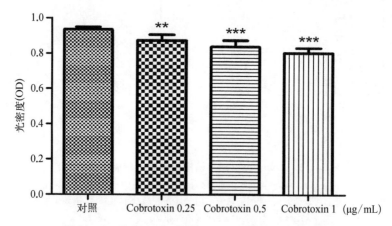

图 14-5　Cobrotoxin 抑制 Con A 诱导的 T 细胞增殖

Cobrotoxin 抑制了体外 T 细胞的增殖。在刺激 Con A 的情况下，培养正常 Wistar 大鼠的脾细胞（cobrotoxin 0～1 μg/mL）48 h，并用 CCK-8 测定细胞存活能力。数据为 4 个独立实验的平均值±SD。** P<0.01，与对照组相比

6. 非细胞毒性剂量 cobrotoxin 对混合淋巴细胞培养的影响　混合淋巴细胞培养（MLC）经常用来模拟免疫排斥反应的体外模型，以丝裂霉素处理过的 SD 大鼠脾细胞为刺激细胞、正常 Wistar 大鼠脾细胞为反应细胞，进行混合淋巴细胞培养 24 h。细胞增殖检测结果如图 14-6 所示，反应细胞受到刺激细胞刺激后大量增殖，类似于移植物入侵后体内引起的免疫应答，非毒性剂量的 cobrotoxin（<1 μg/mL）能显著抑制 MLC 中淋巴细胞的大量增殖（P<0.001），且呈剂量依赖趋势。

7. Cobrotoxin 长期口服给药对正常大鼠 T 细胞增殖的影响　此外，为探究 cobrotoxin 在体给药对正常大鼠 T 细胞增殖的影响，正常大鼠口服给药 cobrotoxin（10 μg/kg、20 μg/kg、40 μg/kg）21 天后，取各组大鼠脾细胞体外由 Con A 刺激 T 细胞增殖。结果如图 14-7 所示，口服给药 21 天后 cobrotoxin 可剂量依赖性地显著抑制 Con A 诱导的 T 细胞增殖反应，cobrotoxin 20 μg/kg、40 μg/kg 的抑制作用具有统计学意义（P<0.01）。经流式检测也证实口服给药 21 天后 cobrotoxin（10 μg/kg、20 μg/kg、40 μg/kg）可显著抑制 T 细胞的增殖。

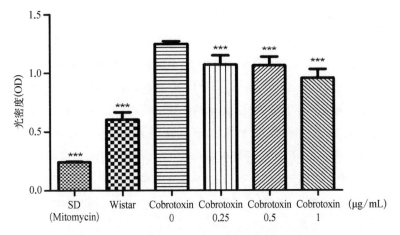

图 14-6　Cobrotoxin 对混合淋巴细胞增殖的影响

　　Cobrotoxin 抑制了 MLC 中脾细胞的增殖。用丝裂霉素治疗的 SD 大鼠的脾细胞作为效应细胞工作。Wistar 大鼠的脾细胞作为靶细胞。添加效应细胞可显著增加靶细胞的增殖。Cobrotoxin(0~1 μg/mL)在加入效应细胞时添加。数据为 4 个独立实验的平均值±SD。*** P<0.001, 与 cobrotoxin 0 μg/mL 相比

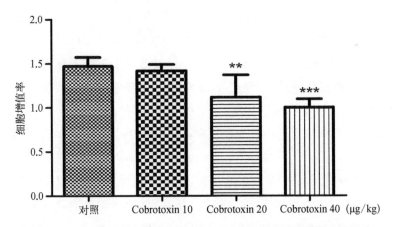

图 14-7　Cobrotoxin 体内给药对 Con A 诱导的淋巴细胞增殖的影响

　　使用 cobrotoxin 21 天可抑制正常大鼠 T 细胞增殖。在给予 cobrotoxin 21 天(10 μg/kg、20 μg/kg、40 μg/kg)后,处死大鼠进行脾细胞培养。用 Con A(5 μg/mL)将不同组的脾细胞培养 48 h,进行 T 细胞增殖分析。数据为 4 只大鼠的平均值±SD。* P<0.05, 与正常组相比

 知识拓展

眼镜蛇蛇毒因子抑制免疫的作用

　　异种移植极易发生超急性排斥反应,其机制为受者体内存在天然抗体,通过

与异种抗原结合激活补体，从而导致超急性排斥反应发生。从人们发现蛇毒中具有抗补体活性的成分并将其分离纯化之后，许多学者对其作用与补体系统的机制做了研究，并得出结论：眼镜蛇蛇毒因子（cobra venom factor，CVF）在体内外均可与血清中的 B 因子结合成 CVFB 复合物，在 D 因子的作用下裂解为CVFBb，成为一种 C3 转化酶，由此启动补体激活的旁路途径，造成补体的大量激活及耗竭，CVF 以此独特的方式作用于补体系统，参与免疫反应。1983 年，Eggertesen 等曾报道 CVF 与人及眼镜蛇补体 C3 的分子间有共同的抗原决定簇，且两者理化性质相似，因而可以认为 CVF 是 C3 存在的另一种选择形式。此外，在其他蛇毒及其血清中也发现了 CVF 样物质的存在，这对蛇毒在免疫学方面的研发有重大意义。

从眼镜蛇蛇毒中分离出来的抗补体因子，CVF 的作用在 20 世纪初已为人们所认识，与免疫研究密切相关，尤其是补体系统的研究。有前期研究发现对于大鼠同种异体心脏移植引起的免疫排斥反应 CVF 具有显著的抑制作用，能够推迟免疫排斥发生的时间。国内外诸多实验室均报道了应用高纯度的 CVF降低受者补体活性水平，从而使移植物存活期明显延长，克服超急性排斥反应，而且还能缓解慢性排斥反应。CVF 可抑制猪-鼠角膜异体移植引起的敏感细胞介导的免疫排斥反应，延长了猪角膜异体移植物存活时间。组织学观察显示，CVF 延迟巨噬细胞和 CD4T 细胞发生的浸润。但是实验同样也表明，单独使用 CVF 并不能阻止近交系大鼠同种异体心脏移植所引起的急性排斥反应的发生。

中国科学院昆明动物研究所完成了"蛇毒免疫排斥抑制剂 CVF 研究"的项目，该项目建立了从眼镜蛇蛇毒中提取、分离、纯化得到高纯度 CVF 的方法。CVF 在体内主要通过与 C3 结合形成 CVF-C3Bb，激活补体 C，导致补体消耗，随剂量增加补体消耗至 5% 以下，体现了较好的抗免疫排斥作用。眼镜蛇蛇毒用作免疫抑制剂的用药方式多为联合用药，蛇毒曾作为一种辅助用药。有学者将眼镜蛇蛇毒分别与多种免疫抑制剂相结合应用于控制移植排斥反应的研究，联合应用中华眼镜蛇蛇毒（chinese cobra venom，CCV）、环磷酰胺（CTX）、FK506 及前列腺素 E_1（PGE_1），控制异种移植后超急性和急性血管排斥反应，所用的动物模型是小鼠对大鼠异种异位心脏移植模型。实验结果表明，联合用药对异种移植所引起的排斥反应具有良好的抑制作用。

其他研究也表明，小鼠肌内注射眼镜蛇蛇毒可显著提高鸡红细胞免疫的小鼠血清溶血素含量,对 2,4 -二硝基氯苯(DNCB)所致的皮肤迟发型超敏反应有明显的抑制作用,并可显著提高小鼠网状内皮细胞吞噬功能。眼镜蛇蛇毒与蝮蛇蛇毒混合物灌服可明显提高小鼠外周血 T 细胞的百分比,增强外周血中性粒细胞功能,明显提高脾脏抗体形成细胞数。CVF 的免疫抑制作用已运用于临床研究,除了用于免疫排斥外,还可考虑运用于其他免疫疾病,如类风湿关节炎和系统性红斑狼疮等疾病的治疗。

中华眼镜蛇蛇毒对迟发型过敏反应的影响

已有研究证实眼镜蛇蛇毒注射液可提高动物的免疫功能,使动物的免疫器官重量增加,还可明显提高小鼠网状内皮细胞的吞噬功能,明显抑制小鼠的迟发型超敏反应,且具有确定的剂量依赖关系。有学者将眼镜蛇蛇毒分别与多种免疫抑制剂相结合,应用于控制移植排斥反应的研究,联合应用中华眼镜蛇蛇毒、环磷酰胺(CTX)、FK506 及 PGE_1,控制异种移植后超急性和急性血管排斥反应,所用的动物模型是小鼠对大鼠异种异位心脏移植模型。实验结果表明,联合用药对异种移植所引起的排斥反应具有良好的抑制作用。我们也研究了眼镜蛇蛇毒对细胞免疫的影响,发现对 T 细胞介导的免疫有一定抑制作用。

本实验选用 ICR 小鼠 60 只,随机分为 5 组,分为正常组(control)、模型组(model)及中华眼镜蛇蛇毒低剂量组(20 μg/kg)、中剂量组(40 μg/kg)、高剂量组(80 μg/kg),每组 12 只。各给药组用相应浓度药物按每天 0.1 mL/10 g 体积灌胃,正常组与模型组每天灌服 0.1 mL/10 g 蒸馏水,实验连续给药 21 天。实验第 15 天,每只小鼠背部剃毛,范围约为 3 cm×3 cm,均匀涂抹 100 μL 0.5% DNFB 丙酮溶液致敏,正常对照组涂抹等量丙酮溶液。实验第 20 天,每只小鼠右耳内侧均匀涂抹 20 μL 0.2% DNFB 丙酮溶液进行攻击,左耳涂等量丙酮溶液作为对照。24 h 后脱颈处死小鼠,剪下左右耳片,用打耳器取下直径 8 mm 耳片称重,计算肿胀率(式 14 - 2)。

$$肿胀率\,\% = \frac{右耳重(mg) - 左耳重(mg)}{左耳重(mg)} \times 100\% \qquad (14-2)$$

迟发型超敏反应为 T 细胞介导的免疫反应,机体初次接触半抗原 DNFB 后会产生致敏 T 细胞,再次接触少量 DNFB 便可使致敏 T 细胞转化为效应 T 细胞,并在接触部位产生严重的炎症反应,通过对迟发型超敏反应的检测可间接反映机体特异性细胞免疫功能的强弱。实验结果表明,模型组由迟发型超敏反应介导的耳肿胀显著高于正常对照组($P<0.05$),提示造模成功;与模型组相比,中华眼镜蛇蛇毒给药后迟发型超敏反应明显降低,以 40 μg/kg 与 80 μg/kg 最为显著($P<0.05$),提示中华眼镜蛇蛇毒对 T 细胞介导的免疫应答具有一定的抑制作用。

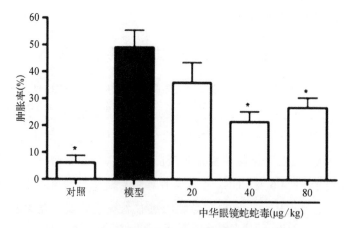

图 14 - 8　中华眼镜蛇蛇毒对迟发型过敏反应的影响

中华眼镜蛇蛇毒抑制了迟发型超敏反应。中华眼镜蛇蛇毒(20~80 μg/kg)给 ICR 小鼠口服 21 天,对照组和模型组小鼠用水。通过测量耳朵肿胀,在再次激发后 24 h 内测定了 DNFB 免疫小鼠的迟发型超敏反应。数据为 12 只小鼠的平均值±SD。* $P<0.05$(对比模型组)

中华眼镜蛇蛇毒对皮肤移植免疫排斥的影响

1. 中华眼镜蛇蛇毒对抑制皮片存活时间的影响　皮片存活是评判免疫排斥反应发生最直接、最重要的指标之一,本研究以移植皮片50%以上发红发硬及脱落为排斥指标,记录同种异体移植皮片的存活时间。结果如图 14 - 9 所示,雷公藤总苷及中华眼镜蛇蛇毒(20 μg/kg、40 μg/kg、80 μg/kg)均可显著延长移植皮片的存活时间,且随剂量增大,延长作用也越强($P<0.01$)。

2. 中华眼镜蛇蛇毒对移植皮片、胸腺及脾脏病理变化的影响　皮肤移植会引起创面及全身免疫器官的病理学变化,病理学检查结果如图所示。植床有明显的炎症细胞浸润,表皮组织形态破坏,而中华眼镜蛇蛇毒 20 μg/kg、40 μg/kg、80 μg/kg 可以明显减轻炎症反应,并促进表皮基底层细胞的增殖分化,恢复表皮的生长;在脾脏中生发中心参与体液免疫,在 T 细胞依赖性抗原诱导的免疫反应中发挥着重要作用。皮肤移植是一种比较温和的急性免疫排斥反应模型,引起

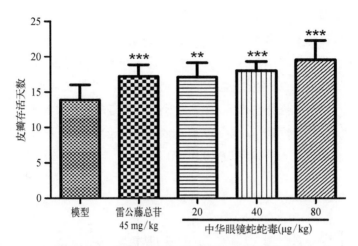

图 14－9 中华眼镜蛇蛇毒对移植皮瓣存活的影响

中华眼镜蛇蛇毒延长了皮肤移植物的生存时间。中华眼镜蛇蛇毒(20、40、80 μg/kg)和雷公藤总苷(45 mg/kg)从手术前 5 天开始口服至实验结束。同种异种移植物丢失时记录皮肤同种异种移植物生存天数。数据为 9 只大鼠的平均值±SD。** $P<0.01$,对比模型组

轻微脾脏生发中心反应,给予中华眼镜蛇蛇毒后生发中心面积显著增大,但形态完整;胸腺小体是培育 T 细胞的重要场所,皮肤移植引起胸腺小体结构的改变,给予中华眼镜蛇蛇毒后胸腺小体形态恢复(图 14－10)。

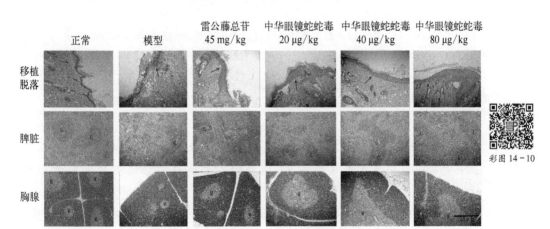

彩图 14－10

图 14－10 中华眼镜蛇蛇毒对移植皮瓣病理的影响(见彩图)

中华眼镜蛇蛇毒减轻了异种移植物、脾脏和胸腺的病理损伤。中华眼镜蛇蛇毒和雷公藤总苷处理与文中描述的相同。异种移植物丢失后处死大鼠,切除植物床皮、脾脏、胸腺,固定,切片,H&E 染色。用光显微镜对皮肤、脾脏、胸腺病理学进行了形态学分析。模型组显示炎症细胞浸润、肉芽肿出现、植物床表皮边缘缺失和模糊、脾脏和胸腺皮层淋巴鞘轻微增生。雷公藤总苷和中华眼镜蛇蛇毒在不同程度上减少了这些损害

3. 中华眼镜蛇蛇毒对排斥反应引起的 T 细胞增殖的影响　皮肤移植引起的免疫排斥反应主要是由 T 细胞介导的。T 细胞介导的免疫应答包括活化、增殖及分化 3 个阶段。在术后第 10 天的排斥反应中期和皮片脱落时分别制备各组大鼠脾脏 T 细胞悬液，在体外由 Con A 刺激培养。对 T 细胞增殖的检测结果如图 14-11 所示，不论是在术后 10 天排斥反应中期还是在皮片脱落时，雷公藤总苷、中华眼镜蛇蛇毒($20\ \mu g/kg$、$40\ \mu g/kg$、$80\ \mu g/kg$）均能显著抑制由排斥反应引起的 T 细胞增殖能力的增强（$P<0.05$）。

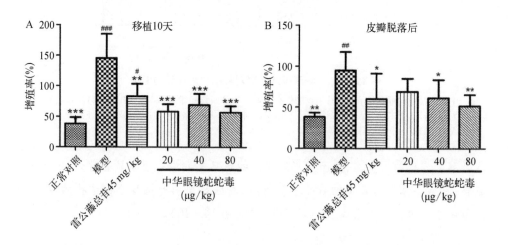

图 14-11　中华眼镜蛇蛇毒体内给药对 Con A 诱导的淋巴细胞增殖的影响

中华眼镜蛇蛇毒抑制了 T 细胞的增殖。中华眼镜蛇蛇和雷公藤总苷与文中描述的相同。手术后第 10 天和同种异体移植物丢失后分别从大鼠身上切除脾。用 Con A 刺激脾细胞悬液，诱导 T 细胞增殖。图 14-11A 和 B：眼镜蛇蛇毒对第 10 天（A）或同种移植物丢失（B）后 T 细胞增殖的影响。数据表示来自 3~4 只大鼠的平均值±SD。#$P<0.05$（与正常情况相比）。* $P<0.05$，对比模型组

4. 中华眼镜蛇蛇毒对 Th1 细胞因子 IL-2 和 IFN-γ 表达的影响　细胞因子在免疫应答中发挥着重要作用，辅助性 T 细胞通过分泌多种微量高亲和力细胞因子，间接作用于移植物，参与排斥反应。在同种异体排斥进程中，通常伴随着 Th1 细胞因子表达的上调。由图 14-12 可知，与正常大鼠相比，皮肤移植模型中 Th1 细胞因子 IL-2、IFN-γ 的表达明显上调，雷公藤总苷及中华眼镜蛇蛇毒（$20\ \mu g/kg$、$40\ \mu g/kg$、$80\ \mu g/kg$）能显著逆转由同种异体移植引起的血清水平 IFN-γ 的表达上调（$P<0.01$），对 IL-2 的表达上调也有抑制趋势。

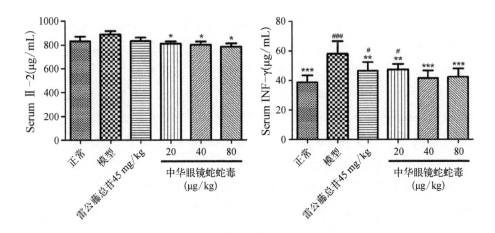

图 14-12 中华眼镜蛇蛇毒体内给药对细胞因子的影响

中华眼镜蛇蛇毒降低了 IL-2 和 IFN-γ 的水平。中华眼镜蛇蛇毒和雷公藤总苷处理与文中描述的相同。在大鼠死亡后,采集血样,用 ELISA 试剂盒测定 IL-2、IFN-γ。数据为 5~7 只大鼠的平均值±SD。#$P<0.05$,与正常情况相比。*$P<0.05$,对比模型组

中华眼镜蛇蛇毒和神经毒素抗炎与调节免疫功能的机制

眼镜蛇蛇毒的成分复杂,既有致炎的因子也有抗炎的成分,总的来说眼镜蛇蛇毒和神经毒素抗炎与免疫调节的机制不明。目前国外常采用完全弗氏佐剂大鼠关节炎模型来研究眼镜蛇蛇毒各组分的抗炎作用,发现眼镜蛇蛇毒的抗炎作用机制并不单一,主要与调节补体、细胞因子和过氧化物有关。眼镜蛇蛇毒各组分对各种炎症的作用机制不尽相同,需要进一步研究。眼镜蛇咬伤人后,眼镜蛇蛇毒对伤口有促炎症作用,中华眼镜蛇含有的富含半胱氨酸分泌性蛋白(CRISP)依赖 MAPK 和 NF-κB 的转录调节来诱导 ICAM-1、VCAM-1 和 E-选择素的表达。CRISP 作为促炎症反应调节剂的分子基础和机制,与蛇毒毒素家族的其他成员(蛇毒 Matrix 非金属蛋白和 PLA$_2$)发生协同作用来干扰伤口愈合和炎症进程。但研究表明,眼镜蛇蛇毒也有抗炎的药理作用,有效成分为 CVF 等,其作用机制涉及多个方面。多种细胞因子调节着炎症反应,补体系统在炎症反应中发挥重要作用。CVF 通过调节补体系统来抑制炎症,机制与免疫抑制作用相似,是通过激活补体旁路途径,导致补体 C3 耗竭发挥作用的。补体 C3 是炎症反应中的重要因子,识别非己抗原后,然后通过一系列酶促反应,级联放大炎症信号,最后通过膜攻击复合体(MAC)的生成对非己抗原发动攻击并清除。补体激活过程中产生的 C3a、C5a 等活性片段,是具有强大生物活性的炎症介质,可引起血

管炎症反应,并能激活白细胞。CVF 通过耗竭血液中的 C3、C5,阻断炎症过程,减轻组织损伤。CVF 的治疗产生了 C3a 和 C5a,这可能会增强触发过氧化物产生、组胺释放、嗜中性粒细胞聚集、IL-1β 和 TNF 转录激活引起的炎症反应。但随着 C5a 浓度增加至过大,炎症细胞可能会脱敏,从而使 CVF 产生抗炎作用。眼镜蛇神经毒素(cobrotoxin、cobratoxin)通过调节炎症细胞因子的产生来抗完全弗氏佐剂关节炎,长链和短链神经毒素改变了血清中的细胞因子水平,使血清中抗炎细胞因子(如 IL-10)增加,促炎症因子(如 TNF-α、IL-1 和 IL-2 等)减少。

过氧化氢酶可以通过降解过氧化氢或阻止其他细胞毒性的过氧化自由基的形成来抗炎。印度单眼纹眼镜蛇蛇毒(NKV)使完全弗氏佐剂性关节炎模型大鼠过氧化氢酶和谷胱甘肽这两个抗氧化参数明显上升,降低了过氧化反应水平,恢复溶体酶膜的完整性,不仅抑制炎症,更具有抗补体活性。眼镜蛇神经毒素还可抑制 NF-κB 信号通路,眼镜蛇蛇毒直接与 p50 和 IKK 的巯基组相结合,减少 p50 迁移和 IκB 释放,抑制了 NF-κB 的活化,导致星状细胞中 LPS 诱导的 COX-2、iNOS、cPLA2、IL-4 和 TNF-α 的水平降低,从而抑制炎症,并且其还具有抑制肿瘤的作用。我们的研究发现:

1. 中华眼镜蛇蛇毒对 T 细胞增殖的影响　中华眼镜蛇蛇毒对 T 细胞增殖呈现抑制作用,为了探究这种抑制作用是否由于对淋巴细胞的毒性作用引起,我们对细胞活性进行了检测。实验结果表明,中华眼镜蛇蛇毒在实验中所使用的剂量下不会对淋巴细胞活性产生影响,提示在这些剂量下中华眼镜蛇蛇毒不会产生细胞毒性作用。在正常情况下绝大多数 T 细胞处于细胞周期的 DNA 合成前期,受 Con A 激活后,核酸的合成增加。为探究中华眼镜蛇蛇毒和 cobrotoxin 对 T 细胞增殖产生抑制作用是否由周期阻滞引起,采用流式细胞术对细胞周期进行了检测。实验结果如图 14-13 所示,中华眼镜蛇蛇毒不会对未增殖的细胞周期产生影响;加入 Con A 后,与未刺激组相比进入 G_2/M 与 S 期的细胞比例增加($P<0.05$),提示刺激增殖成功,给予中华眼镜蛇蛇毒能显著抑制 T 细胞周期在 G_2/M 与 S 期的分布($P<0.05$),提示中华眼镜蛇蛇毒对细胞增殖的抑制作用可能源于对细胞周期的阻滞作用。

2. 中华眼镜蛇蛇毒对 T 细胞分化的影响　T 细胞分为 CD4T 细胞与 CD8T 细胞两种主要组分,其中 CD4 T 细胞又称为辅助性 T 细胞,对非特异性免疫与体液免疫均有协助作用。前述实验结果显示,中华眼镜蛇蛇毒对非特异性免疫与体液免疫均呈现促进作用,然而对 T 细胞却呈现整体的抑制作用,我们猜测中华

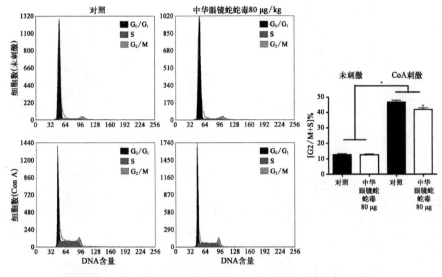

图 14-13　中华眼镜蛇蛇毒阻断 T 细胞周期在 G_0/G_1 阶段

中华眼镜蛇蛇毒（80 μg/kg）ICR 小鼠口服 21 天，对照小鼠给水。用 Con A（5 μg/mL）刺激
细胞增殖 48 h，用 70% 乙醇固定，用 PI 染色，用流式细胞计进行细胞周期相分布分析。数据为
每组 6 只小鼠的平均值 ±SD。* $P<0.05$，相对于对照组

眼镜蛇蛇毒对 CD4 T 细胞产生促进作用或无影响，对 CD8T 细胞则产生抑制作用。为了验证这一猜想，本实验通过流式细胞术检测 CFSE 荧光衰减情况，对 CD4T 细胞与 CD8T 细胞增殖情况进行检测。实验结果如图 14-14 所示，在 Con A 的作用下培养 72 h 后对照组与给药组细胞均增殖至第六代，然而中华眼镜蛇蛇毒能显著减少淋巴细胞、CD4T 细胞与 CD8T 细胞子代的数目。提示中华眼镜蛇蛇毒对 CD4T 细胞与 CD8T 细胞均有抑制作用。

二、神经毒素的免疫调作用的机制

1. Cobrotoxin 对细胞周期的影响　已有实验证实 cobrotoxin 在 10 μg 以下浓度对淋巴细胞没有细胞毒作用。为探究 cobrotoxin 是否是通过阻滞细胞周期从而抑制 T 细胞增殖，正常大鼠口服给药 cobrotoxin 21 天后，取脾细胞体外由 Con A 刺激 T 细胞增殖，采用流式技术检测细胞周期。结果如图 14-15 所示，Con A 的刺激可使进入 S 期的细胞比例明显增加，即刺激增殖成功，长期给予 cobrotoxin（10 μg/kg、20 μg/kg、40 μg/kg）能够显著抑制细胞周期在 S 期的分布，将滞留在 G_0/G_1 期，cobrotoxin 通过这个抑制细胞增殖。

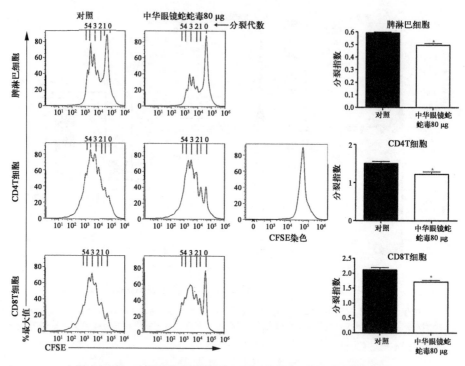

图 14-14　中华眼镜蛇蛇毒对 CD4T 细胞和 CD8T 细胞的影响

　　中华眼镜蛇蛇毒抑制了 CD4T 和 CD8T 细胞的增殖。中华眼镜蛇蛇毒（80 μg/kg）ICR 小鼠口服 21 天，对照小鼠用水。用 CFSE 染色分裂细胞并用 Con A（5 μg/mL）刺激 72 h。用流式细胞计测定 CD4$^+$T 细胞或 CD8$^+$T 细胞亚群。$n=3$。

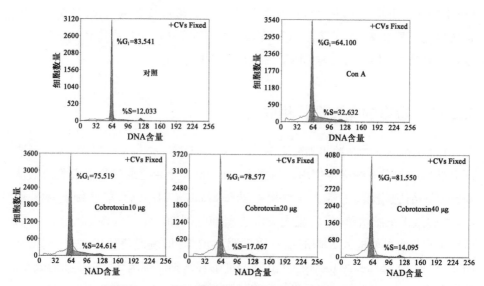

图 14-15　Cobrotoxin 对淋巴细胞增殖周期的影响

2. Cobrotoxin 对淋巴细胞分化的影响 为进一步探究 cobrotoxin 对 T 细胞分化的影响,我们用流式技术检测皮肤移植排斥反应进程中 cobrotoxin 对 T 细胞亚型($CD3^+CD4^+/CD3^+CD8^+$)分化比例变化的影响。由图 14-15 可以看出,同种异体皮肤移植可导致 $CD3^+CD4^+T$ 细胞分化比例上调,从而导致 CD4($CD3^+CD4^+$)与 CD8($CD3^+CD8^+$)细胞比值的增大。给予 Cobrotoxin 10 μg/kg、20 μg/kg、40 μg/kg 后,可抑制 CD4 T 细胞的分化,从而将 CD4T 细胞与 CD8T 细胞比值降低恢复至接近正常水平($P<0.05$),且随着剂量增大,效果更明显。提示 cobrotoxin 主要通过抑制 CD4 T 而非 CD8T 细胞的分化发挥作用(图 14-16)。

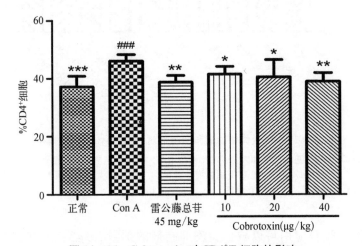

图 14-16 Cobrotoxin 对 $CD4^+T$ 细胞的影响

Cobrotoxin 对 CD4T 细胞和 CD8T 细胞的影响。Cobrotoxin 和雷公藤总苷处理与前面文中描述的相同。用 Con A 培养 48 h 的淋巴细胞用抗大鼠 $CD3e-PE$、$CD4-FITC$ 和 $CD8A-47$ 抗体染色,用流式细胞计进行分析。数据为 5 只大鼠的平均值±SD。$^\#P<0.05$,与正常组相比;$^*P<0.05$,与模型组相比

3. 毒蕈碱受体的激活与阻滞对 cobrotoxin 作用的影响 Cobrotoxin 可通过作用于胆碱能受体抗炎并调节淋巴细胞活性,为探究 cobrotoxin 抑制 T 细胞增殖的作用靶点,分别激活、拮抗淋巴细胞毒蕈碱受体(M 受体)后,在体外经由 Con A 刺激 T 细胞增殖。T 细胞增殖的检测结果如图 14-17 所示,M 受体的拮抗可以加强 cobrotoxin 抑制 T 细胞增殖的能力,相反 M 受体的激活会削弱 cobrotoxin 的作用($P<0.05$)。

以上结果说明中华眼镜蛇蛇毒或 cobrotoxin 能抑制 T 细胞的增殖,阻滞 T 细胞增殖周期。神经毒素 cobrotoxin 对 T 细胞的作用可能与 M 受体有关。眼镜蛇神经毒素可能可以单独或与其他免疫抑制剂用于器官移植免疫排斥

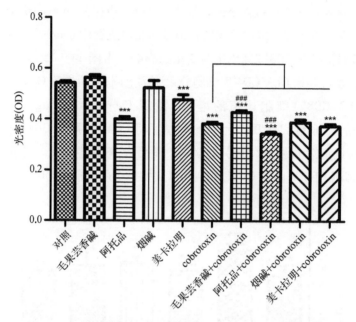

图 14－17　M 受体激动剂和抑制剂对 cobrotoxin 作用的影响

　　Cobrotoxin 通过靶向 M 受体来抑制 T 细胞的增殖。M 受体拮抗剂和激活调节 T 细胞的增殖，并影响 cobrotoxin（1 μg/mL）对 T 细胞增殖的影响。数据为 4 个独立实验的平均值±*SD*。*** *P*<0.001，相对于对照组；### *P*<0.001，与 cobrotoxin 相比

的治疗，如果联合应用可以减少免疫抑制剂的剂量，减轻免疫抑制剂的毒副作用。

> **点　评**
>
> 　　以往免疫抑制主要研究的是眼镜蛇蛇毒因子（CVF）。我们发现 cobrotoxin 有减轻免疫排斥的作用。这个作用主要是由于抑制 T 细胞介导的细胞免疫的结果。Cobrotoxin 本身的作用可能并非强大到能抑制人体器官移植的免疫排斥反应，但是如果和现有的免疫抑制剂联合应用或许能减少免疫抑制剂的剂量，从而减轻免疫抑制过度免疫抑制带来的副作用，因为 cobrotoxin 对天然免疫和体液免疫没有抑制作用。

第十五章
眼镜蛇神经毒素对关节炎的作用

关节炎（arthritis）泛指发生在人体关节及其周围组织，由炎症、感染、退化、创伤或其他因素引起的炎性疾病，可分为数十种。我国的关节炎患者有1亿以上，且人数还在不断增加。临床表现为关节的红、肿、热、痛、功能障碍及关节畸形，严重者导致关节残疾、影响患者生活质量。关节炎主要有：骨关节炎、类风湿关节炎、强直性脊柱炎、痛风性关节炎、反应性关节炎等。骨关节炎，又称退行性关节病、骨关节病。据统计我国50岁以上人群中半数患骨关节炎，65岁以上人群中90%女性和80%男性患骨关节炎，严重者寿命缩短10~15年。类风湿关节炎，该病常表现为小关节（手指关节、腕关节等）疼痛，且发病关节呈对称性。类风湿关节炎患者80%在35~50岁之间。因其病因与遗传、感染、环境、免疫有着复杂关系，临床尚无法根治，只能通过药物治疗控制病情，维持关节功能。强直性脊柱炎，多表现为脊柱、骶髂关节等中轴关节病变。病因不清，一般认为系遗传因素、环境因素相互作用所致。该病男性多见，发病年龄多在40岁以前，严重者可导致脊柱和关节畸形而影响日常生活。痛风性关节炎，因尿酸盐结晶、沉积引起的关节炎。发病多为急性单侧关节炎，以脚部大脚趾突然红肿、疼痛为主要症状，发作时"痛不欲生"，病程持续1周左右可缓解，像一阵风一样过去，因此叫"痛风"，但易复发，长期反复发作也能影响关节功能。我国已有1.9亿高尿酸血症患者，1%~3%会发展成痛风。反应性关节炎，因肠道系统、泌尿系统等关节外感染因子触发的炎症性关节病变。降低感染率、提高免疫力有一定防治作用。

一、Cobrotoxin 对类风湿关节炎的作用

类风湿关节炎作为一种常见自身免疫病，我国大约有 460 万类风湿关节炎患者，高发年龄为 30~60 岁，男女患病的比例为 1∶3。全世界类风湿关节炎的发病率为 0.5%~1%。在第三届风湿高峰论坛上，据我国类风湿关节炎患病数据表明，我国类风湿关节炎发病率约为 0.36%、强直性脊柱炎约为 0.34%。类风湿关节炎和强直性脊柱炎致残率高，约有 30% 的患者会失去工作能力，被称为"不死的癌症"，对个人、家庭和社会造成巨大的经济负担。目前已有针对细胞因子的特异性单克隆抗体，这类生物制剂起效非常快，缓解症状迅速，不像传统的药物要经过几个月的治疗才会有效，对于重症患者，如果需要迅速缓解症状的话，是首选之一。在 2013 年销售额排名前 10 位的抗类风湿关节炎药物中，有 1 个药是 IL-β 特异性拮抗剂，5 个药属于 TNF-α 特异性拮抗剂。这些疾病调理性抗风湿药（disease-modifying antirheumatic drug，DMARD），特别是 TNF-α 抑制剂，它们起效快、疗效持久、在对传统 DMARD 无效的关节炎有效，可显著改善患者的症状和体征、残疾、生活质量和影像学进展，很好地满足患者的治疗需求。但抗体药物价格昂贵，而且有增加感染等严重不良反应的风险。苏州大学衰老与神经疾病重点实验室研究了眼镜蛇蛇毒对类风湿关节炎的治疗作用，可为眼镜蛇蛇毒神经毒素治疗类风湿关节炎提供实验依据。

1. Cobrotoxin 注射给药　本实验选用雄性 Lewis 大鼠 60 只，随机分为 6 组，每组 10 只，分别为正常组、模型组、阳性药甲氨蝶呤组（0.5 mg/kg）及 cobrotoxin 低剂量组（2.5 μg/kg）、中剂量组（5 μg/kg）、高剂量组（10 μg/kg）。正常组足底皮内注射 100 μL 生理盐水，其他各组足底注射 100 μL 含 5 mg/kg 灭活结核杆菌的完全弗氏佐剂造模。正常组与模型组皮下注射生理盐水，其他组皮下注射 cobrotoxin，阳性药组每周给药 1 次（其余天皮下注射生理盐水），其他给药组每天给药 1 次，持续给药 4 周。

关节炎临床评分（clinical score）：根据足部及关节的红肿程度将每只脚按 0~4 分评分，每只大鼠每只脚最高给予 4 分，整体最高 16 分。0 分：正常；1 分：足部轻微水肿和红斑，关节无肿胀；2 分：足部轻度水肿和红斑或关节肿胀；3 分：足部明显水肿和红斑，关节肿胀；4 分：足部、关节肿胀严重。

在造模成功后，关节炎评分结果显示（图 15-1A），模型大鼠足底注射完

全弗氏佐剂后,注射脚开始肿胀,9 天后对侧足部开始肿胀,模型组大鼠足部红肿情况严重,至 24 天到达一个高峰。与模型组相比,甲氨蝶呤组展示出良好的治疗作用,cobrotoxin 各组也有较好的治疗作用,但不同剂量组间差异不明显。

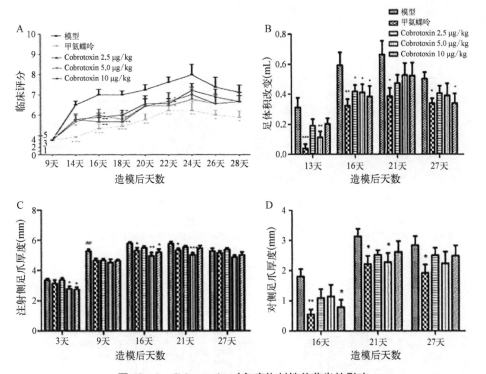

图 15-1　Cobrotoxin 对免疫佐剂性关节炎的影响

　　Cobrotoxin 减轻了佐剂性关节炎的症状。雄性 Lewis 大鼠用 0.1 mL 完全弗氏佐剂(CFA)免疫。从第 0 天开始,每天进行皮下注射 cobrotoxin。每周皮下注射一次甲氨蝶呤,其他几天则注射生理盐水。图 15-1A:每组的关节炎评分。图 15-1B:每组中左后爪的体积。图 15-1C:注射侧每组中后爪的厚度。图 15-1D:对侧每组中后爪的厚度。* $P<0.05$, ** $P<0.01$, *** $P<0.001$,与模型组相比

　　病理结果如图 15-2 所示,模型组大鼠踝关节表现出严重的炎症细胞浸润、滑膜增生及软骨侵蚀,cobrotoxin 各剂量组均使得模型大鼠病理情况好转。

　　正常生理情况下,外周血白细胞数保持相对稳定,发生类风湿关节炎等病理情况下时,白细胞数显著增多。由图 15-3A 可知,甲氨蝶呤与 cobrotoxin 都能抑制佐剂性关节炎大鼠白细胞数的异常增多,且甲氨蝶呤作用强大,甚至使白细胞数降至低于正常水平。而我们知道,白细胞是机体抵御外界感染的最主要的一道防线,对于白细胞数的过度抑制可能增加机体感染的风险。从图 15-3B、

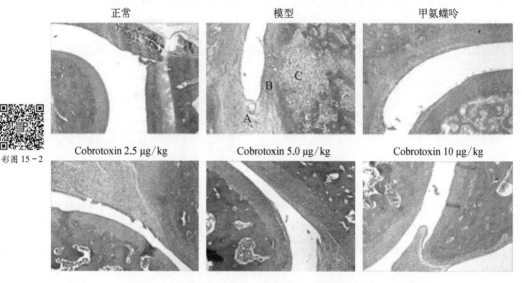

彩图 15-2

图 15-2　Cobrotoxin 对免疫佐剂性关节炎的影响(见彩图)

　　Cobrotoxin 对佐剂性关节炎型大鼠病理变化的影响。我们展示了具有代表性的图片。甲氨蝶呤和 cobrotoxin 治疗使滑膜增生(图 15-2A)、炎症细胞浸润(图 15-2B)和软骨破坏(图 15-2C)等病理变化减弱

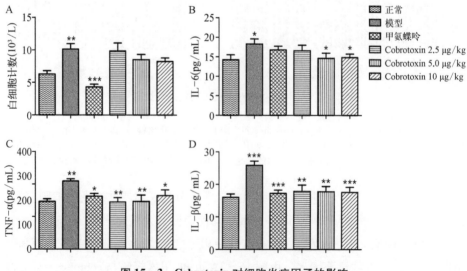

图 15-3　Cobrotoxin 对细胞炎症因子的影响

　　Cobrotoxin 降低了佐剂性关节炎大鼠白细胞和促炎症细胞因子的总量。图 14-3A：白细胞的总量。图 15-3B、图 15-3C、图 15-3D：在完全弗氏佐剂(CFA)注射后第 28 天采集血清。ELISA 检测到血清中 IL-6、TNF-α 和 IL-1β 的水平

15-3C、15-3D 的结果可以看出，模型组大鼠血清中 IL-6、TNF-α、IL-1β 的水平明显升高，在给予 cobrotoxin 治疗后，三者水平都有所下降。鉴于整个细胞因子网络在佐剂性关节炎大鼠发病中的作用，cobrotoxin 对细胞因子的抑制可说明 cobrotoxin 对佐剂性关节炎的治疗作用。

2. Cobrotoxin 速溶药膜口腔给药　将雄性 DBA/1J 小鼠 60 只随机分为 6 组：正常组（normal）、模型组（model）及 cobrotoxin 低剂量组（5 μg/kg）中剂量组（20 g/kg）、高剂量组（80 μg/kg）和甲氨蝶呤组（MTX，5 mg/kg）。预先测量各组小鼠的左、右后足的脚踝厚度为初始值。将牛二型胶原和完全弗氏佐剂两种混悬液按 1∶1 比例充分乳化成油包水状态，乳化充分的标志为将乳剂滴入冷水中，若保持完整不分散，则是油包水，即可。每只小鼠致敏当天尾部皮下注射 0.1 mL 乳剂，21 天后再次尾部皮下注射 0.1 mL 乳剂。从再次注射乳剂当天开始每天称小鼠体重，观察，并进行关节炎病理评分。

药膜基质处方：HPMC 1.2 g；透明质酸 0.02 g；甘油 0.378 g（纯丙三醇约为 300 μL）；水 20 mL。先称透明质酸 0.02 g，加 20 mL 水，保鲜膜封口，搅拌 1 h 以上，可加热至 80℃，全溶后加 HPMC 1.2 g，玻棒搅拌助溶至少 1 h，加甘油，搅拌均匀，静置过夜，铺膜前搅拌一下。在基质中加入所需剂量的 cobrotoxin，充分混匀，用加样器吸取每只动物每次给药量，再打到平面光滑的不锈钢板上，待室温下自然晾干成膜片。造模后当天开始每只小鼠每天口腔荚膜给予 1 片药膜。

由图 15-4 可知，从初次免疫之后第 28 天开始，模型组评分一直在上升，小鼠足部肿胀情况越来越严重。给药组评分均低于模型组，足部肿胀减轻，大剂量改善效果尤为明显。

由图 15-5 可以看出，从第一周到第三周模型组小鼠脚踝厚度随着时间的推移越来越肿胀，cobrotoxin 治疗的小鼠两足的脚踝厚度均小于模型组，尤其在第三周 3 个剂量的治疗效果非常明显，且呈现剂量依赖性，3 个剂量与模型组相比均有显著性差异（小、中剂量：$P<0.05$，大剂量：$P<0.01$）。

给药 28 天后，摘小鼠眼球取血，静置 2 h 后，3 000 r/min 离心 15 min，取上层血清-80℃保存。根据商业化的 ELISA 试剂盒的要求和步骤测定血清中 IgG、IgG2b、IL-17 的水平。结果显示，cobrotoxin（大剂量组）显著降低了 IL-17 水平，对 IgG、IgG2b 没有明显影响（图 15-6）。

彩图 15 - 4

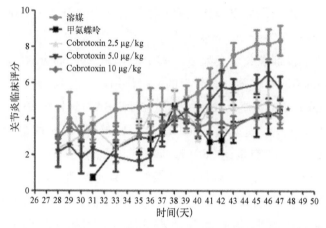

图 15 - 4　速溶药膜口腔给药对佐剂性关节炎的影响(见彩图)

　　雄性 DBA/1J 小鼠在第 0 天用牛二型胶原和完全弗氏佐剂混合液进行免疫,并在第 21 天接受强化注射。小鼠(每组 $n = 10$) 使用 cobrotoxin 膜(5 μg/kg、20 μg/kg、80 μg/kg) 或口服蒸馏水。关节炎评分如文中所示。* $P < 0.05$,与溶媒对照组进行比较

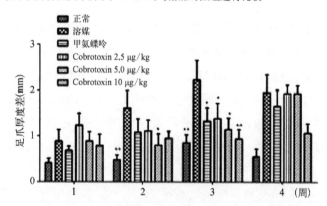

图 15 - 5　口腔速溶药膜给药对佐剂性关节肿胀的影响

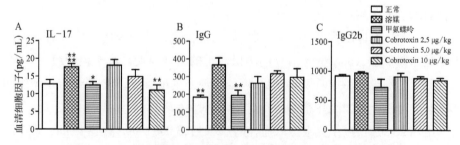

图 15 - 6　口腔速溶药膜给药对免疫佐剂性关节炎炎症因子的影响

　　口服 cobrotoxin 药膜治疗的 DBA/1J 小鼠血清中细胞因子的表达。在第 2 次免疫佐剂接种后的第 28 天采集血清。用酶免疫分析试剂盒测定血清中 IL - 17(图 15 - 6A)、IgG(图 15 - 6B)、IgG2b(图 15 - 6C)的水平。数据为每组 10 只小鼠的各炎症因子的平均值±SD。* $P < 0.05$,与溶媒对照组相比;# $P < 0.05$,与正常组比较

3. Cobrotoxin 与阿司匹林的比较　SD 大鼠,雄性,体重 180~200 g,右足垫皮下注射 0.1 mL 完全弗氏佐剂,在注射后 42 h 之内为原发性关节炎,在注射后第 11 天及以后为继发性关节炎期。分别在注射前和注射后不同时间点测定大鼠足踝关节周长后,采用奋弗雷丝(Von Frey monofilaments)测定大鼠的机械痛阈。随机将动物分为 cobrotoxin 组(18.0 μg/kg、9.0 μg/kg,腹腔注射)、正常对照组、空白对照组和阿司匹林阳性对照组(100 mg/kg,灌胃给药),每天给药 1 次。在原发性关节炎模型中,cobrotoxin 组致炎前连续腹腔注射 3 天,致炎当天腹腔注射 3 h 后,大鼠右足垫皮下注射 0.1 mL 完全弗氏佐剂。阿司匹林组在灌胃后 1 h 注射 0.1 mL 完全弗氏佐剂。空白对照组给药相应的生理盐水。正常对照组大鼠连续腹腔注射生理盐水 3 天,第 3 天注射后 3 h,大鼠右足垫皮下注射生理盐水 0.1 mL。在继发性关节炎模型中,注射完全弗氏佐剂后 11 天开始,每 2 天腹腔注射 cobrotoxin,直到第 19 天,注射后 3 h 测踝关节周长和痛阈。

结果提示,空白对照组大鼠在注射完全弗氏佐剂后 6 h、18 h 和 42 h,踝关节周长明显增加。注射完全弗氏佐剂 6 h,cobrotoxin(9 μg/kg)与空白对照组相比,大鼠踝关节周长明显降低[$F_{(3,21)}$ = 3.598];注射完全弗氏佐剂 18 h,cobrotoxin(9 μg/kg、18 μg/kg)与空白对照组相比,大鼠踝关节周长明显降低[$F_{(3,21)}$ = 4.922];注射完全弗氏佐剂 42 h,cobrotoxin(9 μg/kg、18 μg/kg)与空白对照组相比,大鼠踝关节周长明显降低[$F_{(3,21)}$ = 9.582]。结果见表 15 - 1。

表 15 - 1　Cobrotoxin 对完全弗氏佐剂致大鼠原发性关节炎踝关节周长的影响

组　别	剂量(μg/kg)	关节周长差(mm)		
		6 h	18 h	42 h
Cobrotoxin	9	6.4±1.0*	6.4±0.9*	5.3±1.0***
	18	8.1±0.6	7.1±0.6*	6.1±0.7***
阿司匹林	100 000	6.7±0.6*	8.1±0.7	7.5±0.8**
空白对照组	—	9.3±0.5	10.0±0.7	11.0±0.7

* $P<0.05$, *** $P<0.001$,与空白对照组相比。

空白对照组大鼠在注射完全弗氏佐剂后 6 h、18 h 和 42 h,机械痛阈明显降低。注射完全弗氏佐剂 18 h 和 42 h 后,cobrotoxin(9 μg/kg、18 μg/kg)与空白对照组相比,机械痛阈明显提高[$F_{(3,21)}$ = 4.003,18 h;$F_{(3,21)}$ = 6.303,42 h]。结果见表 15 - 2。

表 15-2　Cobrotoxin 对完全弗氏佐剂致大鼠原发性关节炎机械痛阈的影响

组　别	剂量（μg/kg）	痛阈（g）		
		6 h	18 h	42 h
Cobrotoxin	9	5.3±1.2	13.3±1.1 *	35.7±6.3 *
	18	8.1±1.3	14.3±0.7 *	50.3±6.3 ***
阿司匹林	100 000	7.9±2.2	11.7±1.6	23.4±6.9
空白对照组		4.3±0.8	8.4±1.5	16.7±3.4

* $P<0.05$，*** $P<0.001$，与空白对照组相比。

原发性病变持续 3 天后逐渐减轻，继发性病变由迟发性超敏反应引起，于致炎 10 天后出现右足新一轮的肿胀。佐剂致炎后 11～19 天，与正常对照组相比，大鼠踝关节差明显升高。在 19 天，cobrotoxin 9 μg/kg 能明显降低踝关节周长，在 15 天，cobrotoxin 18 μg/kg 能明显降低踝关节周长，结果见表 15-3 [$F(3,26)=$ 11.855，19 天；$F(3,26)=15.3$，15 天]。

表 15-3　Cobrotoxin 对完全弗氏佐剂致大鼠继发性关节炎踝关节周长的影响

组　别	剂量（μg/kg）	关节周长差（mm）				
		11 天	13 天	15 天	17 天	19 天
Cobrotoxin	9	5.6±1.1	5.8±1.0	6.5±0.8	6.2±1.2	5.8±1.0 *
	18	4.1±0.8	5.3±1.0	4.1±1.1 *	6.4±0.7	6.8±1.2
阿司匹林	100 000	4.2±0.9	5.2±0.8	5.8±0.7 *	4.3±0.9 *	4.8±0.8 *
空白对照		5.4±.5 #	7±.7 #	8.7±0.8 #	6.9±0.8 #	8.2±0.6 #
正常对照	—	0.4±0.2	0.2±0.2	0.5±0.2	0.8±0.4	5.8±1.0

* $P<0.05$，# $P<0.05$。

佐剂致炎后 11～17 天，与正常对照组相比，大鼠机械痛阈明显降低。15 天、17 天，cobrotoxin（9 μg/kg、18 μg/kg）与空白对照组相比，机械痛阈明显升高 [$F(3,26)=7.901$，15 天；$F(3,26)=4.718$，17 天]。结果见表 15-4。

表 15-4　Cobrotoxin 对完全弗氏佐剂致大鼠继发性关节炎机械痛阈的影响

组　别	剂量（μg/kg）	痛阈（g）				
		11 天	13 天	15 天	17 天	19 天
Cobrotoxin	9	20.6±3.4	19.3±8.7	39.7±9.6 *	42.0±11.4 *	37.7±10.3
	18	15.5±3.5	12.7±4.3	54.3±5.7 *	60.0±0.0 *	45.0±15.0
阿司匹林	100 000	20.5±2.5	13.8±3.0	60.0±0.0 *	48.7±7.2 *	54.3±5.7

续　表

组　别	剂量 (μg/kg)	痛阈(g)				
		11 天	13 天	15 天	17 天	19 天
对照		14.2±3#	7.0±1.1#	16.0±3.6#	16.0±3.5#	33.7±8.6
正常		38.±9.8*	14.8±3.8	48.7±7.2	35.5±7.9	54.3±5.7

*P<0.05，#P<0.05。

结论：Cobrotoxin 能抑制大鼠佐剂关节炎所致的关节肿胀和机械痛阈降低，对佐剂关节炎有改善作用，镇痛作用比阿司匹林强，减轻炎症的作用与阿司匹林相当。

二、长链神经毒素对类风湿关节炎的作用

长链神经毒素抗类风湿关节炎的研究，我们早先研究过泰国眼镜蛇长链神经毒素（cobratoxin）的镇痛作用，发现 cobratoxin 与中华眼镜蛇短链神经毒素（cobrotoxin）的作用非常相似。因此我们也研究了 cobratoxin 对大鼠佐剂性关节炎的抗炎和抗伤害作用。方法：注射完全弗氏佐剂诱导大鼠关节炎。在完全弗氏佐剂给药后的不同时间测定关节炎大鼠的爪肿胀、机械戒断阈值和对冷刺激的敏感性（图 15 - 7、图 15 - 8）。用 ELISA 法测定血清中 TNF － α、IL－1、IL－2

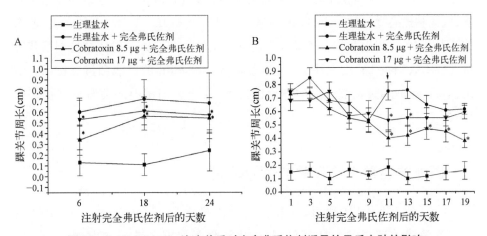

图 15 - 7　Cobratoxin 治疗前后对完全弗氏佐剂诱导的足爪水肿的影响

大鼠接受 cobratoxin（8.5 μg/kg、17.0 μg/kg）或生理盐水每日 1 次，完全弗氏佐剂注射后 11～19 天，在完全弗氏佐剂注射后 6 h、18 h 和 24 h 测量爪周长。数据为平均值±SD（n=6）。* P<0.05，与生理盐水组比较。（A）注射完全弗氏佐剂前用 cobratoxin 预处理，3 天 1 次。（B）注射完全弗氏佐剂后 11～19 天，接受 cobratoxin 治疗 9 天

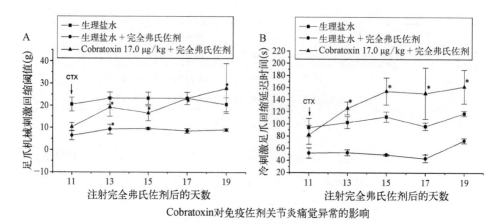

Cobratoxin对免疫佐剂关节炎痛觉异常的影响

图 15－8　Cobratoxin 对佐剂性关节炎痛觉异常的影响

Cobratoxin 对关节炎大鼠痛觉敏化的影响。从注射完全弗氏佐剂后的 11～19 天,用 cobratoxin(17.0 μg/kg,腹腔注射)每天治疗 1 次,持续 19 天。用奋弗雷丝试验和冷板试验确定了痛觉过敏。数据为平均值±SD($n=6$)。(A)奋弗雷丝试验;(B)冷板试验。* $P\le0.05$,与注射完全弗氏佐剂+生理盐水组比

和 IL－10。用显微镜观察滑膜细胞的组织病理学变化。结果表明,完全弗氏佐剂诱导的足爪肿胀明显,机械和冷刺激足爪退缩阈值降低。关节炎大鼠血清 TNF－α、IL－1 和 IL－2 水平升高,IL－10 水平降低。滑膜细胞的组织病理学检查显示明显的炎症和胶原的积累。给药 cobratoxin(17.0 μg/kg)显著减少爪子肿胀、机械和热痛觉过敏,cobratoxin 也减少了 TNF－α、IL－1、IL－2 的产生,但增加了 IL－10 的产生和改善了关节炎病理组织学改变。α7nAChR 拮抗剂甲基康奈汀(MLA,3 mg/kg,皮下注射)可显著降低 cobratoxin 的镇痛和抗炎作用。结论:cobratoxin 通过调节炎症的产生,对完全弗氏佐剂诱导的关节炎有良好的疗效。

三、国外神经毒素治疗关节炎的研究

1943 年 Albee FH 和 Maier E 在一个内科学研讨会上报告了应用眼镜蛇蛇毒治疗关节炎的一些病例,报告中治疗类风湿关节炎的病例中,有 28 例缓解、4 例无效。但是他们的结论认为眼镜蛇蛇毒治疗关节炎不是那么有效的,因为有外周的副作用(用的是总毒,注射给药会有局部或全身副作用)。

知识拓展

Ayurveda 记载的相关研究

印度古医书 *Ayurveda* 记载了眼镜蛇蛇毒可治疗疼痛和类风湿关节炎的案例，*Ayurveda* Gomes A 等（2010）研究了印度眼镜蛇蛇毒对完全弗氏佐剂诱导的类风湿关节炎的治疗作用。用眼镜蛇蛇毒 1/20～1/10 小鼠致死量腹腔注射 13 天，显著减轻了完全弗氏佐剂诱导的关节肿胀、关节损伤。模型鼠尿液中羟脯氨酸、氨基葡萄糖增高，血液中酸性磷酸酶增高，IL-10 降低。眼镜蛇蛇毒治疗抑制了这些改变。这个研究证实了 *Ayurveda* 记载的眼镜蛇蛇毒对类风湿关节炎的治疗作用。

GAEDE KI 等（1995），研究了耶尔森菌（Yersinia）诱导的反应性关节炎，在人类肠道急性感染耶尔森菌后 1～2 周内发生关节炎，几周后慢慢消退。在大鼠感染 7 天后给予腹腔注射眼镜蛇蛇毒因子 V，100 μg/kg，每次注射间隔 24 h，共 4 次（表 15-5）。血清补体活性下降伴随着关节炎减轻和关节组织的改善。

表 15-5 蛇毒对反应性关节炎的影响

治 疗	有关节炎的大鼠数（只）					总数（只）	有关节炎的大鼠数（只）
	0	I	II	III	IV		
PBS	13	4	2	3	3	25	12
眼镜蛇蛇毒因子V	22	3	1	0	0	26	4

国内蛇毒治疗关节炎的研究

彭松峰等（1994 年）用完全弗氏佐剂诱导小鼠、大鼠关节炎模型，一部分动物在造模后立即给药，一部分在造模后 8 天开始给药。小鼠眼镜蛇蛇毒剂量：0.044 8 mg/kg、0.089 6 mg/kg、0.179 2 mg/kg；大鼠：0.031 mg/kg、0.0625 mg/kg、0.125 mg/kg。实验结果显示，眼镜蛇蛇毒抑制鸡蛋清、甲醛引起的足肿胀，抑制棉球引起的肉芽肿形成，抑制醋酸引起的毛细血管通透性增加。眼镜蛇蛇毒减轻完全弗氏佐剂引起的关节肿胀。

国外最先报道，眼镜蛇蛇毒用 H_2O_2 处理后可以将毒性降低 5 000 倍，但是有抗病毒作用和免疫调节作用。我们也证明灭活的眼镜蛇蛇毒仍有一定的镇痛作用。张黎明等(2001年)报道，H_2O_2氧化修饰减毒后可以大大提高眼镜蛇蛇毒素的绝对用量，在相对较低的剂量125~625 μg/kg(相当 LD_{50} 的1/480~1/98)时即可显著抑制佐剂性关节炎大鼠的关节肿胀，并可改善甚至逆转佐剂性关节炎大鼠的全身病变症状，同时不影响动物的体重，且无明显毒副作用。

吴卯斌(1999年)采用眼镜蛇蛇毒+雷公藤+肉桂组成的复方治疗风湿性关节炎126例，每次2颗胶囊，每天3次，30天为1个疗程，治疗4个疗程。126例疗程结束后随访6个月，然后按第一届全国中西医结合风湿性疾病学术会议制订的风湿性关节炎疗效标准进行评价。近期控制102例，显效9例，有效13例，无效2例，总有效率98.4%。

苏州大学衰老与神经疾病重点实验室采用口服加热处理的中华眼镜蛇蛇毒进行了抗类风湿关节炎疗效的研究，并与雷公藤总苷对比。

针对原发性免疫佐剂性关节炎的试验：试验前，大鼠在实验场所饲养2天以上。将大鼠随机分为7组($n=56$)，分别为正常组、生理盐水对照组、经过加热变性的中华眼镜蛇蛇毒(30 μg/kg、90 μg/kg、270 μg/kg)、雷公藤总苷组(15 mg/kg)和未变性中华眼镜蛇蛇毒组(90 μg/kg)。于注射完全弗氏佐剂前连续灌胃5天，第5天灌胃中华眼镜蛇蛇毒6 h后，在无菌条件下，大鼠右足垫皮下注射0.1 mL完全弗氏佐剂，分别于注射完全弗氏佐剂前，注射后分别于6 h、24 h和72 h用足趾容积测量仪测定大鼠足体积，注射前后的足体积差值即肿胀度作为我们观察的指标。并通过在同一时间点不同组之间足肿胀度程度进行比较。

结果显示，免疫佐剂性关节炎大鼠的右足肿胀度在注射完全弗氏佐剂后24 h达到最高峰，变性中华眼镜蛇蛇毒(90 μg/kg、270 μg/kg)剂量组在注射完全弗氏佐剂后6 h和24 h与生理盐水对照组比较能明显抑制足肿胀度，有显著性差异，提示该剂量组在此时对免疫佐剂性关节炎大鼠有减轻足肿胀度的作用。雷公藤总苷(15 mg/kg)组和未变性蛇毒组(90 μg/kg)在注射完全弗氏佐剂后24 h足肿胀度与生理盐水对照组比较能明显抑制足肿胀度，有显著性差异。变性中华眼镜蛇蛇毒组(90 μg/kg)与未变性中华眼镜蛇蛇毒组(90 μg/kg)在注射免疫佐剂后6 h足肿胀度相比有统计学差异，提示变性中华眼镜蛇蛇毒在抑制足肿胀方面优于未变性中华眼镜蛇蛇毒组(图15-9)。

正常大鼠触压感没有发生明显的变化。注射完全弗氏佐剂后6 h、24 h和72 h后发现生理盐水大鼠右足对奋弗雷丝轻触的反应敏感性增强，与正常组有

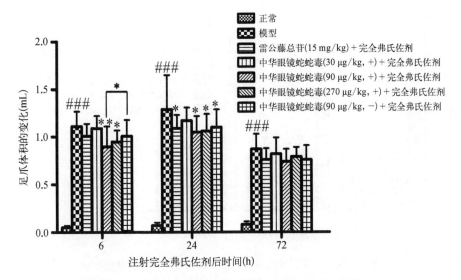

图 15-9 中华眼镜蛇蛇毒对佐剂性关节炎足肿胀的影响

变性中华眼镜蛇蛇毒预处理对免疫佐剂性关节炎大鼠足爪水肿的影响。从注射完全弗氏佐剂前 5 天开始服用变性中华眼镜蛇蛇毒(30 μg/kg、90 μg/kg、270 μg/kg)或未变性的中华眼镜蛇蛇毒(90 μg/kg)或雷公藤总苷(15 mg/kg)进行预防性治疗。用水位移法测量右后爪的体积。数据为平均值±SD($n=8$)。### $P<0.001$,与正常对照组比较;* $P<0.05$,** $P<0.01$,与生理盐水组比较,变性中华眼镜蛇蛇毒(90 μg/kg)与未变性的中华眼镜蛇蛇毒(90 μg/kg)。+:表示经过热变性处理;-:表示未经热变性处理

明显的差异。变性中华眼镜蛇蛇毒组(90 μg/kg、270 μg/kg)奋弗雷丝轻触的反应敏感性降低,并在注射完全弗氏佐剂后 6 h、24 h 和 72 h 与生理盐水对照组比较有显著性差异($P<0.01$,$P<0.05$),提示中华眼镜蛇蛇毒能提高免疫佐剂性关节炎大鼠机械痛阈,有明显的镇痛作用。雷公藤总苷(15 mg/kg)组和未变性蛇毒组(90 μg/kg)虽也能明显提高机械痛阈,但是没有变性中华眼镜蛇蛇毒组(90 μg/kg、270 μg/kg)效果好(图 15-10)。

针对继发性免疫佐剂性关节炎的试验:将大鼠随机分为 7 组($n=56$):分为正常组、生理盐水对照组、变性中华眼镜蛇蛇毒(30 μg/kg、90 μg/kg、270 μg/kg,灌胃给药)、雷公藤总苷组(15 mg/kg)和未变性中华眼镜蛇蛇毒组(90 μg/kg)。在无菌条件下,大鼠右足垫皮下注射 0.1 mL 完全弗氏佐剂,分别于注射完全弗氏佐剂前,注射后第 10 天、第 12 天、第 20 天和第 28 天,用足趾容积测量仪测定大鼠足体积,注射前后的足体积差值作为我们观察的指标。在注射完全弗氏佐剂后的第 11 天每天于早上 9 点给药。并通过在同一时间点不同组之间足肿胀度大小,进行比较。采用奋弗雷丝测定右后肢机械痛阈。继发性免疫佐剂性关

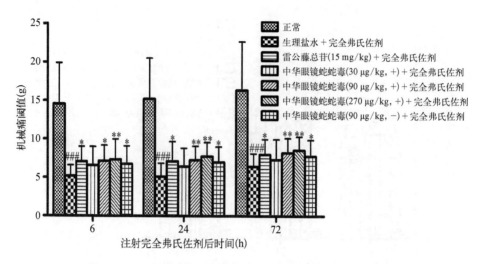

图 15-10　中华眼镜蛇蛇毒对佐剂性关节炎疼痛异常的影响

　　变性中华眼镜蛇蛇毒对免疫佐剂性关节炎大鼠机械性疼痛过敏的逆转。从注射完全弗氏佐剂前 5 天开始服用变性中华眼镜蛇蛇毒（30 μg/kg、90 μg/kg、270 μg/kg）或未变性的中华眼镜蛇蛇毒（90 μg/kg）或雷公藤总苷（15 mg/kg）进行预防性治疗。采用上法测量机械异痛。数据为平均±SD（$n=8$）。### $P<0.001$，与正常对照组比较；* $P<0.05$，** $P<0.01$，*** $P<0.001$，与完全弗氏佐剂+生理盐水组比较。+：表示经过热变性处理；-：表示未经热变性处理

　　节炎大鼠在注射佐剂第 28 天给药后断头取血，测定大鼠 TNF-α 和 IL-10 含量。取膝关节于 10% 福尔马林溶液中浸泡 6 h，在 4℃ 下放于 30% 蔗糖溶液中过夜，用冰冻切片机切片作 H&E 染色。

　　结果显示，原发性病变持续 3 天后逐渐减轻，继发性病变由迟发型超敏反应引起，在注射完全弗氏佐剂后第 10 天后右足出现新一轮的肿胀。在给药前一天即注射完全弗氏佐剂后第 10 天，注射完全弗氏佐剂的各组足肿胀度未见明显差异。变性中华眼镜蛇蛇毒（90 μg/kg、270 μg/kg）剂量组在注射完全弗氏佐剂后 20 和 28 天对继发性免疫佐剂性关节炎大鼠的右足肿胀有明显的抑制作用；在注射完全弗氏佐剂后 28 天才观察到雷公藤总苷（15 mg/kg）和未变性蛇毒（90 μg/kg）组对足肿胀度有明显的抑制（图 15-11）。

　　正常大鼠的触压感没有发生明显的变化。注射完全弗氏佐剂后 10 天便发现生理盐水大鼠右足对奋弗雷丝轻触的反应敏感性增强，与正常组有明显的差异。各个给药组在未给药前 1 天即注射完全弗氏佐剂后 10 天与生理盐水对照组机械痛阈没有差异。变性中华眼镜蛇蛇毒组（90 μg/k、270 μg/kg）给药后对奋弗雷丝轻触的反应敏感性降低，并在注射佐剂后 20 和 28 天与生理盐水对照组比较有显著性差异（$P<0.01$，$P<0.05$），提示中华眼镜蛇蛇毒能提高免疫佐剂

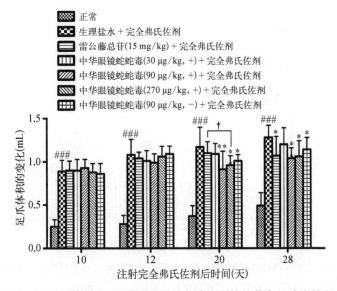

图 15-11　中华眼镜蛇蛇毒对继发性免疫佐剂性关节炎足肿胀的影响

　　变性中华眼镜蛇蛇毒造模后给药抑制免疫佐剂关节炎大鼠足爪水肿的作用。大鼠注射完全弗氏佐剂后的 11~28 天，用变性中华眼镜蛇蛇毒（30 μg/kg、90 μg/kg、270 μg/kg），或未变性中华眼镜蛇蛇毒（90 μg/kg）或雷公藤总苷（15 mg/kg）进行治疗。用水位移法测量右后爪的体积。数据为平均值±SD（$n=8$）。### $P<0.001$，与正常对照组比较；* $P<0.05$，** $P<0.01$，与免疫佐剂+生理盐水组比较；† $P<0.05$，变性中华眼镜蛇蛇毒（270 μg/kg）组与雷公藤总苷（15 mg/kg）组比较。+：表示经过热变性处理；−：表示未经过热变性处理

　　性关节炎大鼠机械缩腿阈，有明显的镇痛作用。我们发现在注射完全弗氏佐剂后 20 天、28 天蛇毒大剂量组（270 μg/kg）与雷公藤总苷组（15 mg/kg）相比有明显的统计学差异，变性中华眼镜蛇蛇毒中剂量组（90 μg/kg）和未变性中华眼镜蛇蛇毒组（90 μg/kg）相比也有明显的统计学差异（图 15-12）。

　　酶联免疫吸附法检测结果显示，生理盐水对照组与正常组相比血清中 TNF-α 含量有显著性增加，变性中华眼镜蛇蛇毒（90 μg/kg、270 μg/kg）能明显抑制佐剂诱导的 TNF-α 含量的升高；未变性中华眼镜蛇蛇毒剂量组（90 μg/kg）与雷公藤总苷组（15 mg/kg）也能明显降低 TNF-α 含量。变性蛇毒大剂量组（270 μg/kg）相比于雷公藤总苷组（15 mg/kg）更能降低 TNF-α 含量。

　　生理盐水对照组与正常大鼠相比血清中 IL-10 水平明显降低。变性中华眼镜蛇蛇毒（90 μg/kg、270 μg/kg）能明显逆转 IL-10 含量，升高抗炎因子 IL-10 水平；未变性中华眼镜蛇蛇毒剂量组（90 μg/kg）与雷公藤多苷组（15 mg/kg）也能明显提高 IL-10 含量。变性蛇毒大剂量组（270 μg/kg）相比于雷公藤多苷组（15 mg/kg）提升抗炎因子 IL-10 效果略好（图 15-13）。

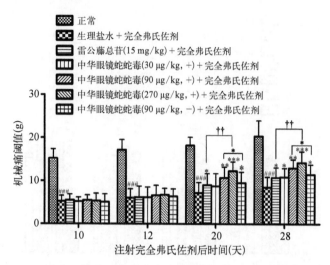

图 15-12　中华眼镜蛇蛇毒对继发性免疫佐剂性关节炎痛觉异常的影响

大鼠造模后给予中华眼镜蛇蛇毒，对机械性疼痛反应的逆转。大鼠注射完全弗氏佐剂后 11～28 天，用变性中华眼镜蛇蛇毒（30 μg/kg、90 μg/kg、270 μg/kg），或未变性中华眼镜蛇蛇毒（90 μg/kg）或雷公藤总苷（15 mg/kg）进行治疗。采用上法测量机械异痛。数据为平均值±SD（$n=8$）。### $P<0.001$，与正常对照组比较；** $P<0.05$、** $P<0.01$、*** $P<0.001$，与免疫佐剂+盐水组比较；$P<0.05$，变性中华眼镜蛇蛇毒（270 μg/kg）组与雷公藤总苷（15 mg/kg）组比较；△$P<0.05$，变性中华眼镜蛇蛇毒（90 μg/kg）组与未变性中华眼镜蛇蛇毒（90 μg/kg）组比较。+：表示经过热变性处理；-：表示未经过热变性处理

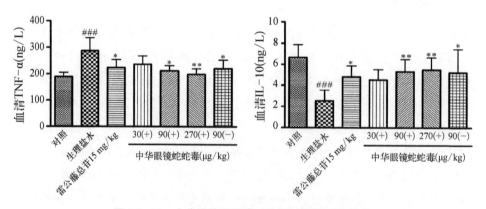

图 15-13　中华眼镜蛇蛇毒对血清细胞因子的影响

造模后给予大鼠中华眼镜蛇蛇毒，检测中华眼镜蛇蛇毒对大鼠血清细胞因子水平的影响。大鼠注射完全弗氏佐剂后 11～28 天用变性中华眼镜蛇蛇毒大鼠（30 μg/kg、90 μg/kg、270 μg/kg），或未变性中华眼镜蛇蛇毒大鼠（90 μg/kg）或雷公藤多苷（15 mg/kg）进行治疗。注射完全弗氏佐剂后第 28 天，所有大鼠用 4% 水氯醛（1 mL/100 g，腹腔注射）麻醉。血液被从腹主动脉中采集出来。直立 30 min 后，血液以 3 000 r/min 离心 10 min。收集上清液并保持在-20℃，直到进一步分析。用 ELISA 试剂盒测量血清 TNF-α 和 IL-10 的水平。数据为每组 6 只大鼠的血清 TNF-α 和 IL-10 平均值±SD。### $P<0.001$，与正常对照组比较；* $P<0.05$，** $P<0.01$，与完全弗氏佐剂+生理盐水组比较。+：表示经过热变性处理；-：表示未经过热变性处理

　　我们对继发性免疫佐剂关节炎大鼠的踝关节进行 H&E 染色,发现正常大鼠的滑膜组织很薄,由滑膜细胞层和滑膜下层构成,滑膜细胞层光滑,无突起。生理盐水对照组滑膜细胞层见大量炎症细胞浸润,如单核细胞、淋巴细胞和中性粒细胞增生、浸润,观察到乳头状突起。滑膜下层见大量炎性细胞浸润,严重的纤维增生并观察到新生血管和淋巴管形成。变性中华眼镜蛇蛇毒(90 μg/kg、270 μg/kg)大鼠滑膜细胞层明显减少炎症细胞浸润,未见乳头状突起。滑膜下层炎症细胞浸润较生理盐水对照组减少,纤维化较轻(图 15-14)。

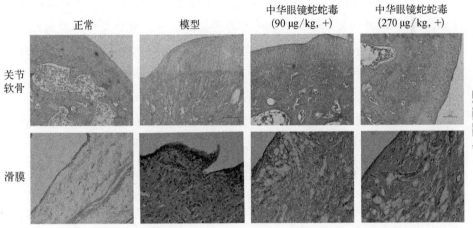

彩图 15-14

图 15-14　中华眼镜蛇蛇毒对免疫佐剂性关节炎病理的影响(见彩图)

　　踝关节的组织学检查。大鼠注射完全弗氏佐剂后 11~28 天后用变性中华眼镜蛇蛇毒(30 μg/kg、90 μg/kg、270 μg/kg),或未变性中华眼镜蛇蛇毒(90 μg/kg)或雷公藤多苷(15 mg/kg)进行治疗。切片用 H&E 染色(软骨 100×,滑膜 200×)。与盐水处理的佐剂性关节炎关节相比,变性中华眼镜蛇蛇毒治疗后显著改善了炎症细胞浸润、胶原蛋白积累和关节腔增生

　　以上结果表明眼镜蛇蛇毒对类风湿关节炎有较好的疗效,优点是可以口服给药,没有毒副作用发生。

人本药业对中华眼镜蛇蛇毒治疗痛风性关节炎的研究

　　尿酸是人类嘌呤代谢的终末产物,由于人体内缺乏尿酸氧化酶,而使人类极易形成高尿酸血症,高尿酸血症是由于嘌呤代谢紊乱使尿酸生成增多或者排泄减少所致的代谢性疾病。据统计我国高尿酸血症 1.9 亿,有 5%~12% 的高尿酸血症最终会发展成痛风,我国通风的发病率为 1%~3%,与发达国家的发病率相当。高尿酸血症如长期存在,尿酸将以尿酸盐的形式沉积在关节、皮下组织及肾

脏等部位,引起痛风性关节炎、皮下痛风结石、肾脏结石或痛风性肾病等一系列临床疾病,严重的会发生肾衰竭,危及生命。长期高尿酸血症导致心血管疾病、糖尿病等疾病的发病率和病死率增加,是严重危害人类健康的一种慢性代谢性疾病。人体尿酸主要来源于以下两个方面:人体细胞内蛋白质分解代谢产生的核酸和其他嘌呤类化合物,经一些酶的作用而生成内源性尿酸,占人体内总尿酸的80%;食物中所含的嘌呤类化合物、核酸及核蛋白成分,经过消化与吸收后,经一些酶的作用生成外源性尿酸,占人体内总尿酸的20%。

目前针对高尿酸血症的治疗主要是降低血液中的尿酸水平,一类是抑制尿酸合成的药物,另一类是增加尿酸排泄的药物。抑制尿酸合成的药物主要有黄嘌呤氧化酶抑制剂,通过抑制尿酸合成途径中的黄嘌呤氧化酶,从而导致尿酸生成的减少。抑制尿酸合成的药物主要有别嘌醇和非布司他,别嘌醇副作用是胃肠道反应、皮疹、肝功能异常。在临床上如果要给患者口服别嘌醇要进行基因多态性的检测,防止别嘌醇过敏反应的发生。还有一类是促进尿酸排泄的药物,主要有排尿酸剂,其能够抑制尿酸盐在肾小管的重吸收,代表药物有苯溴马隆。此外,还有尿酸盐转运体-1抑制剂、尿酸酶等。

眼镜蛇蛇毒是由眼镜蛇的毒腺分泌的多种组分构成的复杂混合物,我国传统医学认为眼镜蛇及其毒性成分可通经络、祛风湿,并具有强身健体之功效,可与其他传统中药复配治疗各种慢性疼痛、关节痛和神经痛。人本药业研究了眼镜蛇蛇毒是否可适用于高尿酸血症和痛风性关节炎的治疗。

(一) 实验一

1. 造模型及实验过程 微晶型尿酸钠(MSU)的制备方法:取 1 g 尿酸加入 194 mL 蒸馏水与 1 mol/L NaOH 6 mL,煮沸,使尿酸完全溶解,水浴冷却后,滴入稀 HCl 至 pH 7.0,溶液呈乳白色,4℃冰箱放置过夜,过滤,50℃烘干,保存,临用现配。50 只雄性 ICR 小鼠随机分为 5 组($n=10$):正常对照组、模型对照组及眼镜蛇蛇毒低剂量组(给药剂量: 0.1 mg/kg)、中剂量组(0.5 mg/kg)、高剂量组(1.0 mg/kg),各组每鼠测量基础踝关节周径后造模,固定小鼠后肢右腿,右脚弯曲,于小鼠小腿外侧踝关节上约 5 mm 处进针至踝关节,将 0.02 mL MSU 混悬液(浓度 25 mg/mL)注入关节腔,正常对照组注射等量生理盐水。第一次造模后开始给药,眼镜蛇蛇毒各剂量组按 10 mL/kg 体积灌服相应浓度的水溶液,正常对照组与模型对照组均灌服等量蒸馏水,每天 1 次,连续给药 8 周。实验于第 7、

14、21 天测定每鼠右踝关节周径后,按第 1 次造模方法,再次注射 0.02 mL MSU 混悬液。实验第 28、35、42、49、56 天测定每鼠右踝关节周径,第 56 天。表 15-6 对每只鼠踝关节损伤程度进行评分。

在实验第 57 天给药 60 min 后,除正常对照组小鼠腹腔注射生理盐水外,其余各组小鼠按照体重腹腔注射 250 mg/kg MSU 混悬液,每鼠腹腔注射 60 min 后,眼眶取血,分离血清,采用尿酸测定试剂盒按照其说明书中的方法步骤,测定血清中尿酸水平。

表 15-6　评分标准

分值(分)	踝关节损伤程度
0	关节未见肿胀、变形、弯曲
1	关节轻度肿胀
2	关节肿胀、稍有弯曲
3	关节肿胀、变形、明显弯曲,牵拉不直

2. 实验结果　从表 15-7 可以看出,眼镜蛇蛇毒各剂量组与模型对照组比较,血清尿酸水平均有降低,其中高剂量组有显著性差异($P<0.01$),说明眼镜蛇蛇毒能够有效降低尿酸水平,可用于预防或者治疗高尿酸血症。

表 15-7　眼镜蛇蛇毒对尿酸钠致高尿酸血症小鼠血清尿酸水平影响($\bar{X}\pm S, n=10$)

组别(组)	剂量(mg/kg)	血清尿酸水平(μmol/L)
正常对照	—	131.29±11.27
模型对照	—	212.582±25.45
眼镜蛇蛇毒低剂量	0.1	204.02±16.73
眼镜蛇蛇毒中剂量	0.5	193.13±19.09
眼镜蛇蛇毒高剂量	1.0	180.30±14.31 **

** $P<0.01$。

(1) 眼镜蛇蛇毒对 MSU 致小鼠痛风性关节炎的治疗作用:从表 15-8 中数据可以看出,各眼镜蛇蛇毒给药组小鼠关节肿胀度与模型对照组比较均有降低,降低程度呈剂量依赖性,眼镜蛇蛇毒高剂量组 1~8 周均有明显降低($P<0.05$),说明眼镜蛇蛇毒可以改善小鼠痛风性关节炎的关节肿胀率,具有预防或治疗小鼠痛风的作用。

表 15-8　眼镜蛇蛇毒对 MSU 致小鼠痛风关节肿胀率的影响（$\bar{X}\pm S, n=10$）

关节肿胀（%）	模型对照	眼镜蛇蛇毒 0.1 mg/kg	眼镜蛇蛇毒 0.5 mg/kg	眼镜蛇蛇毒 1 mg/kg
第 0 周	11.22±0.45	11.22±0.55	11.21±0.48	11.24±0.33
第 1 周	13.42±5.31	8.76±3.24*	7.58±3.76*	7.94±3.54*
第 2 周	11.42±3.70	8.19±4.58	6.43±4.46*	5.56±3.23**
第 3 周	13.28±4.68	11.77±4.09	8.80±4.60*	7.72±4.42*
第 4 周	15.85±4.04	11.54±4.48*	10.24±5.12*	9.85±5.91*
第 5 周	12.79±4.28	9.28±4.13	8.44±5.95	6.53±5.45*
第 6 周	12.83±4.08	8.89±4.80	8.61±5.92	7.36±4.43*
第 7 周	13.41±5.15	9.21±4.74	8.39±4.47*	8.46±4.12*
第 8 周	13.72±4.60	9.24±4.57	8.61±4.40*	8.43±4.99*

* $P<0.05$，** $P<0.01$。

（2）眼镜蛇蛇毒对 MSU 致小鼠痛风性关节损伤的修复作用：从表 15-9 中可以看出，中剂量组和高剂量组的踝关节损伤程度明显好于模型对照组（$P<0.05$），说明眼镜蛇蛇毒能够修复 MSU 导致的关节损伤，进而可用于预防或者治疗 MSU 沉积导致的痛风性关节炎。

表 15-9　眼镜蛇蛇毒对 MSU 致小鼠痛风性关节损伤的影响（$\bar{X}\pm S$, %）

组别（组）	剂量（mg/kg）	评　　分				P
		0	1	2	3	
正常对照	—	10	0	0	0	<0.01
模型对照	—	0	0	3	7	
眼镜蛇蛇毒低剂量	0.1	0	3	3	4	
眼镜蛇蛇毒中剂量	0.5	0	4	4	2	<0.05
眼镜蛇蛇毒高剂量	1.0	1	4	3	2	<0.05

（二）实验二

1. 造模与实验过程　32 只雄性 ICR 小鼠随机分为 4 组（$n=8$）：正常对照组、模型对照组及眼镜蛇蛇毒低剂量组（0.5 mg/kg）、高剂量组（1.0 mg/kg），各组每鼠测量基础踝关节周径后，除正常对照组，其余各组造模，固定小鼠后肢右腿，右脚弯曲，于小鼠小腿外侧踝关节上约 5 mm 处进针至踝关节，将 0.02 mL MSU 混悬液（浓度 20 mg/mL）注入关节腔。第 1 次造模后开始给药，眼镜蛇蛇毒各剂量组按 10 mL/kg 体积灌服相应浓度的水溶液，正常对照组与模型对照组灌服等量蒸馏水,每天 1 次,连续给药 120 天。实验于第 7、14、21 天测定每鼠右踝关节周径后按第 1 次造模方法,再次 0.02 mL MSU 混悬液(浓度 20 mg/mL)。实验第 28、35、42、49、56、63、70、77、84、91、98、105、112、119 天测定每鼠右踝关节周径,第 120 天对每鼠踝关节损伤程度进行评分,第 121 天各组小鼠处死,解剖观察主要脏器后取各鼠右踝关节,去除表皮,用 4% 甲醛固定,H&E 染色观察组织的病理变化情况,具体步骤包括:① 组织取材,脱水;② 石蜡包埋后切片,厚度 3 μm;③ 烘箱 60℃烤片 30 min 至 1 h;④ 染色:二甲苯Ⅰ 5 min,二甲苯Ⅱ 5 min,二甲苯Ⅲ 5 min,无水乙醇 1 min,95% 酒精 1 min,5% 酒精 1 min,然后自来水冲洗数秒,苏木素染色液染 2 min,自来水冲洗数秒,分化液快速分化后温水冲洗返蓝,伊红染色液染 1 min,75% 酒精 30 s,95% 酒精 30 s,无水乙醇 30 s,二甲苯透明 1 min;⑤ 封片,晾干;⑥ 镜检。

2. 实验结果　结果见表 15-10,眼镜蛇蛇毒各给药组小鼠关节肿胀程度与模型对照组比较,第 1~5 周有所降低,但未见明显差异,第 6~17 周低剂量组与高剂量组均有显著性降低($P<0.05,P<0.01$),说明眼镜蛇蛇毒可以改善小鼠痛风性关节炎的关节肿胀,具有预防或者治疗痛风性关节炎的作用。

表 15-10　眼镜蛇蛇毒对 MSU 致小鼠痛风性关节炎的影响($\overline{X}\pm S, n=8$)

关节肿胀率(%)	模　型	眼镜蛇蛇毒 0.5 mg/kg	眼镜蛇蛇毒 1 mg/kg	正　常
第 0 周	11.13±0.16	11.12±0.21	11.11±0.18	11.14±0.21
第 1 周	4.04±4.28	2.51±1.95	2.61±2.24	0.17±0.30**
第 2 周	5.18±1.36	4.65±2.05	3.62±2.18	0.24±0.26**
第 3 周	4.97±2.20	4.84±2.90	3.49±2.07	0.41±0.29**
第 4 周	6.81±3.54	2.70±2.42**	4.77±2.25	0.41±0.29**
第 5 周	6.47±1.76	4.46±2.16	4.37±2.49	0.60±0.34**
第 6 周	7.54±2.35	4.75±2.38*	4.73±2.06*	0.62±0.23**
第 7 周	7.57±2.13	4.71±2.86*	4.90±2.15*	0.55±0.33**
第 8 周	10.86±1.69	4.23±2.38**	5.20±3.38**	0.67±0.36**
第 9 周	10.66±2.54	4.55±2.35**	6.35±3.17**	0.54±0.33**
第 10 周	12.82±3.19	5.53±2.52**	5.14±3.02**	0.70±0.32**
第 11 周	10.97±2.84	4.34±2.82**	5.18±3.45**	0.75±0.31**
第 12 周	10.97±3.58	5.11±3.36**	4.44±3.12**	0.89±0.35**
第 13 周	12.44±3.21	4.28±1.70**	4.99±3.92**	0.86±0.42**
第 14 周	13.31±3.06	4.62±2.79**	5.87±3.92**	0.90±0.36**
第 15 周	10.09±3.20	4.10±2.23**	5.37±2.85**	1.00±0.33**
第 16 周	9.94±3.07	3.36±1.96**	5.34±2.30**	1.02±0.41**
第 17 周	11.00±3.63	2.55±2.27**	4.84±2.87**	1.05±0.27**

* $P<0.05$,** $P<0.01$。

　　病理分析：眼镜蛇蛇毒对 MSU 诱导的痛风性关节炎的影响,小鼠用药 120
天后,解剖肉眼观察未见动物主要脏器有明显的病理改变,踝关节病理镜检结果
显示：眼镜蛇蛇毒小鼠踝关节的滑膜增生、纤维化、炎症细胞浸润、软骨细胞坏
死等指标均好于模型对照组,见图 15－15。

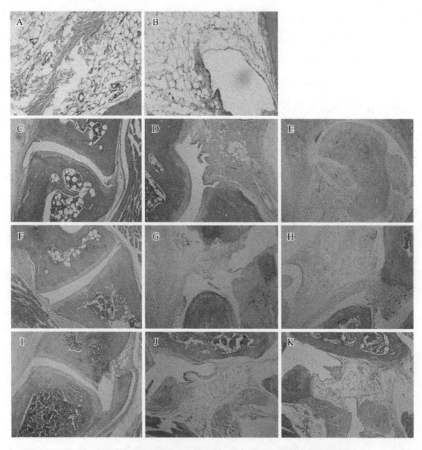

彩图 15－15

图 15－15　眼镜蛇蛇毒对痛风性关节炎病理的影响(见彩图)

　　具体地,图 15-15A 和图 15-15B 为正常对照组的 H&E 染色图,未见明显病理改变。图 15-15C～
图15-15E均为眼镜蛇蛇毒低剂量组的 H&E 染色图,图 15-15C 显示：滑膜组织轻度增厚(+),伴少量
炎症细胞浸润(+),关节软骨细胞点灶状坏死(+)。图 15-15D 显示：关节软骨细胞可见坏死(+),滑膜
组织轻度增厚纤维化(+),伴轻度炎症细胞浸润(++)。图 15-15E 显示：未见明显病理改变。

　　图 15-15F～15-15H 均为眼镜蛇蛇毒高剂量组的 H&E 染色图,图 15-15F 显示：滑膜组织轻度增
厚(+),可见少量炎症细胞浸润(++)。图 15-15G 显示：未见明显病理改变。图 15-15H 显示：滑膜
增厚(+),轻度纤维化(+),散在微量炎症细胞浸润(+)。

　　图 15-15I～15-15K 均为模型对照组,图 15-15I 显示：滑膜增厚(++),轻度纤维化(+),可见炎症
细胞浸润(++)。图 15-15J 显示：滑膜明显增厚(+++),轻中度纤维化(++),伴少量炎症细胞浸润
(+)。图 15-15K 显示：滑膜明显增厚(+++),轻中度纤维化(++),伴炎症细胞浸润(+),关节面软骨
细胞可见坏死(++)。

　　其中,+表示轻度;++表示中度;+++表示重度

　　我们也初步观察了 cobrotoxin 的作用，cobrotoxin 能产生类似的效果。以上实验研究表明眼镜蛇神经毒素和蛇毒都有治疗类风湿关节炎、痛风性关节炎的作用。

点　评

　　中医认为蛇有通经络、祛风湿的作用，可以治疗关节不利等疾病，临床上也有一些零星的治疗关节炎的报道。我们在动物研究中反复证实无论是眼镜蛇蛇毒还是神经毒素（长链和短链神经毒素）都有治疗类风湿关节炎的作用。类风湿关节炎可引起关节变性，损害关节功能，引起疼痛，治疗上需要长期用药，我们在韩国韩医医院使用 cobrotoxin 治疗时，对于类风湿关节炎的疼痛有快速止痛效果，长时间应用后半年内关节肿大变形得到明显改善。对于痛风的急性发作引起的红肿痛，cobrotoxin 能快速消肿止痛（图 15－16）。通风急性发作的肿痛目前没有安全、有效的治疗药物，秋水仙碱的毒副作用太大。今后科博肽可以作为痛风急性发作的特效治疗药物。

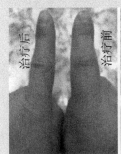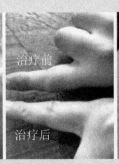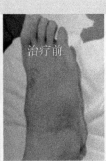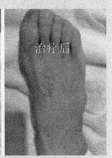

彩图 15－16

图 15－16　韩医医院应用 cobrotoxin 治疗痛风前后效果对比（见彩图）

第十六章
眼镜蛇神经毒素对急慢性
肾病的作用

　　急慢性肾病在全球发病率高、难治愈并伴随着高死亡率,已严重威胁着人类的健康。全世界慢性肾病的发病率为8%~16%,在2010年的全球疾病负担的研究中,慢性肾病是第8位死因。临床上,诊断为肾小球肾炎、隐匿性肾炎、肾盂肾炎、过敏性紫癜肾炎、红斑狼疮肾炎、痛风肾、IgA肾病、肾病综合征、膜性肾病、糖尿病肾病、高血压肾病、多囊肾等。当这些肾病的发病迁延难愈,时间超过3个月,患者尿液和相关的血液指标出现异常,肾脏病理学、影像学发现异常,或肾脏的肾小球有效滤过率低于60%,都可统称为"慢性肾病"。慢性肾病如未能及时有效救治,导致病情恶化进展,则随病程迁延,慢性肾病患者将发展成为慢性肾功能不全、肾衰竭,最终形成尿毒症。

　　急性肾衰竭(acute renal failure, ARF),属临床危重症。该病是一种由多种病因引起的急性肾损害,可在数小时至数天内使肾单位调节功能急剧减退,使肾小球滤过率下降达正常值的50%,血肌酐和尿素氮进行性增高,患者可出现少尿,甚至无尿,以致不能维持休液电解质平衡和排泄代谢产物,而导致高血钾、代谢性酸中毒及急性尿毒症综合征。急性肾衰竭可引起多器官功能受损,病死率高达18.0%~69.6%,且1/3以上的急性肾衰竭患者需进行血液透析治疗。肾病综合征(nephrotic syndrome, NS)可由多种病因引起,以肾小球基膜通透性增加,表现为大量蛋白尿、低蛋白血症、高度水肿、高脂血症的一组临床症候群。肾病综合征临床表征为持续蛋白尿、低蛋白血症、高脂血症、水肿、高血压及肾功能异常。肾病综合征发病是非常复杂的过程。肾病综合征病因包括:① 最常见原因是由各种感染引起的,如引起普通的感冒的病原体感染、病毒感染、巨细胞病毒感染、乙肝病毒感染等;② 由遗传引起的,比如一部分肾病是有家族遗传倾向的;③ 由接触各种化学、物理因素引起的,比如长时间接触放射线,接触化学品如甲醛及其他芳香烃类的物质和染发剂等;④ 还有一部分是由外伤造成,如肾外伤,暴露了抗原,身体就会引起免疫反应;⑤ 还有很多是其他疾病引起的,比如狼疮性肾炎、糖尿病肾病。文献报道,氧化应激和炎症对于肾病的发生、发展起着重要的作用,如阿霉素产生的活性氧(ROS)是引起肾病综合征的主要致病原因。氧化应激是在过量的 ROS 或无效的抗氧化防御作用下产生的,氧化应激也会加速慢性肾病的进程,会因为脂质过氧化物作用、DNA 损伤及蛋白质修饰来引起肾脏损伤。

蛇毒是由蛇的毒腺分泌的多种组分构成的复杂混合物。我国传统医学认为眼镜蛇及其毒性成分可通经络、祛风湿,并具有强身健体之功效。Cobrotoxin 是一种短链神经毒素,它被报道具有抑制 NF - κB 信号通路激活及调节机体 T 细胞的作用。之前有文献报道,中华眼镜蛇蛇毒对于糖尿病肾病具有一定的保护作用,而中华眼镜蛇蛇毒在治疗急、慢性肾病方面的作用还未见报道。

Cobrotoxin 对阿霉素诱导的慢性肾病的作用:

通过一次性尾静脉注射 6 mg/kg 体重的阿霉素构建大鼠慢性肾病综合征模型。大鼠随机分为 5 组:正常组、模型组(阿霉素+生理盐水)、cobrotoxin 低剂量治疗组(阿霉素 + cobrotoxin 5 μg/kg)、cobrotoxin 中剂量治疗组(阿霉素 + cobrotoxin 15 μg/kg)、cobrotoxin 高剂量治疗组(阿霉素+cobrotoxin 45 μg/kg),每组 21~26 只动物。自造模前 5 天开始给药到实验结束。Cobrotoxin 治疗组每天舌下给予相应剂量的 cobrotoxin 口腔速溶药膜,正常组与模型组给予空白口腔速溶药膜。

一、对慢性肾病血液与尿液指标的影响

结果如图 16-1 所示,造模后模型组相比于正常组各周 24 h 尿蛋白明显增加,而给予 cobrotoxin 治疗组并不能够持续地显著降低各周 24 h 尿蛋白的排出,而仅仅在造模后第一周给予 cobrotoxin 5 μg/kg 治疗组及造模后第二周给予 cobrotoxin 45 μg/kg 治疗组能够轻微降低 24 h 尿蛋白的排出(与模型组比较,$P<0.05$)。

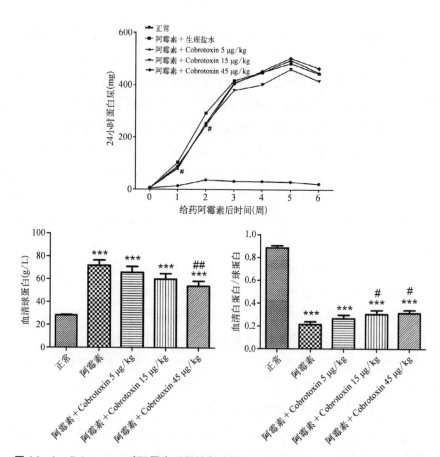

图 16-1　Cobrotoxin 对阿霉素诱导的肾病综合征尿蛋白排泄、血浆蛋白水平的影响

　　大鼠按照文本中所描述的方法处理。在注射阿霉素后每周收集尿液测定 24 h 蛋白尿。在实验第 6 周处死动物取血测定血清白蛋白和球蛋白。* $P<0.05$，*** $P<0.001$，与正常对照组比较；# $P<0.05$，## $P<0.01$，与阿霉素+生理盐水组比较，$n=21\sim26$

　　模型组大鼠相比于正常组具有较高的血总蛋白（$P<0.001$），同时血清白蛋白水平明显降低（$P<0.001$），球蛋白水平升高（$P<0.001$），从而导致血清白蛋白/球蛋白比例明显降低（$P<0.001$）。而给予 cobrotoxin 治疗，尤其是 45 μg/kg 剂量能够明显降低血总蛋白水平（$P<0.01$），但是 cobrotoxin 各治疗剂量对恢复血清白蛋白水平作用较弱，而给予 cobrotoxin 治疗组尤其是 45 μg/kg 剂量治疗组能够明显降低血清球蛋白水平（$P<0.01$），从而升高血清白蛋白/球蛋白比例（$P<0.05$）。

　　模型组大鼠相比于正常组具有较高的血清总胆固醇和甘油三酯（$P<0.001$），而给予 cobrotoxin 治疗组对降低血清总胆固醇作用较弱，但是给予 cobrotoxin 治疗组尤其是 45 μg/kg 剂量治疗组（$P<0.01$）能够明显降低血清甘油三酯水平（图 16-2）。

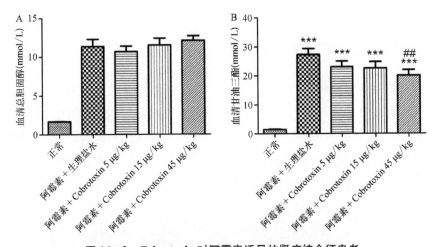

**图 16 - 2　Cobrotoxin 对阿霉素诱导的肾病综合征患者
血清总胆固醇和甘油三酯水平的影响**

　　大鼠按照文中所描述的方式处理。在第 6 周杀死大鼠，并采集血样以测定血清总胆固醇(图 16 - 2A)和甘油三酯(图 16 - 2B)的水平。*** $P<0.001$，与正常对照组的比较；## $P<0.01$，与阿霉素+生理盐水组的相比，$n=21\sim26$

　　模型组大鼠相比于正常组具有较高的血肌酐、尿素氮($P<0.001$)和胱抑素 C ($P<0.05$)水平，而给予 cobrotoxin 治疗组能够轻微降低血肌酐水平，给予 cobrotoxin 治疗组尤其是 15 μg/kg 和 45 μg/kg 剂量治疗组能够明显降低尿素氮水平($P<0.05$) (图 16 - 3)。给予 cobrotoxin 治疗组也能够轻微降低血清胱抑素 C 水平。

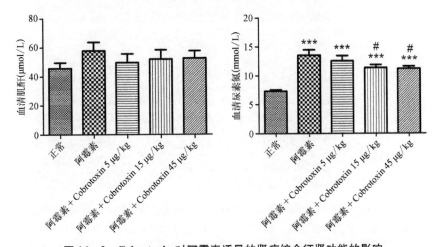

图 16 - 3　Cobrotoxin 对阿霉素诱导的肾病综合征肾功能的影响

　　大鼠按照文本中所描述的方法处理。在第 6 周杀死大鼠，并采集血液样本以测定血清肌酐、尿素氮的水平。*** $P<0.001$，与正常对照组比较；# $P<0.05$，与阿霉素+生理盐水组比较，$n=21\sim26$

二、对慢性肾病病理变化的影响

实验结束后对肾脏进行病理学检查,H&E 染色的结果如图 16－4 所示,正常组大鼠肾脏肾小球系膜区无增生、无沉积物,毛细血管丛未见增生,毛细血管壁未见增厚,血管腔未见狭窄,基底膜未见病变,肾小囊无粘连病变,肾小球结构层次明显;模型组与正常组比较,模型组大鼠肾脏肾小球挤压变形,肾小球毛细血管丛与囊壁有部分粘连,肾小管膨胀变形,出现大量蛋白管型,管腔内有嗜伊红

彩图 16－4

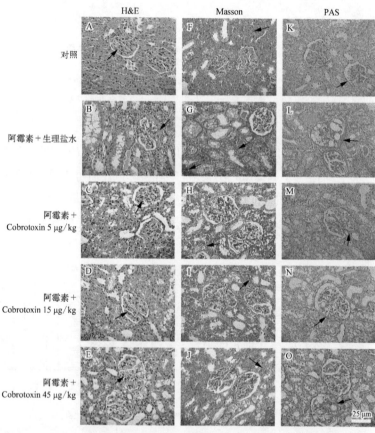

图 16－4　Cobrotoxin 对阿霉素诱导的肾病综合征肾脏病理变化的影响(见彩图)

大鼠按文中描述的方法处理。大鼠在第 6 周死亡,取出肾脏、固定、切片,进行 H&E 染色(图 16－4A~E)、Masson 三色染色(图 16－4F~J)和 PAS 染色(图16－4K~O)。阿霉素＋生盐水理组大鼠肾组织学显示肾小球变形和损伤的显著病理损伤(图 16－4B,绿色箭头)、管状上皮细胞液泡变性和坏死(图 16－4B,黄色箭头)、管状间质胶原蛋白增殖(图 16－4G,绿色箭头)、肾小球基底膜和间系膜扩张(图 16－4G,绿色箭头)。Cobrotoxin 在不同程度上改善了这些病理变化(见彩图 16－4)

物的聚集,肾小管上皮细胞出现空泡变性,有的上皮细胞甚至坏死脱落,肾间质和肾血管周围有炎症细胞浸润;而给予 cobrotoxin 治疗组的大鼠肾脏肾小球病变有所改善,肾小管蛋白管型较少见,间质炎性细胞浸润减少,其病理改变较模型组明显减轻。Masson 三色染色:模型组与正常组比较,模型组大鼠肾脏肾小球毛细血管丛结构有所破坏,肾小球囊壁增厚,肾小球毛细血管丛与囊壁有部分粘连,间质有胶原增生的现象,炎症细胞浸润明显;而给予 cobrotoxin 治疗组与模型组比较,肾小球病变有所改善,囊壁未见增厚,肾小管蛋白管型较少见,间质炎症细胞浸润减少,其病理改变较模型组明显减轻。过碘酸雪夫(periodic acid-Schiff, PAS)染色:模型组与正常组比较,模型组大鼠肾脏肾小球基底膜明显增厚,毛细血管球破坏萎缩,肾小管见蛋白管型;而给予 cobrotoxin 治疗组与模型组比较,大鼠肾脏肾小球基底膜增厚情况有所改善,肾小管蛋白管型减少,其病理改变较模型组明显减轻。

三、对慢性肾病炎症的影响

NF-κB 在炎症反应中有重要作用。NF-κB 结合它的抑制性蛋白 IκB 驻留在胞质中,激活时 IκB-α 被降解,释放 NF-κB 入核,激活参与炎症反应的基因表达。实验结果表明,模型组大鼠相比于正常组肾组织 IκB-α 水平下调($P<0.001$),p-IκB-α 水平上调,从而 p-IκB-α 与 IκB-α 比例明显升高($P<0.05$)。而给予 cobrotoxin 治疗组能够从一定程度恢复肾组织 IκB-α 水平,下调 p-IκB-α 水平,并降低 p-IκB-α 与 IκB-α 比例(图 16-5)。

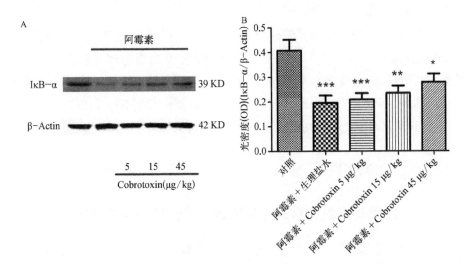

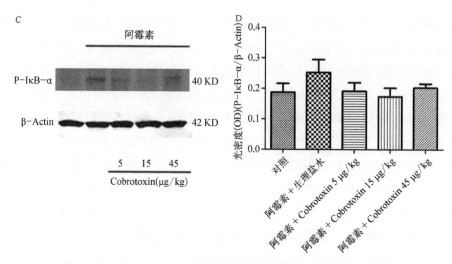

图 16 - 5　Cobrotoxin 对阿霉素诱导的肾病综合征 NF - κB 的影响

大鼠按文中所描述的方法处理。大鼠在第 6 周死亡，用蛋白质印迹法分析测定肾组织中 IκB - α(图 16 - 5A)和 p - IκB - α(C)水平(n=6)。使用 ImageJ 软件对 IκB - α 和 p - IκB - α 水平进行定量分析。* P<0.01, ** P<0.05, *** P<0.001,与正常对照组相比

四、对慢性肾病滤过屏障的影响

Nephrin 是肾小球滤过膜裂孔隔膜上的重要蛋白,它对调控足细胞和肾小球滤过屏障功能起着重要的作用。结果如图 16 - 6 所示,模型组大鼠相比于正常组肾组织 nephrin 水平明显下调(P<0.01),而给予 cobrotoxin 治疗组轻微减轻了肾组织 nephrin 水平的下降。

综上所述,中华眼镜蛇短链神经毒素 cobrotoxin 能够一定程度上改善肾病综合征引起的体重下降、血清球蛋白升高、高脂血症及血清电解质紊乱,并恢复肾功能,改善机体氧化应激水平及肾脏病理损伤。同时 cobrotoxin 能够升高肾组织 IL - 10 水平,下调 P - IκB - α 水平,上调 IκB - α 水平,抑制 NF - κB 信号通路的激活,并且下调 TGF - β 表达,对阿霉素诱导的慢性肾病综合征起到一定的保护作用。

知识拓展

眼镜蛇心脏毒素对阿霉素诱导的慢性肾病的作用

已往的研究已经鉴定了 6 个心脏毒素的亚型,心脏毒素 I 、心脏毒素 II 、心

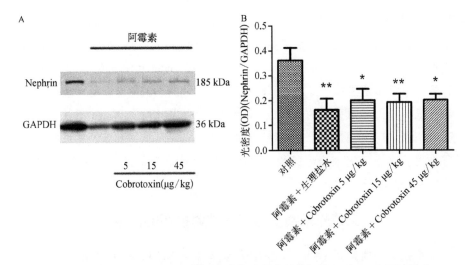

图 16－6　Cobrotoxin 对阿霉素诱导的肾病综合征足细胞 nephrin 水平的影响

大鼠按文中所描述的方法处理。大鼠在第 6 周处死,用蛋白质印迹法分析测定肾组织中的nephrin A 表达($n=6$)。用 ImageJ 软件对 nephrin B 水平进行定量分析。$^* P<0.05, ^{**} P<0.01$,与正常对照组的比较

脏毒素Ⅲ、心脏毒素Ⅳ、心脏毒素Ⅴ和心脏毒素 N 研究发现心脏毒素有镇痛、抗炎、抑制细胞凋亡、抗菌和抗癌作用。苏州大学衰老与神经疾病重点实验室研究了口服心脏毒心脏毒素Ⅳ对阿霉素诱导的慢性肾病的作用。

通过一次性尾静脉注射 6 mg/kg 体重的阿霉素注射液构建大鼠慢性肾病综合征模型。大鼠随机分为 5 组:正常组、模型组(阿霉素+生理盐水)、心脏毒素低剂量治疗组(阿霉素+心脏毒素 45 μg/kg)、心脏毒素中剂量治疗组(阿霉素+心脏毒素 90 μg/kg)、心脏毒素高剂量治疗组(阿霉素+心脏毒素180 μg/kg),每组 21~26 只。自造模前 5 天开始到实验结束,心脏毒素治疗组每天灌胃给予相应浓度的心脏毒素,正常组与模型组给予生理盐水。

结果尿蛋白在模型组动物明显升高(从 125.38±31.97 mg/24 h 到 625.94±75.12 mg/24 h)。尿蛋白在心脏毒素 45 μg/kg 组为 502.4123.07($P<0.05$,与模型组相比),90 μg/kg 组为 414.7106.98($P<0.001$,与模型组相比),180 μg/kg 组为 471.794.70 mg/24 h($P<0.01$,与模型组相比)。

在模型鼠尿素氮和胱抑素明显增高,反映肾功能受损。在心脏毒素治疗以后尿素氮显著降低,胱抑素略有下降。提示心脏毒素产生了肾保护作用。

肾脏石蜡切片 H&E 染色显示在模型组肾小球数目减少,伴有脂肪变性,肾小管坏死,炎症细胞浸润,肾小管中有漏出的蛋白质。这些病理改变被心脏毒

减轻。在 Masson 染色和 PAS 染色后，模型组中肾小球基底膜增厚，肾小管基质胶原增多。这些改变也被心脏毒素减轻。Podocin 是足细胞的表达的蛋白，可以反映足细胞的损伤情况。实验结果表明，模型组 podocin 明显降低，3 个剂量的心脏毒素治疗都明显减少了 podocin 的下降。蛋白质印迹法检测也显示心脏毒素部分扭转了阿霉素引起的 podocin 的降低，尤其是 $45~\mu g$、$90~\mu g$ 剂量组。在本实验中，我们首先证明了心脏毒素耐胃蛋白酶和酸，因此口服后可能被吸收发挥药理作用。这个研究证实眼镜蛇心脏毒素 IV 对阿霉素肾损伤有一定保护作用，但是量效关系不好。

眼镜蛇蛇毒对甘油急性肾损伤的作用

本实验将大鼠禁水 24 h 后，按照大鼠体重 8 mL/kg 分两侧臀部肌内注射 50% 甘油建立急性肾衰竭模型。将实验大鼠随机分为 5 组：正常组（生理盐水+生理盐水）、模型组（甘油+生理盐水）及中华眼镜蛇蛇毒低剂量治疗组（甘油+中华眼镜蛇蛇毒 $20~\mu g/kg$）、中剂量治疗组（甘油+中华眼镜蛇蛇毒 $40~\mu g/kg$）、高剂量治疗组（甘油+中华眼镜蛇蛇毒 $80~\mu g/kg$）。自造模前 5 天开始给药到实验结束，中华眼镜蛇蛇毒治疗组按照每天 2 mL/kg 体积灌胃给予相应浓度的中华眼镜蛇蛇毒溶液，正常组与模型组按照每天 2 mL/kg 体积灌胃给予 0.9% 无菌生理盐水。

24 h 尿蛋白是临床上较普遍的衡量肾小球损伤的指标，它对肾病的发展和预后起着重要作用。结果如图 16－7 所示，甘油模型组相比于正常组其 24 h 尿蛋白明显增加（$P<0.001$），而给予中华眼镜蛇蛇毒治疗组尤其是 $80~\mu g/kg$ 治疗组能够显著降低 24 h 尿蛋白的排出（$P<0.05$）。

血肌酐和尿素氮是目前比较经典的衡量肾功能的指标。肾小球滤过率是指示肾功能和肾脏疾病的重要指标，而血清胱抑素 C 是近几年来衡量早期肾损伤并直接指示肾小球滤过率较好的指标，它不受年龄、机体营养状况等的影响。结果如图 16－8 所示，模型组相比于正常组其血肌酐（SCr, $P<0.001$）、尿素氮（BUN, $P<0.01$）和血清胱抑素 C（Cys－c, $P<0.001$）水平都明显升高，而给予中华眼镜蛇蛇毒各治疗组分别不同程度地降低血肌酐、尿素氮和血清胱抑素 C 水平。

肾脏病理学检查所示（图 16－9），正常组大鼠的肾小球球囊清晰，小球内毛细血管结构正常，肾小管轮廓清楚，管腔明显，上皮细胞未见病变，未见管型，间质血管正常。模型组大鼠的肾小管上皮细胞水肿、发生脂肪变性、崩解坏死，部分近曲小管及远曲小管凝固性坏死，多数肾小管有红细胞管型及蛋白管型形成，

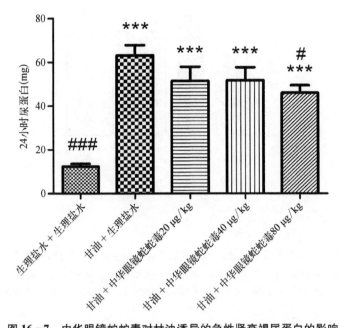

图 16 - 7　中华眼镜蛇蛇毒对甘油诱导的急性肾衰竭尿蛋白的影响

Wistar 大鼠注射甘油 72 h 后,收集尿液测定蛋白尿。*** $P<0.001$,与生理盐水+生理盐水组比较;$^{###}P<0.05$,与甘油+生理盐水组比较;$n=8$

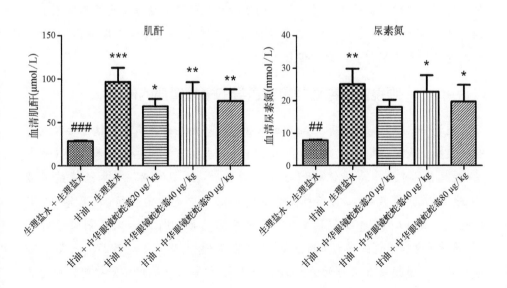

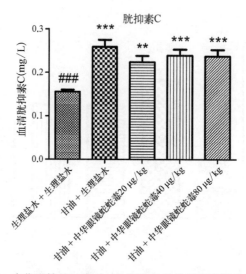

图 16 - 8   中华眼镜蛇蛇毒对甘油诱导的急性肾衰竭肾功能的影响

Wistar 大鼠注射甘油 72 h 后，杀死大鼠并采集血样，以测定血清 SCr、BUN 和胱抑素 C 的水平。* $P<0.05$，** $P<0.01$ 和*** $P<0.001$，与生理盐水+生理盐水组比；### $P<0.05$，与甘油+生理盐水组；$n=8$

管腔扩张；肾小球受到水肿扩张变形的肾小管的挤压，略微变形，部分肾小球萎缩，整体数量减少。而给予中华眼镜蛇蛇毒各治疗组相比于模型组肾小管坏死程度明显减轻，坏死范围减小，肾小管水肿变化减轻，上皮细胞脂肪变性有所恢复，红细胞管型和蛋白管型数量明显减少；肾小球数量增多，小球毛细血管结构较正常。中华眼镜蛇蛇毒能够降低甘油诱导的急性肾衰竭模型大鼠的肾系数和24 小时尿蛋白，并恢复肾功能，改善机体氧化应激水平及肾脏病理损伤，对甘油诱导的急性肾衰竭起到一定的保护作用。

眼镜蛇蛇毒对阿霉素诱导的慢性肾病的作用

通过一次性尾静脉注射 6 mg/kg 体重的阿霉素注射液构建大鼠慢性肾病综合征模型。大鼠随机分为 5 组：正常组（生理盐水+生理盐水）、模型组（阿霉素+生理盐水）及中华眼镜蛇蛇毒低剂量治疗组（阿霉素+中华眼镜蛇蛇毒20 μg/kg 或阿霉素+中华眼镜蛇蛇毒 30 μg/kg）、中剂量治疗组（阿霉素+中华眼镜蛇蛇毒 40 μg/kg 或阿霉素+中华眼镜蛇蛇毒 90 μg/kg）、高剂量治疗组（阿霉素+中华眼镜蛇蛇毒 80 μg/kg 或阿霉素+中华眼镜蛇蛇毒 270 μg/kg），每组 8 只。自造模前 5 天开始给药到实验结束，中华眼镜蛇蛇毒治疗组按照每天

肾皮质　　　　　　　肾髓质

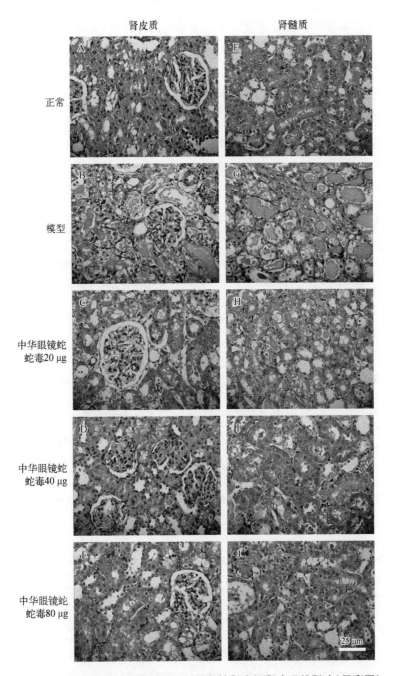

彩图 16-9

图 16-9　中华眼镜蛇蛇毒对甘油诱导急性肾衰竭肾病理的影响(见彩图)

　　Wistar 大鼠注射甘油 72 h 后,杀死大鼠,解剖肾脏进行 H&E 染色。用光学显微镜对皮层(图 16-9A~E)和髓质(图 16-9F~J)进行肾脏病理学分析。结果显示模型组中肾小球变形,肾小管扩张、变形和坏死。中华眼镜蛇蛇毒显著地改善了这些病理改变。

2 mL/kg体积灌胃给予相应浓度的中华眼镜蛇蛇毒溶液,正常组与模型组按照每天2 mL/kg体积灌胃给予0.9%无菌生理盐水。

结果如图16-10A所示,模型组造模后各周24 h尿蛋白明显增加 ($P<0.001$),而给予中华眼镜蛇蛇毒治疗组(30 μg/kg、90 μg/kg、270 μg/kg)从第二周开始能够显著降低大鼠24小时尿蛋白的排出。在另一项研究中,我们将中华眼镜蛇蛇毒治疗组剂量调整为20 μg/kg、40 μg/kg、80 μg/kg,如图16-10B所示,同样从第二周开始中华眼镜蛇蛇毒能够显著降低大鼠24 h尿蛋白的排出。

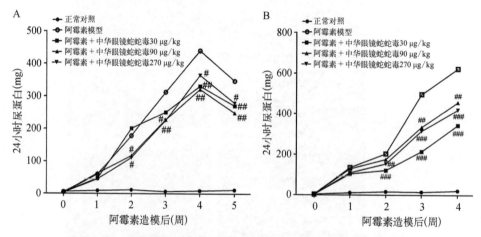

图16-10 中华眼镜蛇蛇毒对阿霉素诱发的肾病综合征尿蛋白的影响

从注射阿霉素前5天开始,每天以30、90、270 μg/kg(图16-10A)或20、40、80 μg/kg(图16-10B)的剂量口服中华眼镜蛇蛇毒治疗。通过尾静脉注射液给予阿霉素(6 mg/kg)后每周收集24 h尿液1次测定尿蛋白。[#]$P<0.05$、[##]$P<0.01$、[###]$P<0.001$,与阿霉素+生理盐水组相比,$n=8$

模型组大鼠相比于正常组,血清肌酐(SCr,$P<0.01$)、尿素氮(BUN,$P<0.001$)和血清胱抑素C(Cys-c,$P<0.05$)都明显升高,而给予中华眼镜蛇蛇毒治疗组能够显著地降低阿霉素诱导的肾病综合征大鼠的血肌酐、尿素氮和血清胱抑素C水平(图16-11)。

炎症在慢性肾病中有重要作用。模型组大鼠相比于正常组大鼠肾组织中TNF-α($P<0.001$)和IL-1β($P<0.05$)水平明显上升,而给予中华眼镜蛇蛇毒治疗组尤其是20 μg/kg治疗组能够明显降低肾组织中TNF-α($P<0.01$)和IL-1β($P<0.01$)水平(图16-12)。

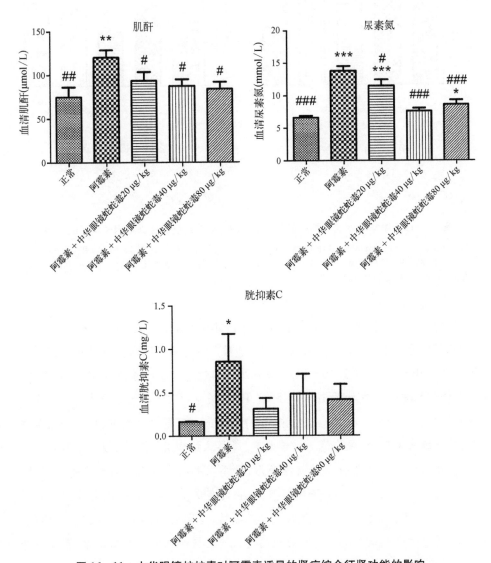

图 16-11　中华眼镜蛇蛇毒对阿霉素诱导的肾病综合征肾功能的影响

　　在实验结束时,杀死大鼠并采集血液样本,以测定血清中 SCr、BUN 和半胱抑素 C 的水平,* P<0.05,** P<0.01,*** P<0.001,与生理盐水+生理盐水组比较;# P<0.05,## P<0.001,与阿霉素+生理盐水组比较,n=8

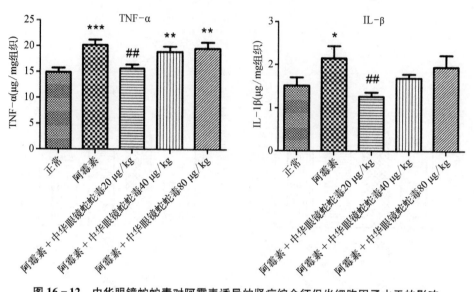

图 16-12　中华眼镜蛇蛇毒对阿霉素诱导的肾病综合征促炎细胞因子水平的影响

在实验结束时,处死大鼠,并用 ELISA 试剂盒测定肾组织中 TNF-α(图 16-12A)和 IL-1 β(图 16-12B)的水平。* $P<0.05$,** $P<0.01$,*** $P<0.001$,与生理盐水+生理盐水组比较;## $P<0.01$,与阿霉素+生理盐水组比较,$n=8$

　　模型组大鼠相比于正常组肾组织 p-IKKα 水平上调,IκB-α 水平下调($P<0.01$),而给予中华眼镜蛇蛇毒治疗组能够从一定程度下调肾组织 p-IKKα 水平,上调 IκB-α 水平(图 16-13)。表明中华眼镜蛇蛇毒能够抑制 NF-κB 激活。

　　肾脏病理学检查如图 16-14 所示,H&E 染色:正常组大鼠肾脏肾小球系膜区无增生、无沉积物,毛细血管丛未见增生,毛细血管壁未见增厚,血管腔未见狭窄,基底膜未见病变,肾小囊无粘连病变,肾小球结构层次明显;模型组与正常组比较,模型组大鼠肾脏肾小球挤压变形,肾小球毛细血管丛与囊壁有部分粘连,肾小管膨胀变形,出现大量蛋白管型,管腔内有嗜伊红物的聚集,肾小管上皮细胞出现空泡变性,有的上皮细胞甚至坏死凋落,肾间质和肾血管周围有炎症细胞浸润;而给予中华眼镜蛇蛇毒治疗组的大鼠肾脏肾小球病变有所改善,肾小管蛋白管型较少见,间质炎症细胞浸润减少,其病理改变较模型组明显减轻。Masson三色染色:模型组与正常组比较,模型组大鼠肾脏肾小球毛细血管丛结构有所破坏,肾小球囊壁增厚,肾小球毛细血管丛与囊壁有部分粘连,间质有胶原增生的现象,炎症细胞浸润明显;而给予中华眼镜蛇蛇毒治疗组与模型组比较,肾小球病变有所改善,囊壁未见增厚,肾小管蛋白管型较少见,间质炎症细胞浸润减

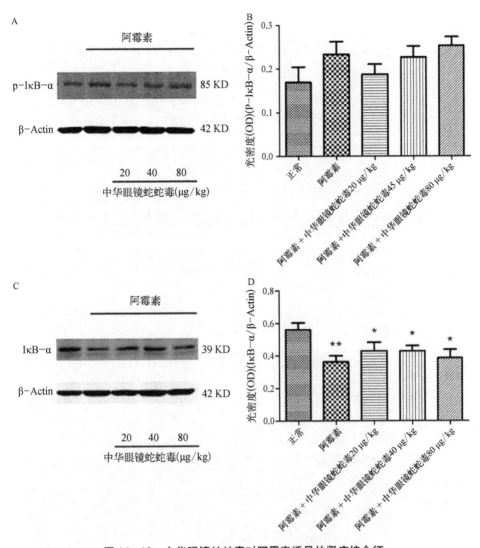

图 16 - 13　中华眼镜蛇蛇毒对阿霉素诱导的肾病综合征
P - IKK - α 和 IκB - α 水平的影响

　　Wistar 大鼠进行处理。实验结束时,处死大鼠,用蛋白质印迹法分析($n=6$)测定肾组织中 p - IKK - α 和 IκB - α 的水平。用 ImageJ 软件对 p - IKK - α 和 IκB - α 进行定量分析。** $P<0.05$, *** $P<0.01$,与生理盐水+生理盐水组比较

　　少,其病理改变较模型组明显减轻。**PAS 染色**:模型组与正常组比较,模型组大鼠肾脏肾小球基底膜明显增厚,毛细血管球破坏萎缩,肾小管见蛋白管型;而给予中华眼镜蛇蛇毒治疗组与模型组比较,大鼠肾脏肾小球基底膜增厚情况有所改善,肾小管蛋白管型减少,其病理改变较模型组明显减轻。

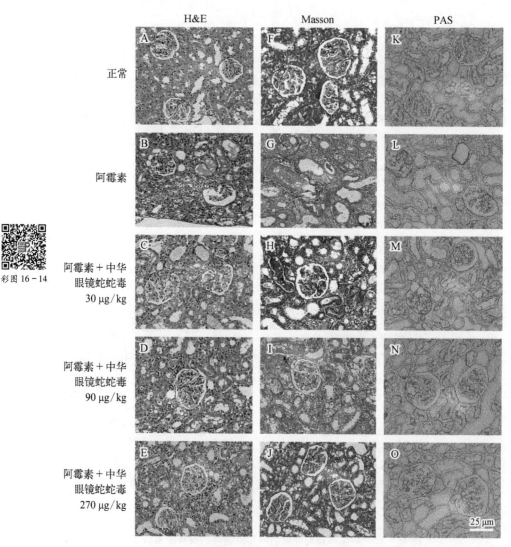

彩图 16 – 14

图 16 – 14　中华眼镜蛇蛇毒对阿霉素诱导的肾病综合征的肾病理学的影响（见彩图）

　　Wistar 大鼠进行处理。实验结束时，处死大鼠，解剖肾脏，进行 H&E 染色［图 16 – 14A ~ 图 16 – 14E］、Masson 三色染色［图 16 – 14F ~ 图 16 – 14J］和 PAS 染色［图 16 – 14K ~ 图 16 – 14O］。用光学显微镜对肾病理学进行了形态学分析。显示模型组中肾小球变形和损伤、管状扩张、小管间质胶原蛋白增殖、肾小球基底膜和中膜扩张。中华眼镜蛇蛇毒在不同程度上减少了这些病理变化

　　正常组大鼠肾小球基底膜（GBM）无皱缩，足突清晰；模型组大鼠 GBM 皱缩明显，足突广泛融合；而给予中华眼镜蛇蛇毒治疗组大鼠 GBM 皱缩、足突融合情况减轻（图 16 – 15）。

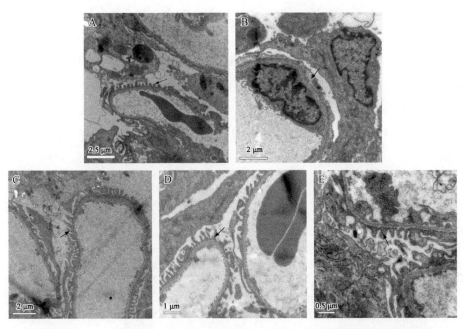

图 16-15　中华眼镜蛇蛇毒对阿霉素诱导的肾病综合征肾基底膜病理的影响

Wistar 大鼠进行处理。实验结束时,大鼠被杀死,解剖肾脏进行电子显微镜检查。用透射电子显微镜对肾病理学进行了形态学分析。图 16-15A～图 16-15E 分别代表对照组、模型组和中华眼镜蛇蛇毒 20 μg/kg、40 μg/kg 和 80 μg/kg 组。模型组显示足细胞突起衰减(箭头),但在中华眼镜蛇蛇毒治疗组,足细胞突起损伤显著减少(箭头)

综上所述,中华眼镜蛇蛇毒能够降低阿霉素诱导的慢性肾病综合征模型大鼠的 24 h 尿蛋白,改善肾病综合征引起的低白蛋白血症、高脂血症及血清电解质紊乱,并恢复肾功能,改善机体氧化应激水平及肾脏病理损伤。同时中华眼镜蛇蛇毒能够降低肾组织 TNF-α 和 IL-1β 水平,下调 p-IKKα 表达,上调 IκB-α 表达,抑制 NF-κB 信号通路的激活,对阿霉素诱导的慢性肾病综合征起到一定的保护作用。

中华眼镜蛇蛇毒对糖尿病肾病的作用

糖尿病肾病(diabetic nephropathy,DN)是糖尿病引起的严重和危害性非常大的一种慢性并发症,由糖尿病引起的微血管病变而导致的肾小球硬化引起。糖尿病肾病不仅出现在 1 型糖尿病患者中,近年来发现 2 型糖尿病也会发展成为糖尿病肾病。1 型糖尿病的发生率为 30%～40%,2 型糖尿病的发生率为 20%。糖尿病肾病的发生率在 20 世纪 70 年代约占 1%,目前已升至 3%～5%。

累及肾脏的糖尿病患者30%~35%在临床上出现微量蛋白尿。1型的发生率可高达40%,而2型则在20%左右。

造模：大鼠腹腔注射链脲菌素(STZ,55 mg/kg),3天后测试血糖高于16.7 mmol/L为造模成功。糖尿病鼠随机分组,中华眼镜蛇蛇毒组给以每天中华眼镜蛇蛇毒30 μg/kg、90 μg/kg、270 μg/kg灌胃,在12周时结束实验处死动物。在实验过程中,每2周从所有大鼠收集12 h(21:00~09:00)尿样,以确定尿蛋白的排泄。

实验结果：糖尿病模型组动物体重减少,口服中华眼镜蛇蛇毒低、中剂量能增加体重,但高剂量组无效。模型组肾脏肿胀,中华眼镜蛇蛇毒也能减轻肾脏肿大(表16-1)。

表16-1　中华眼镜蛇蛇毒对体重和肾系数的影响

| 指　标 | 中华眼镜蛇蛇毒组(μg·d/kg) | | | 模型组 | 正常组 |
	30	90	270		
体重(g)					
开始时	203.12±1.39###	203.25±1.58###	203.75±1.41###	203.12±1.87###	223.12±1.36***
结束时	261.2±11.53**###	255.12±7.41**###	231.00±7.41###	222.62±6.24###	378.38±10.63***
增重(12 w)	58.13±11.86**###	51.88±6.49**###	27.25±7.10###	19.50±6.30###	155.25±10.20***
肾系数					
右侧	0.53±0.021**###	0.54±0.019**###	0.57±0.022*###	0.62±0.009###	0.28±0.005***
左侧	0.49±0.025**###	0.51±0.020**###	0.54±0.024*###	0.61±0.007###	0.26±0.005***

$* P<0.05$、$** P<0.01$、$*** P<0.001$,与糖尿病肾病控制值相比;$\#P<0.05$、$\#\#P<0.01$、$\#\#\#P<0.001$,与正常值相比。括号中的数字为95%可信限。

血清学变化：糖尿病大鼠血糖水平为30.73 mmol/L,明显高于正常组(3.91倍)。每日中华眼镜蛇蛇毒30 μg/kg、90 μg/kg或270 μg/kg给药12周后,血清葡萄糖水平分别下降了22.91%、31.04%和27.89%。糖尿病大鼠血清白蛋白水平为30.45 g/L,明显低于正常大鼠。在每日90 μg/kg和270 μg/kg的中华眼镜蛇蛇毒剂量下治疗后,白蛋白水平显著增加提高。糖尿病大鼠血清总胆固醇(TC)、甘油三酯(TG)和高密度脂蛋白胆固醇(HDL-C)明显高于正常大鼠。在每日90 μg/kg时,中华眼镜蛇蛇毒显著降低TC和TG($P=0.035,0.025$)。每日中华眼镜蛇蛇毒30 μg/kg、90 μg/kg或270 μg/kg增加HDL-C水平。3个治疗组之间无显著性差异(表16-2)。

表 16 - 2　在中华眼镜蛇蛇毒治疗期间,12 周内血糖的变化

指　标	中华眼镜蛇蛇毒组			模型组	正常组
	30 μg·d/kg	90 μg·d/kg	270 μg·d/kg		
血清					
葡萄糖(mmol/L)	23.69±2.19*###	21.19±3.23*###	22.16±2.67**###	30.73±0.94###	7.86±0.32***
白蛋白(g/L)	30.95±0.21###	32.14±0.35**##	32.21±0.23***##	30.45±0.26###	34.24±0.55***
总胆固醇(mmol/L)	1.69±0.19##	1.35±0.09*##	1.41±0.10##	1.73±0.13###	0.87±0.08***
甘油三酯(mmol/L)	1.69±0.15##	1.41±0.11*#	1.52±0.33#	1.85±0.14###	0.86±0.07***
高密度胆固醇(mg/L)	1.11±0.13*###	1.05±0.06**###	0.98±0.09*###	0.66±0.08##	0.29±0.05**
尿素氮(mmol/L)	14.46±1.11*##	13.05±0.62**#	14.83±0.98*##	18.99±1.29###	9.40±0.36***
肌酐(umol/L)	61.21±1.43***	63.15±1.54**	63.57±2.81**	78.77±2.24##	6.45±1.64***
胱抑素 C(ng/mL)	231.05±8.82*##	228.55±8.53*#	229.66±6.16*##	284.17±2.25##	196.56±6.66**
尿液					
尿蛋白(g/L)	24.23±2.21*###	24.42±3.43*###	26.95±1.93*###	44.74±6.75###	8.27±0.42***
乙酰葡萄糖苷酶(U/L)	19.89±2.06##	19.14±1.09##	19.57±1.66*##	24.12±0.72###	12.62±1.00***
小分子球蛋白(ng/mL)	29.89±0.67*###	28.88±0.86**###	29.93±0.87*###	32.24±0.57###	16.39±0.66***
Ccr(mL/kg/min)	20.08±1.62##	21.05±0.95*#	20.65±1.10##	17.04±1.49##	26.35±1.26***

$*P<0.05$、$**P<0.01$、$***P<0.001$,与糖尿病肾病控制值相比;$^{\#}P<0.05$、$^{\#\#}P<0.01$、$^{\#\#\#}P<0.001$,,与正常对照相比。括号中的数字为 95%可信限。

　　肾功能变化:糖尿病肾病对照组 BUN、血清肌酐(SCr)和尿总蛋白排泄量均显著高于正常组,而尿液中 Cr 值较低(降低 35.33%)。与糖尿病肾病对照组相比,所有剂量的中华眼镜蛇蛇毒治疗 12 周后尿蛋白排泄减少($P<0.05$),但 3 个治疗组之间无显著性差异($P<0.05$)。肌酐清除率(CCr)在中华眼镜蛇蛇毒治疗后增加了23.5%。糖尿病鼠尿乙酰葡糖糖苷酶(NAG)和小分子球蛋白(mALB)浓度显著升高(分别为 1.44、1.91 和 1.96 倍)。所有剂量的中华眼镜蛇蛇毒均显著降低了胱抑素(Cys－C)和 mALB 浓度($P<0.05$)。尿 NAG 浓度也被中华眼镜蛇蛇毒降低。

　　肾组织学检查:显微检查显示,治疗与糖尿病肾病对照组在肾小管间质组织学上有明显差异。与糖尿病肾病对照组相比,使用中华眼镜蛇蛇毒治疗的大鼠肾脏病变最小。蛇毒可减轻近端和远端小管脂肪变性。此外,糖尿病肾病组肾小球肥大比正常大鼠增加 1.36 倍。在每日 30 μg/kg、90 μg/kg 和 270 μg/kg 治疗的 12 周后,中华眼镜蛇蛇毒分别降低了肾小球肥大 8.15%、8.29%和

6.75%。免疫组织化学分析表明,糖尿病肾病大鼠肾小球和肾小管中 TGF-β1、NF-κB 阳性区明显多于正常。然而,中华眼镜蛇蛇毒对 NF-κB 和 TGF-β1 的表达有抑制作用($P<0.05$)。

本研究表明,糖尿病大鼠的血糖浓度比正常大鼠高 3.91 倍,中华眼镜蛇蛇毒在 12 周时能不同程度地抑制高血糖,特别是在每日 90 μg/kg 的剂量下。此外,中华眼镜蛇蛇毒增加了体重,降低了肾脏重量。中华眼镜蛇蛇毒减少了尿蛋白排泄,并提高血清白蛋白水平。sCr 和 BUN 在中华眼镜蛇蛇毒治疗后也明显降低,CCR 增加,特别是在剂量为每日 90 μg/kg 时。肾脏病理学检查发现中华眼镜蛇蛇毒显著改善肾脏的病理变化,这表明中华眼镜蛇蛇毒是一种潜在的肾保护剂。

眼镜蛇蛇毒治疗糖尿病肾病的临床研究

朱崇昭等(1997)对院门诊和住院确诊的 2 型糖尿病合并肾病变出现持续微量蛋白尿患者,共 10 例,男 6 例,女 4 例;年龄 61~78 岁,平均 70.5 岁;糖尿病病程在 5 年内 2 例,6~10 年 4 例,10~20 年 1 例,20 年以上 3 例。10 例患者均无心衰、肝或肾功能严重病变,或其他引起尿蛋白疾病,但其中伴有高血压 4 例。给予中国科学院昆明动物研究所提供的眼镜蛇蛇毒胶囊,每日 3 粒持续 4 周为 1 疗程,4 周内保持饮食总热量、降糖药物不变,生活和运动量相对不变。口服眼镜蛇蛇毒胶囊后所有患者均无不适反应。其中 7 例患者自觉用药后精神、体力有明显好转;10 例患者空腹血糖与血、尿 α_1-MG 用药前后配对 t 检验有显著下降,空腹血糖下降($P<0.05$);血和尿 α_1-MG 下降($P<0.05$)。10 例患者的尿 ALb 有 6 例下降,而尿 IgG 有 7 例下降,尿 β_2-MG、血 β_2-MG、血 IgG 分别有 6 例、5 例、3 例不同程度下降;血液流变学的血黏度、纤维蛋白原、凝血酶原时间有不同程度改善,D-二聚体有 3 例阳性转阴。

眼镜蛇蛇毒对肾缺血再灌损伤的作用

肾脏为高灌注器官,对缺血及缺血再灌注均敏感。肾缺血再灌注(ischemial reperfusion, I/R)损伤是导致急性肾衰竭(acute renal failure, ARF)最常见的原因。在 ICU 中,肾 I/R 损伤占所有 ARF 病例的 45%,有很高的发病率和死亡率。肾缺血再灌注损伤的病理生理机制非常复杂,包括黏附分子在内皮的表达、补体的活化、白细胞的募集、氧自由基的产生、凋亡及坏死等。其中,补体系统的活化及嗜中性粒细胞的浸润发挥着关键作用。因此,应用补体抑制剂阻断补体活化可能成为肾缺血再灌注损伤的一种有效的治疗手段。目前,国外已有一些补体抑制剂用于Ⅰ期和Ⅱ期临床试验,如重组因子 CR1 和单链 FV 抗体,但多因价格昂贵难于推广。中华眼镜蛇蛇毒含有眼镜蛇蛇毒因子(CVF),又称补体因子,是一种性质稳定的抗补体蛋白,是蛇的 C3b,能使补体 C3 和 C5 不断激活直到最终耗竭而发挥抗补体作用。中华眼镜蛇蛇毒在我国南方有很大产量,价格低廉,如能应用于临床将产生有利的经济价值和实用价值。国内外已有利用中华眼镜蛇蛇毒的补体耗竭原理,将其应用于心脏缺血再灌注损伤的实验研究。结果表明,应用中华眼镜蛇蛇毒预处理,可明显降低血清肌酸激酶(CK)水平,减少心肌缺血区髓过氧化物酶(MPO)的活性。中华眼镜蛇蛇毒是否对肾缺血再灌注损伤具有类似的保护作用,目前尚不清楚。本实验应用肾缺血再灌注损伤模型来探讨新型补体抑制剂中华眼镜蛇蛇毒的肾脏保护作用及其机制,为中华眼镜蛇蛇毒的临床应用提供理论基础。

　　肾缺血再灌模型和中华眼镜蛇蛇毒治疗:大鼠麻醉后,沿腹正中线开腹分离双肾动脉,无创动脉夹夹闭双肾动脉 45 min 后,松开动脉夹恢复血流,按照设定的缺血再灌注时间点取双肾,并行左心室采血 5 mL。肾脏沿长径纵向切开,固定于 10% 中性福尔马林中,所抽血离心取血清,速冻于 $-70\,℃$ 冰箱中待检。实验动物随机分为实验组、对照组和假手术组。实验组与对照组分别腹腔注射 0.1% 的中华眼镜蛇蛇毒(0.4 mg/kg)和 1 mL 的生理盐水,12 h 后建立肾缺血再灌注损伤模型,按处死时间不同又分为 5 个亚组,即Ⅰ组:缺血 45 min 再灌注 1 h;Ⅱ组:缺血 45 min 再灌注 3 h;Ⅲ组:缺血 45 min 再灌注 6 h;Ⅳ组:缺血 45 min 再灌注 12 h;Ⅴ组:缺血 45 min 再灌注 24 h;每组标本数为 5 个。假手术组单纯分离双肾动脉后处死。

　　检测大鼠肾缺血再灌注不同时间点血清肌酐(SCr)、尿素氮(BUN)值,发现对照组再灌注 1 h 后,SCr、BUN 值开始升高,与正常值(大鼠肾功能正常参考值:SCr 为 $17.68\sim70.72\ \mu mol/L$,BUN 为 $5.55\sim7.77\ mmol/L$)相比有统计学差异;再灌注 3 h 后,SCr、BUN 值明显上升,12 h 达峰值,与前一时间点相比差异显著($P<0.01$);再灌后 24 h 与 12 h 对比无统计学意义。中华眼镜蛇蛇毒预处理的实验组 SCr、BUN 值与对照组比较有所下降,与同一时间点对比,6 h、12 h 组均有显著统计学意义($P<0.01$)。

　　对照组再灌后 1 h 补体 C3 水平显著升高,随后逐渐下降,与假手术组相比,仅 1 h 组有统计学意义（$P<0.01$）；实验组由于中华眼镜蛇蛇毒的作用，补体 C3 一直维持在较低水平，组内各时间点比较无统计学意义。实验组再灌后各点除 24 h 外与对照组相比均有显著统计学意义（$P<0.01$）。对照组与实验组补体 C4 水平在各个时间点均无明显变化，与假手术组相比亦无统计学意义。

组织病理检查：对照组肾损伤逐渐加重，12 h、24 h 损伤最严重，以近端及皮髓交界处的肾小管上皮细胞变性、坏死为主，呈颗粒样变性，部分细胞核破裂，细胞坏死，肾小管管腔阻塞，有蛋白管型，部分小管可见基底膜断裂，肾小球及髓质肾小管改变不显著，肾间质有炎症细胞浸润；实验组可见小管上皮细胞肿胀，但坏死较少，基底膜多完整，肾间质炎症细胞浸润明显减轻。

综上所述，采用双肾动脉夹闭 45 min 后恢复灌流的方法复制出肾缺血再灌注损伤的动物模型。肾功能检测结果显示，对照组血 SCr、BUN 值再灌后逐渐升高，12 h 达较高水平（平均值较正常对照值升高约 5 倍），说明造模成功。实验组在缺血前 12 h 腹腔注射一定量中华眼镜蛇蛇毒，检测结果显示血 SCr、BUN 值再灌后升高速度明显减慢，12 h 组与对照组相比差异显著（$P<0.01$），表明中华眼镜蛇蛇毒预处理后肾功能明显改善。同时实验组血清补体 C3 水平一直维持在较低水平，说明中华眼镜蛇蛇毒有效地抑制了补体系统的活化。以上结果提示中华眼镜蛇蛇毒通过抑制补体系统的活化从而减轻肾缺血再灌注损伤。

点 评

文献和我们的动物研究都证实眼镜蛇蛇毒和神经毒素对急慢性肾脏损伤有保护作用，这种作用与蛇毒的抗氧化、抗炎作用有关。临床上的体验，在对武汉升华蛇疗中医院访问时，我们了解到那里的医生收治了很多肾病患者，疗效满意。我们在韩国韩医医生那里了解到，蛇毒有一定降血糖作用，他们在应用于糖尿病早期患者降血糖和糖尿病肾病患者治疗时确实取得不错的疗效。对于一些从慢性肾病进展到需要做透析的患者也取得了减轻水肿、改善肾功能的效果。所以今后临床上值得对科博肽治疗慢性肾病的作用进行研究。

第十七章
眼镜蛇神经毒素对神经系统疾病的作用

眼镜蛇 α-神经毒素很难进入中枢神经系统,因此对于能否治疗神经系统的疾病报道不多。对于外周神经系统的作用,治疗神经痛的疗效是肯定的。

一、神经痛

(一) 动物实验

坐骨神经部分结扎神经痛模型。4%水合氯醛腹腔注射麻醉,正常皮肤消毒后,切开大鼠左大腿中段,分离坐骨神经干,在1/3或1/2处用线结扎坐骨神经干,在创面涂抹青霉素粉,并切开肌肉和皮肤。假手术中,大鼠的坐骨神经主干暴露,不结扎,但其他步骤是相同的。术前1天测定所有大鼠的基础痛阈值,术后7天测定术后痛阈值。后续的模型是那些具有痛觉过敏的模型,将在随后的实验中使用。热板实验:鞘内注射cobrotoxin(5 μg/kg)后,与生理盐水组比较,小鼠舔爪时间明显延长($P<0.05$,或0.01)。这表明疼痛阈值明显升高,有镇痛效果。镇痛效果在给药后10 min就出现,最高疼痛阈值达19.08±1.19 s,持续90 min。静脉注射托吡卡胺(5 μg/kg)可阻断cobrotoxin的镇痛作用,提示鞘内注射cobrotoxin的镇痛作用是由mAChR M_4受体介导的。热辐射法,该方法的测试结果与热板测试相同。与生理盐水组比较,cobrotoxin(5 μg/kg)可提高小鼠足爪回缩的刺激强度($P<0.001$)。也就是说,爪子回缩的阈值提高了60%。静脉

注射托吡卡胺(50 μg/kg)可阻断 cobrotoxin 的作用。

苏州大学衰老与神经疾病重点实验室采用 40 只小鼠,体重 18~22 g,随机分成 4 组,分别注射生理盐水、cobrotoxin(5 μg/kg、10 μg/kg)和吗啡(200 μg/kg),用微注射器穿刺腰椎脊椎间间隙,用热板实验测量疼痛反应。结果表明,cobrotoxin 显著抑制了热引起的疼痛反应。给予 cobrotoxin 10 μg/kg,在 2~6 h 内,其疼痛抑制效果显著。给予吗啡在 2~3 h 内有明显的疼痛抑制作用,与 cobrotoxin 组相比,吗啡仅在 2 h 时表现出比 cobrotoxin 更强的疼痛抑制作用,但持续时间明显比 cobrotoxin 短。鞘内注射 cobrotoxin 也能明显抑制醋酸引起的疼痛反应,10 μg/kg 的 cobrotoxin 与 200 μg/kg 吗啡的作用相当。由于当时使用的 cobrotoxin 纯度低,蛋白质含量低,因此使用的剂量较大(图 17-1、表 17-1)。

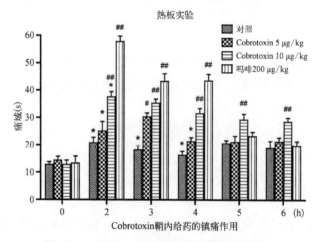

图 17-1 Cobrotoxin 鞘内给药对疼痛的影响

鞘内注射 cobrotoxin 对醋酸扭体作用的影响。测定 30 min 内扭体次数。$^#P<0.05$, $^{##}P<0.01$,与生理盐水组相比;$^*P<0.05$,与吗啡(200 μg/kg)组相比

表 17-1 Cobrotoxin 和吗啡对醋酸扭体反应的作用

组　别	剂量(μg/kg)	扭体次数(次)	抑制率(%)
Cobrotoxin	10.0	$1.92\pm2.597^{**}$	91.33
	5.0	$13.31\pm8.046^{*\#}$	39.91
吗　啡	200.0	$1.42\pm3.476^{**}$	93.59
对　照	—	$22.15\pm13.765^{\#}$	—

在近期的动物实验中我们也发现 cobrotoxin 对结扎三叉神经引起的三叉神经痛有明显的抑制作用。作用机制与抗炎、抑制离子通道和保护神经髓鞘有关(未发表资料)。

（二）临床试验

高中恩曾利用科博肽配合中药治疗坐骨神经痛182例。在182例患者中治愈100例（56.84%），好转62例（34.06%），无效20例（10.98%），总有效率89.02%。显效时间5~28天，平均（10.2±9）天。经第1个疗程治疗者62例，2个疗程者106例（58.24%），14例在2个疗程以上。其中2例患者3~5天后出现皮肤红疹，以抗过敏药施用后消除，约1/5患者3~7天有患侧肢体疼痛加重，但随即自行消失。未见其他不良反应。

曾才铭将科博肽治疗慢性腰腿痛的80例患者做了总结。他选取了他们科室1966年5月~1978年3月之间使用新药科博肽治疗慢性腰腿痛患者80例的近期疗效进行分析。全组有效率为72.5%，以坐骨神经痛的疗效较好，有效率达91%。通过临床实践和分析指出，在骨科范围内选择在用于慢性疼痛的治疗病例中病程长、顽固的病例，此药使用较有价值。从而得出科博肽有一定的镇痛效果，安全、副作用小、不成瘾为其优点；但仍有不少缺点，如作用缓慢、疗程长，对某些病例镇痛效果不够显著，如对一般的慢性风湿痛及劳损性下簇痛效果较差等。镇痛机制有待进一步阐明，复发问题仍待进一步观察。故对症状轻、病程短的病例不一定首选此疗法，反之，对那些病程长、顽固的病例却往往能收到良效，这是本药的独到之处。

王国民等（成都军区昆明疗养院）曾用注射用科博肽治疗三叉神经痛，并取得了较好的疗效。方法：148例患者均予注射用科博肽（广西梧州制药）70 μg肌内注射，每天2次，每个疗程7天。治疗1~2个疗程后，显效58例，有效83例，无效7例，总有效率为95%。治疗过程中未发现明确不良反应，也未统计到三叉神经痛彻底治愈的病例。笔者认为是目前控制三叉神经痛一种较好的治疗手段。

福建白沙疗养院药房自制眼镜蛇蛇毒（5 U/mL），采用肌内注射法治疗麻风神经痛。初始用量为0.66~1.00 mL（3~5 U），后渐加量为8~38 mL（40~190 U）。所有9例患者均有明显麻风反应神经痛疼痛减轻，2例还伴有肿大的神经缩小。

二、戒毒

（一）动物实验

苏州大学衰老与神经疾病重点实验室研究了泰国眼镜蛇长链神经毒素

（cobratoxin）对吗啡依赖的作用。大鼠采用递增给药方式建立吗啡依赖性大、小鼠模型及行为敏化模型。结果显示：cobratoxin（8.5 μg/kg、17 μg/kg，腹腔注射）本身不引起依赖性，但抑制显著降低吗啡依赖小鼠纳洛酮催促戒断时小鼠跳跃次数的增加，抑制小鼠体重的降低；cobratoxin（4.25 μg/kg、8.5 μg/kg、17 μg/kg）显著降低吗啡依赖性大鼠纳洛酮催促时戒断症状的发生，抑制大鼠体重的降低。Cobratoxin（8.5 μg/kg）可以显著降低吗啡（10 mg/kg）引起的大鼠自发活动的升高。结论：cobratoxin 具有抑制吗啡依赖的戒断症状作用，其机制有待于进一步研究。

（二）临床研究

从中华眼镜蛇提取的科博肽治疗的 90 例吸毒患者中，有 43 人于治疗后第 5 天戒断反应完全消除，其余 47 人于第 6~7 天消除，一般情况明显好转，停药后不再出现任何戒断反应，均已临床脱瘾。无一例出现不良反应。通过临床观察，结果表明，科博肽对吸毒人员在戒断治疗中出现的骨痛、肌肉痛、头痛、血管胀痛具有明显的镇痛作用，且作用持久；对伴随疼痛出现的情绪反应（如烦躁、焦虑、紧张、失眠等）有较好的作用；对其他戒断反应，如其他症状、畏寒、发热、肌震颤、出汗、咳嗽、胸闷、乏力、食欲不振及其他临床体征（如皮肤"鸡皮疹"、瞳孔散人、心率增快、血压升高、肠鸣音亢进、腱反射亢进等）亦有一定的作用，这些症状常常是随着疼痛及情绪反应的缓解而减轻；对腹痛、腹泻、恶心、呕吐等消化道症状，作用较弱，须配合使用其他解痉止痛药才能缓解。

使用科博肽与戒毒药及罗通定组疗效对照观察，结果表明，科博肽对控制毒瘾发作、消除戒断反应有较好的治疗作用，停药后不再出现任何戒断症状，有效率接近 100%，并具有显效快，能明显缩短戒断反应期，不会产生新的依赖，不良反应少等特点。戒毒药虽能及时控制戒断症状，但在递减或停药后，易出现反跳或对其产生依赖。一部分病例在治疗中，不得不依靠加服戒毒药或延长疗程来维持这种新的依赖，所以使戒断反应难以消除，脱瘾时间延长。罗通定组是以一般性镇痛、镇静药与"暗示"治疗为主，虽然脱离使用戒毒药，但对相当一部分病例的戒断反应难以缓解或消除，对戒断反应轻重的病例，几乎无效，不得不使用戒毒药来控制毒瘾发作。且一部分病例在治疗中对地西泮易产生依赖；罗通定对周身疼痛及腹绞痛具有较好的作用，并且有一定的镇静作用，但有少数病例对该药易出现一些不良反应，如加重心悸，恶心、呕吐、乏力等，与科博肽相比作用较弱。

三、多发性硬化和脑脊髓炎

多发性硬化(multiple sclerosis，MS)是一种自身免疫病，其中免疫系统攻击中枢神经系统，导致脱髓鞘。疾病的发作通常发生在年轻人中，而且在女性中更为常见。它的发病率在每 10 万人中有 2~150 人。虽然人们对疾病过程中涉及的机制了解很多，但原因仍然未知，这些理论包括遗传或感染因素导致，某些细菌或病毒已被发现含有的蛋白质类似于人体组织的细胞的成分，包括神经系统的细胞的某些成分。在多发性硬化中，免疫系统可能会被激活来攻击入侵者和它们相似的组织。研究还发现，一些的环境风险因素。几乎任何神经系统症状都会与该疾病一起出现，并经常发展为身体和认知残疾。几项研究表明，在最初发作时使用干扰素治疗可以减少患者患临床多发性硬化的发作概率。Hudson 等首次证明，cobratoxin 的碘乙酰胺衍生物可以保护豚鼠免受实验性急性脑脊髓炎的诱导，没有任何毒性报告，而且大多数免疫抑制活性与蛋白质的 N 末端部分有关。进行第二项研究是为了证实 Hudson 的观察结果，证实用过氧化氢解毒的方法并没有对大鼠修饰蛋白的免疫调节活性产生不利影响，发现改性的 cobratoxin 在急性和慢性复发的病例中都显著疗效。在没有功能缺陷的动物中，组织学显示，与表现出疾病症状的动物相比，大脑血管周围没有明显的淋巴细胞侵袭。耐过敏性脑脊髓炎性动物的临床症状下降与脑淋巴细胞浸润的减少相关。得出的结论表明，cobratoxin 至少在治疗上与干扰素 α 一样有效。Hinman CL 等也研究了一种去毒性的碘乙酰胺 cobratoxin 衍生物(CAM－NTX)对豚鼠实验性过敏性脑脊髓炎的作用。发现 CAM－NTX 抑制实验性过敏性脑脊髓炎，胰蛋白酶消化后仍保留此活性，这个活性部位存在于 CAM－NTX 的 N 末端和中心肽中。有报告说，用 cobratoxin 治疗皮肤疱疹损伤的小鼠导致瘢痕比对照组减少80%，这对多发性硬化等状态具有重要意义，并暗示 cobratoxin 影响伤口愈合过程。免疫调节活性是目前治疗多发性硬化的方法的核心，这一活性已被cobratoxin 明确证明。

由于中华眼镜蛇 cobrotoxin 对免疫反应的调节作用，我们认为 cobrotoxin 对多发性硬化和脑脊髓炎的治疗作用值得尝试。

四、帕金森病

帕金森病(Parkinson disease, PD)，又称震颤麻痹，是最常见的神经退行性疾病之一，具有发病率高、死亡率高、致残率高、复发率高的特点。近年来，我国的帕金森症患者逐年上升，流行病学显示，患病率为(15~328)/10 万人口，高于55 岁人群患病率约为 1%，每年发病率为(10~21)/10 万人口。目前我国已进入老年化社会，神经退行性疾病的发病率及其对国人的影响将有进一步增加的趋势，因此研究帕金森病的病理机制及防治一直是医药界的重要任务。该疾病以中脑黑质区多巴胺神经元缺损为主要病理基础；理论上，针对多巴胺神经元损伤的药物(神经保护剂)可保护脑细胞，提高对帕金森病的遗传及环境致病因素的耐受性；从目前的研究结果看，大多数在动物实验中具有疗效的药物，在临床试验中往往以失败告终。目前最有效的对症治疗药物为左旋多巴，但是左旋多巴长期应用后随着多巴胺神经元的不断丢失，将左旋多巴转化成多巴胺的能力进一步丧失，逐渐失去疗效。而且长期使用左旋多巴会产生迟发性运动障碍的并发症，严重影响帕金森病患者的生活质量和生活自理能力。因此，寻找帕金森病新的致病机制，新的治疗靶点，对于疾病防治和药物开发具有重要现实意义。

Dajas-Bailadora F 等研究了长链神经毒素 α - bungarotoxin (α - Bgt) 和 α - cobratoxin(α - Cbt)、短链神经毒素 α - erabutoxin(α - Ebt) 及抗胆碱酯酶毒素 fasciculin - 2(FAS)对于尼古丁诱导的纹状体多巴胺的释放。短链神经毒素 α - erabutoxin和 fasciculin - 2 在 4.2 μmol/L 浓度时阻断了尼古丁引起的细胞外多巴胺升高，α - erabutoxin 的作用更强些，因为在浓度低至 0.42 μmol/L 时有效。长链神经毒素 α - cobratoxin 在所使用的浓度范围内都没有阻断作用。α - bungarotoxin只在高剂量的 4.2 μmol/L 浓度时才有阻断作用。这些结果表明，与长链神经毒素相比，短链神经毒素与控制纹状体多巴胺释放的烟碱受体亚型有更强的相互作用，短链神经毒素多肽和突触前受体的相互作用可能允许进一步解释负责调节纹状体 DA 释放的特定烟碱受体群体。这些结果似乎看起来眼镜蛇 α -神经毒素对帕金森病治疗不利。

人本药业的动物实验与上述的研究报道的结论相反，中华眼镜蛇蛇毒短链神经毒素 cobrotoxin 可能对帕金森病有益。他们的研究采用雄性 C57bl/6 小鼠，腹腔注射每隔 2 h 腹腔连续注射 1 -甲基- 4 -苯基- 1.2.3.6 -四氢吡啶(MPTP)

20 mg/kg 4 次,构建急性帕金森病小鼠模型,对照组给予 0.9%生理盐水腹腔注射。Cobrotoxin 于 MPTP 造模前 5 日开始分别以 3 μg/kg 或 9 μg/kg 每日腹腔注射 1 次,直至动物处死取材。MPTP 造模后次日做行为学分析,7 天后处死动物取材。期间各组无动物死亡。转轮实验测试小鼠平衡运动能力结果显示,与 MPTP 模型组小鼠运动协调性相比,cobrotoxin 低、高剂量组中小鼠虽然没有显著性差异,但治疗组各剂量组在转轮上的运动时间有上升的趋势,提示 cobrotoxin 可能提高小鼠平衡运动能力。爬杆试验显示,MPTP 干预 24 h 后小鼠运动能力显著迟缓;与模型组相比,药物治疗低剂量组的小鼠转身时间没有显著性差异,但有减少的趋势,而到达杆底的时间显著性缩短,cobrotoxin 高剂量组则能够缩短小鼠转身时间和总时间。抓力实验中,模型组小鼠的前后肢抓力均显著低于对照组小鼠,cobrotoxin 低剂量组未能显著增加前后肢抓力,但有上升趋势,与 MPTP 模型鼠相比,cobrotoxin 高剂量组能够显著增加小鼠的前后肢抓力。在免疫组化实验中,神经毒素 MPTP 造成小鼠中脑黑质区多巴胺神经元数量显著减少,cobrotoxin 低剂量组未能显著增加黑质区多巴胺神经元数目,但有上升趋势,而 cobrotoxin 高剂量治疗组则能够显著上调小鼠中脑黑质区多巴胺神经元的数量。纹状体内单胺类神经递质检测结果显示,多巴胺及其代谢产物 DOPAC、HVA 的含量和其酪氨酸羟化酶量变化一致,模型组中多巴胺及其代谢物量均显著降低;与模型组相比,cobrotoxin 低剂量组未能显著增加纹状体内多巴胺及其代谢产物 DOPAC、HVA 含量,但有上调趋势,而 cobrotoxin 高剂量治疗组则能够显著增加小鼠纹状体内多巴胺及其代谢物含量。以上初步的动物实验结果表明,cobrotoxin 可能是治疗帕金森病潜在的药物。

韩国韩医诊所发现,cobrotoxin 对重症帕金森病的运动迟缓和震颤有快速而持久的缓解作用。共治疗诊断明确、病程较长的 6 名帕金森病患者,一位男性患者患病 14 年,已经对左旋多巴失效,震颤明显,运动迟缓。在注射 cobrotoxin 30 min 后这些症状明显缓解。一名男性帕金森病患者运动迟缓症状非常明显,举步维艰,在注射 cobrotoxin 后,双手上下举动自由,走路恢复常态,还能做俯卧撑。另一名女性帕金森病患者有 20 年病史,进入诊所时是躺在担架上乘电梯进入 5 楼的诊所,双手震颤而无法拿稳手机,注射 cobrotoxin 20 min 后,可自行站立,拿稳手机。家人反映 20 年来第一次又看到了她的笑容。有一位已经不能自主行走的晚期帕金森患者,应用 cobrotoxin 后可以自主缓慢行走。我们希望这一发现能被更多的临床试验证实,如果被证明有效,可能为帕金森病的治疗带来突破,为数百万帕金森病病人带来福音。

据了解在韩医诊所,cobrotoxin 治疗癫痫有效。Cobrotoxin 用于神经系统疾病的治疗,有待进一步研究。

知识拓展

脑 缺 血

眼镜蛇蛇毒 M 组分制剂由广州蛇毒与生物毒素研究所提供,0.3~0.6 mg 加入 5% 葡萄糖注射液 250 mL 静脉滴注,3 h 滴完,每日 1 次,7~10 天为 1 个疗程,一般治疗 2 个疗程。

治疗 96 例疗效分析(表 17-2):可见患者血黏度各项指标均有下降。

表 17-2　眼镜蛇蛇毒 M 组分制剂给药前后血液流变学指标的影响

	全血比黏度	血浆比黏度	红细胞压积(%)	血沉(mm/h)	红细胞电泳时间(s)	纤维蛋(mg,%)
用药前	4.86±0.41	1.78±0.24	48.28±5.16	38.41±11.28	22.83±2.92	402.27±59.21
用药后	3.98±0.38	1.44±0.21	40.72±4.23	20.52±10.79	16.55±1.82	528.54±56.85
正常值	4.13±0.49	1.57±0.11	44±3.51	18±7	14.42±1.28	308±58

点 评

即使在部分实验中通过外周给予眼镜蛇 α-神经毒素,可在脑内能检测到微量的眼镜蛇 α-神经毒素,眼镜蛇 α-神经毒素一般认为难于进入中枢神经系统,因此 cobrotoxin 对于神经系统的作用很少被研究。笔者认为,如果 cobrotoxin 真的能治疗某些神经系统的疾病,可以采用纳米制剂、鼻腔给药等手段改善神经毒素对血脑屏障的通透性。

笔者及文献中的一些研究表明,cobrotoxin 的镇痛作用既有外周作用机制也有中枢作用机制。笔者认为 cobrotoxin 在戒毒和帕金森病中的疗效值得进一步研究。在戒毒方面已经有初步的动物和临床试验表明可能有效,尤其在治疗戒断症状方面有良好的效果,可以替代现有的替代疗法。进一步需要研究 cobrotoxin 对于复吸的影响,因为目前尚无可靠的可以防止复吸的药物。另外，现在的毒品有很多种类，需要进一步分类鉴定 cobrotoxin 对那些类的毒品成瘾治疗有效。吸毒成瘾后的戒断症状与阿片受体的改变及内源性吗啡类活性物质的降低有关，cobrotoxin 有升高脑内内啡肽的作用。这个当然仍无法解释 cobrotoxin 的戒毒治疗的机制，但至少可能是机制之一。今后值得在动物和临床上进行进一步研究。另一个非常有希望的应用是帕金森病的治疗，这个临床应用是在韩国韩医诊所发现的，与笔者的动物实验是不谋而合的。我们可以从两个方面去理解 cobrotoxin 治疗帕金森病的作用：① 帕金森病患者缺乏多巴胺导致胆碱能功能过强，cobrotoin 通过部分阻断神经肌接头的 nAChR，也有可能通过阻断中枢的部分 nAChR，恢复多巴胺-胆碱能神经通路的平衡，使过高的肌张力降低，缓解了帕金森病患者的运动迟缓和震颤症状；② cobrotoxin 通过调节神经生长因子及抗炎作用，发挥神经保护作用，可以延缓神经元蜕变的发展。如果 cobrotoxin 治疗帕金森病的临床疗效被证实，相信会吸引很多研究者对作用机制的研究。至于对于多发性硬化的作用，国外的报道研究了变性长链神经毒素 cobratoxin，国内也可研究 cobrotoxin 对该病的作用。

第十八章
眼镜蛇神经毒素对肺纤维化的作用

　　慢性呼吸系统疾病和心脑血管病、恶性肿瘤、糖尿病并称为四大慢性疾病。慢性呼吸系统疾病死亡率为 68/10 万,居脑血管、恶性肿瘤之后,位列第三。呼吸系疾病主要是感染、慢性阻塞性肺疾病(简称"慢阻肺")、肺癌三大类。随着社会的人口老龄化和医疗技术水平的提高,感染性疾病明显降低,但是呼吸功能损害的各种呼吸系疾病不断增加,如重症慢阻肺、慢性肺源性心脏病,还有各种病因所致的急性呼吸衰竭,如成人呼吸窘迫综合征。近 10 年来,对弥散性肺间质纤维化日趋重视,180 余种致肺间质纤维化疾病中,约占 64% 的病因不清,其发病机制和防治还有待深入研究。SARS 和这次新冠肺炎流行后的严重后遗症之一便是肺纤维化。

　　随着经济的发展,社会的进步,慢阻肺理应下降,但据美国统计,1979~1986年每 10 万人口中,心脏病死亡率减少 12.3%、脑血管减少 25.5%,而慢阻肺的死亡率增加 28.8%。我国 15 岁以上人群中,慢阻肺平均患病率为 1.88%,40 岁以上人群慢阻肺的发病率为 9.9%,这严重影响人民健康和劳动力,给社会和个人带来重大经济损失。柳叶刀杂志(2020 年):分析了 1990~2017 年间慢性肺部疾病的全球发病情况分析。2017 年,全球估计有 5.449 亿人患有慢性呼吸系统疾病,比 1990 年的 3.897 亿增加了 39.8%。2017 年全球慢性呼吸系统疾病的患病率约为 7.1%。1990 年,慢性呼吸系统疾病的年龄标化患病率为 8 157.75/10万,2017 年为 6 991.55/10 万,下降了 14.3%。2017 年,慢阻肺仍然是慢性呼吸系统疾病中患病率最高的疾病,患病率为 3.9%。男性慢性呼吸疾病患者中有55.1% 为慢阻肺,女性患者中有 54.8%。1990~2017 年,慢阻肺的患病率增加了

5.9%。慢阻肺在中欧、东欧和中亚地区的患病率最高,2017 年为 6.1%。哮喘的患病率自 1990 年以来有所下降,从 1990 年的 3.9% 下降到 2017 年的 3.6%,但其患病率仍然仅次于慢阻肺这一第二大慢性呼吸系统疾病。2017 年,全球慢性呼吸系统疾病所致的死亡人数约为 3 914 196,比 1990 年增加了 18.0%。2017 年,慢性呼吸系统疾病的死亡率为 51.23/10 万,男性为 56.45/10 万,女性为 45.97/10 万。1990~2017 年,慢性呼吸系统疾病的年龄标化死亡率下降了 42.6%。慢性呼吸系统疾病所致的死亡占全因死亡总数的 7.0%,为 2017 年全球死亡的第三大原因。慢阻肺是慢性呼吸系统疾病中最常见的死因,死亡率为 41.9/10 万(占全因死亡总数的 5.7%),男性死亡率为 46.7/10 万,女性死亡率为 37.0/10 万。中国哮喘的发病率为 1%,是慢性呼吸系统疾病的第二大死因。

Cobrotoxin 对肺纤维化的作用:

Cobrotoxin 具有抗炎和镇痛作用,文献有些零星报道眼镜蛇蛇毒和神经毒素可能对肺部疾病有作用。鉴于慢性肺部炎症性疾病发病率很高,又缺乏有效的治疗药物,笔者对 cobrotoxin 抗肺部炎症和肺纤维化进行了研究。采用 Wistar 大鼠每 3 天接受 5 mg/kg 脂多糖(LPS),以建立人类急性肺损伤或急性呼吸窘迫综合征的实验模型。首剂量 LPS 在动物气管内滴注(溶解在无菌生理盐水中),然后在腹腔内注射两剂。为了建立肺纤维化模型,大鼠每周注射 1 次 LPS(5 mg/kg),持续 8 周。首剂量 LPS 在动物气管内滴注(溶解在无菌生理盐水中),随后的 7 次剂量进行腹腔注射。对照组大鼠使用无菌生理盐水。Cobrotoxin 由人本药业提供。Cobrotoxin 溶液在无菌生理盐水中新鲜配制,在注射 LPS 前 5 天开始口服 5 μg/kg、20 μg/kg 和 80 μg/kg,每日 1 次。地塞米松作为阳性对照药物。在 LPS 注射前 5 天开始,灌胃给予地塞米松0.05 mg/kg(2 mL/kg),每日 1 次。对照组大鼠仅用无菌 0.9% 生理盐水口服。

一、对大鼠体重、肺湿干重量化的影响

在整个实验期间,在 LPS 诱导的急性肺损伤/急性呼吸窘迫综合征或肺纤维化啮齿动物模型中,每天或每周 1 次检查体重变化。如图 18－1A、图 18－1B 所示,与对照组相比,模型组大鼠的体重增加明显降低。在急性肺损伤/急性呼吸窘迫综合征大鼠模型中,cobrotoxin 80 μg/kg 体重轻度恢复($P<0.05$)。然而,与模型大鼠相比,地塞米松给药组体重减轻更严重($P<0.001$)。同时,在地塞米

松治疗后的慢性肺纤维化啮齿动物模型中也显示了 LPS 引发的更严重的体重减轻(图 18-1B)。肺湿干重量比(W/D 比)表示肺水肿和肺损伤。我们目前的研究(图 18-1C)显示,急性肺损伤/急性呼吸窘迫综合征模型组肺脏重量增加,地塞米松、cobrotoxin 治疗(5 μg/kg、20 μg/kg 和 80 μg/kg)组与模型组相比肺系数明显降低。与上述结果一致,在 LPS 诱导的慢性肺纤维化模型(图 18-1D)中,模型大鼠的肺 W/D 比率较高,而地塞米松和 cobrotoxin 治疗改善了肺水肿的程度。因此,这些数据表明,地塞米松和 cobrotoxin 可能会减轻 LPS 诱导的肺水肿,抗肺部炎症的作用与地塞米松接近。

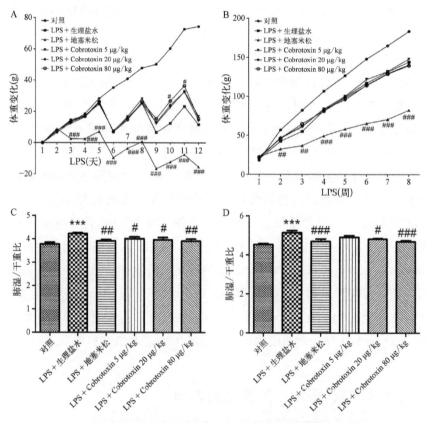

图 18-1　Cobrotoxin 和地塞米松对 LPS 诱导的急性肺损伤/急性呼吸窘迫综合征模型大鼠的体重下降、肺湿干重量比的影响

在 LPS 诱导的急性肺损伤/急性呼吸窘迫综合征大鼠动物模型(图 18-1A)中,在整个实验期间,每天确定 1 次体重变化。在整个 LPS 诱导的慢性肺纤维化啮齿动物模型(图 18-1B)中,每周确定 1 次体重变化。在 LPS 诱发的急性肺损伤/急性呼吸窘迫综合征(图 18-1C)和慢性肺纤维化(图 18-1D)大鼠模型中测量了肺 W/D 比。*** $P<0.001$,与对照组比较;# $P<0.05$、## $P<0.01$ 和 ### $P<0.001$,与 LPS+生理盐水组比较。$n=6\sim9$

二、对大鼠 BALF 免疫细胞的影响

LPS 是经典的炎症诱导剂,LPS 导致免疫细胞(如中性粒细胞、淋巴细胞和巨噬细胞)的招募和炎症细胞因子的分泌,导致肺部炎症反应。如图 18-2 所示,与正常对照组相比,LPS 诱导的急性肺损伤/急性呼吸窘迫综合征模型大鼠支气管肺

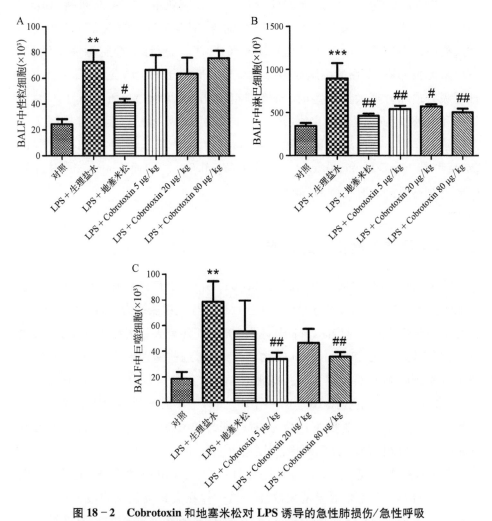

图 18-2　Cobrotoxin 和地塞米松对 LPS 诱导的急性肺损伤/急性呼吸
窘迫综合征模型大鼠 BALF 免疫细胞的影响

采集 BALF 样本以测定中性粒细胞(图 18-2A)、淋巴细胞(图 18-2B)和巨噬细胞(图 18-2C)。** $P<0.01$ 和 *** $P<0.001$,与对照组比较;# $P<0.05$ 和 ## $P<0.01$,与 LPS+盐水组比较。$n=6\sim9$

泡灌洗液（BALF）中中性粒细胞（$P<0.01$）、淋巴细胞（$P<0.001$）和巨噬细胞（$P<0.01$）的水平明显升高。与模型大鼠相比，经地塞米松处理的大鼠获得的 BALF 中中性粒细胞（$P<0.05$）、淋巴细胞（$P<0.01$）和巨噬细胞的水平较低。同时，不同剂量 cobrotoxin 与模型组相比，cobrotoxin 治疗不同程度地降低淋巴细胞和巨噬细胞数目。然而，cobrotoxin 在降低 BALF 中的中性粒细胞水平方面作用微弱。

采集外周血进行了流式细胞仪分析了 T 细胞亚群。CD4$^+$T 细胞（CD3$^+$/CD4$^+$T）是一种参与免疫反应的 T 辅助细胞，特别是在过度的免疫反应和炎症性疾病中发挥作用。CD8$^+$T 细胞（CD3$^+$/CD8$^+$T）也被称为细胞毒性 T 细胞，可以杀死被感染、受伤的细胞或癌细胞。当 LPS 给予 3 次诱发急性肺损伤/急性呼吸窘迫综合征大鼠模型时，与模型组相比，地塞米松显著降低了 CD4$^+$T 细胞和 CD8$^+$T 细胞亚组的比值（$P<0.001$），表明地塞米松可能具有抑制 T 细胞增殖的作用。与模型大鼠相比，cobrotoxin 治疗降低了 CD4$^+$T 细胞亚群比例，特别是 20 μg/kg 和 80 μg/kg 剂量组（$P<0.01$）。然而，cobrotoxin 对抑制 CD8$^+$T 细胞亚群只有轻微的影响。

三、对大鼠肺病理变化的影响

肺组织固定后用 H&E 染色剂和 Masson 三色剂染色进行肺组织病理检查。对照组大鼠肺结构正常，没有明显的炎症反应。模型组表现为显著病理改变，特征为肺肿胀和肺泡间隔增厚、肺间质水肿、充血并伴有大量炎症细胞浸润（黄色箭头）。在地塞米松和 cobrotoxin 药物治疗组中，这些病理损伤较模型组轻，尽管也观察到肺泡间隔增厚和炎症细胞浸润（黄色箭头）（图 18－3A～图 18－3F）。Masson 三色染色（图 18－3G～图 18－3L）显示肺间质组织中的胶原纤维增殖（黄色箭头），表明模型组大鼠的前期纤维化形成。然而，地塞米松和 cobrotoxin 治疗组的肺形态病理损伤比模型组轻。

与上述结果对应，在 LPS 触发的慢性纤维化大鼠模型中，H&E 染色（图 18－3M～图 18－3R）显示模型大鼠肺间质中存在大量炎症细胞浸润（黄色箭头），Masson 染色（图 18－3S～图 18－3X）表明模型组有显著的胶原纤维增殖（黄色箭头）和肺纤维化形成。然而，与模型大鼠相比，cobrotoxin 和地塞米松药物显著抑制了炎症细胞的积累和胶原纤维的增生（黄色箭头）。

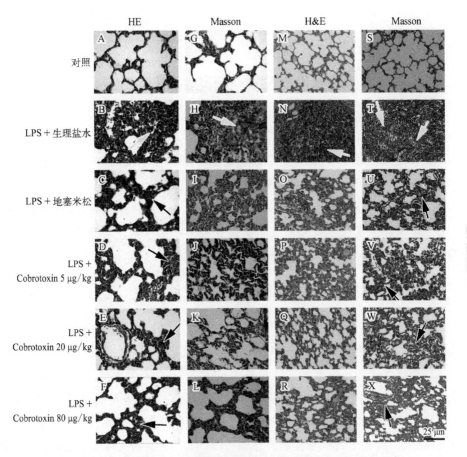

图 18 - 3 Cobrotoxin 和地塞米松改善了 LPS 诱导的 ALI/ARDS 或慢性肺纤维化模型大鼠的肺病理变化(见彩图)

在 LPS 诱导的急性肺损伤/急性呼吸窘迫综合征(图 18 - 3A~图 18 - 3L)或慢性肺纤维化(图 18 - 3M~图 18 - 3X)啮齿动物模型中观察到用 H&E 染色和 Masson 染色的肺组织切片的病理变化。在 LPS 诱导的急性肺损伤/急性呼吸窘迫综合征大鼠模型中,模型大鼠在 H&E 染色(图 18 - 3A~图 18 - 3F)中出现肺泡间隔增厚、肺间质性水肿和大量炎症性细胞浸润(黄色箭头)及 Masson 染色(图 18 - 3G~图 18 - 3L)中出现胶原纤维增殖(黄色箭头)。在 LPS 诱导的慢性肺纤维化大鼠模型中,模型大鼠在 H&E 染色(图 18 - 3M~图 18 - 3R)中出现大量的炎症细胞浸润(黄色箭头)和 Masson 染色(图 18 - 3S~图 18 - 3X)中出现胶原纤维增殖(黄色箭头)。有趣的是,cobrotoxin 和地塞米松在不同程度地改善了这些病理病变

以上实验证明,cobrotoxin 通过降低肺 W/D 比、血液 CD4$^+$T 细胞、BALF 中免疫细胞积累和促炎细胞因子排泄及改善氧化应激和肺病理病变,缓解了 LPS 诱导的急性肺损伤/急性呼吸窘迫综合征或慢性肺纤维化。这些发现表明,cobrotoxin 可能是 LPS 诱导的急性肺损伤/急性呼吸窘迫综合征或慢性肺纤维化的潜在治疗药物。

知识拓展

眼镜蛇蛇毒对急性肺炎症损伤的影响

一、对急性呼吸窘迫症的作用

梁仲培等(1992年)就研究了眼镜蛇蛇毒对急性呼吸窘迫症的作用。小鼠静脉注射油酸(0.1 mL/kg)制作急性呼吸窘迫症模型,在造模前24 h和30 min腹腔注射分离的眼镜蛇蛇毒组分Ⅳ(含CFV)。结果与对照组相比,组分Ⅳ实验组肺系数减小且呈现剂量依赖性。家兔药物治疗实验组使动脉氧分压(aPO$_2$)下降幅度减小,支气管肺泡灌洗液中蛋白渗出减少。

二、对急性肺损伤的作用

急性肺损伤(acute lung injury,ALI)后肺纤维化是肺部炎症导致肺泡持续性损伤及细胞外基质产生和细胞反复破坏、修复、重建及胶原过渡沉积的过程,是机体组织遭受损伤后的过度修复反应。LPS引起的脓毒症是引起急性肺损伤重要原因之一,急性肺损伤后出现炎症细胞浸润,炎症因子释放,肺组织损伤,结构破坏,伴肺间质细胞积聚,成纤维细胞的增殖和细胞外基质的异常沉积,加上炎症因子、细胞因子的参与促进肺纤维化的形成。目前研究表明,肺纤维化是肺损伤的结果,其特点是成纤维细胞在肺泡腔内迁移、黏附、增殖。近几年急性肺损伤的早期病死率得到明显的改善,但后期肺纤维化过程直接和间接导致患者死亡,占死亡原因的40%~70%,急性肺损伤死亡者肺活检发现55%有严重肺纤维化。

研究证实,中华眼镜蛇蛇毒具有镇痛、抗炎、抗肿瘤和免疫抑制等多方面作用。中华眼镜蛇蛇毒对急性肺炎症损伤、肺纤维化的作用,国内外至今未见报道。因此苏州大学衰老与神经疾病重点实验室研究了中华眼镜蛇蛇毒对LPS所致的急性肺损伤及损伤后的肺纤维化和博来霉素(bleomycin,BLM)所致肺纤维化动物的干预作用,从整体动物、器官、细胞及分子水平进一步验证中华眼镜蛇蛇毒对肺纤维化的保护作用及其可能的分子机制,为肺纤维化的临床中药治疗提供一定的实验依据及理论基础。

实验采用昆明小鼠,雌、雄各半,体重18~22 g,随机分为(n=10)生理盐水对照组及中华眼镜蛇蛇毒小剂量组(30 μg/kg)、中剂量组(90 μg/kg)、大剂量组(270 μg/kg)。将每组小鼠编号,实验组以灌胃给药的方式预给药 4 天,分别给予不同剂量蛇毒溶液 0.2 mL/10 g 体重,第 5 天腹腔注射 LPS(5 mg/kg,0.1 mL/10 g)诱导急性肺损伤模型,对照组小鼠给予同体积生理盐水,6 h 后取材检测各项指标。

给予 LPS 6 h 后,与正常组相比,模型组小鼠肺系数显著升高(P<0.05),表明炎症引起肺水肿;中华眼镜蛇蛇毒小、中、大剂量组肺系数较正常组均无显著差异;中华眼镜蛇蛇毒小、中、大剂量组肺系数较模型组小鼠减小,但无统计学意义(表 18-1)。

表 18-1　中华眼镜蛇蛇毒对肺脏器系数和急性肺损伤的影响

组　　别	剂量(μg/kg)	肺系数(mg/g)
对照		5.92±0.28
LPS	5 000	6.68±0.71 *
中华眼镜蛇蛇毒	30	6.24±0.94
	90	6.13±0.59
	270	6.39±0.52

平均值±SD,n=10; * P<0.05,与对照组相比。

光学显微镜下观察肺组织病理形态结果:正常组小鼠肺组织结构清晰,肺泡匀称,无液体溢出,肺泡壁完整,肺泡间隔未见增厚、未见炎细胞浸润;LPS 模型组小鼠肺组织水肿明显,主要病变为弥漫性肺水肿、炎症、出血,可见渗出、间质增宽,血管周围水肿,间质大量炎症细胞浸润,肺泡结构紊乱。中华眼镜蛇蛇毒各剂量组小鼠肺泡间隔增宽较模型组明显减轻,肺泡炎症明显减轻,肺泡结构有明显改善。结果表明,中华眼镜蛇蛇毒干预后小鼠肺组织肺泡炎症程度显著减轻。

采用文献方法对肺病理学评分:与正常组小鼠肺组织相比,模型组小鼠肺组织呈明显肺泡炎性改变,病理评分显著高于对照组(P<0.01);与模型组小鼠相比,中华眼镜蛇蛇毒各剂量组小鼠肺组织病理学的评分显著降低,其差异具有显著性(P<0.05)。结果表明,中华眼镜蛇蛇毒对 LPS 诱导的急性肺损伤模型具有一定的保护作用(图 18-4、表 18-2)。

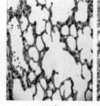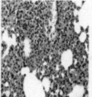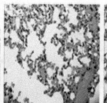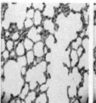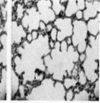

| 正常 | LPS | 中华眼镜蛇蛇毒 30 μg/kg | 中华眼镜蛇蛇毒 90 μg/kg | 中华眼镜蛇蛇毒 270 μg/kg |

图 18-4　中华眼镜蛇蛇毒对 LPS 急性肺损伤的影响(见彩图)

对血清细胞炎症因子进行的检测发现,与正常对照组相比,模型组小鼠血清中细胞因子 TNF-α 和 IL-1β 的含量均有显著性升高($P<0.01$);与模型组小鼠相比,中华眼镜蛇蛇毒小、中、大剂量组血清中细胞因子 TNF-α 含量显著降低($P<0.01$),同时 IL-1β 的含量也有明显的下降($P<0.05$)。结果表明:中华眼镜蛇蛇毒可使急性肺损伤小鼠血清中炎症因子 TNF-α 和 IL-1β 含量减少,提示中华眼镜蛇蛇毒有显著的抗炎作用(表 18-3)。

表 18-2　中华眼镜蛇蛇毒对急性肺损伤的影响($\bar{x}\pm s, n=10$)

组　别	剂量(μg/kg)	损伤评分
正常		0.33±0.50
LPS 模型	5 000	2.67±0.50**
中华眼镜蛇蛇毒	30	1.89±0.78**#
	90	1.67±0.71**#
	270	1.66±0.70**#

** $P<0.01$,与正常对照组比;# $P<0.05$,与模型组比。

表 18-3　中华眼镜蛇蛇毒对 LPS 诱导的急性肺损伤模型 IL-1β 和 TNF-α 的影响

组　别	剂量(μg/kg)	TNF-α(pg/mL)	IL-1β(pg/mL)
正常		22.25±4.71	7.52±1.74
LPS 模型	5 000	43.07±5.38**	16.02±4.48**
中华眼镜蛇蛇毒	30	29.67±6.638*##	10.00±3.10#
	90	23.41±5.13##	9.82±3.10#
	270	23.31±5.44##	9.84±3.92#

平均值±SD,$n=5$;* $P<0.05$,** $P<0.01$,与正常对照组相比;# $P<0.05$,## $P<0.01$,与模型组对比。

作为早期转录因子,NF-κB 是调节炎症反应的重要转录因子,能激活炎症因子的表达,可以在第一时间对有害细胞的刺激做出反应。在静息的细胞中,NF-κB 和 IκB 形成复合体,以无活性形式存在于胞质中。当细胞受细胞外信号(如 LPS)刺激后,IκB 激酶复合体(IκB kinase, IKK)活化将 IκB 磷酸化使其降解,使 NF-κB 暴露核定位位点。游离的 NF-κB 迅速移位到细胞核,与特异性 κB 序列结合,诱导相关基因转录。与正常组相比,给予 LPS 给药 6 h 后,模型组小鼠肺组织内 IκB-α 的表达明显下调($P<0.05$);而与模型组相比,预给予中华眼镜蛇蛇毒的小、中、大剂量组肺组织内 IκB-α 的表达则有明显上调($P<0.05$)。免疫组化结果显示,正常组小鼠肺组织基本未见 NF-κB 核转位,而经 LPS 给药 6 h 后,模型组肺组织 NF-κB 核转位显著增加,而预给予中华眼镜蛇蛇毒的各组较模型组相比,NF-κB 核转位具有不同程度的减少(图 18-5)。

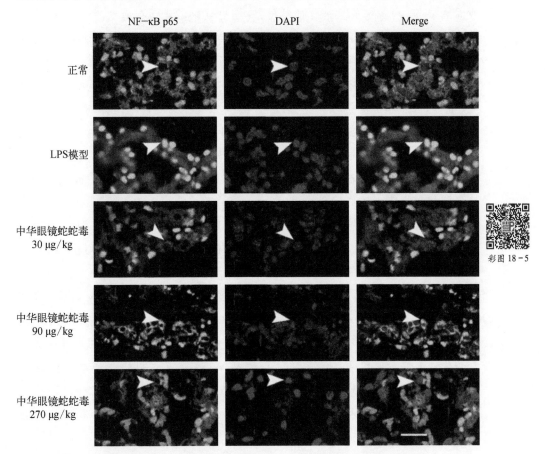

彩图 18-5

图 18-5　中华眼镜蛇蛇毒对肺组织中 NF-κB 的核易位的影响(见彩图)

结果表明：中华眼镜蛇蛇毒（中华眼镜蛇蛇毒）干预后 LPS 诱导激活的 NF－κB 的激活和核转位明显被抑制。

中华眼镜蛇蛇毒能够对抗 LPS 诱导的急性肺损伤，其作用机制可能是通过抑制 NF－κB 的活化，减少细胞因子、炎症因子（TNF－a、IL－1β）的合成与释放而起到抗炎作用的。

中华眼镜蛇蛇毒对慢性肺损伤和纤维化的作用

肺纤维化（pulmonary fibrosis，PF）又称间质性肺疾病，是一类预后极差、严重影响患者生存质量的肺间质疾病，也是呼吸系统最严重的疾病之一。由于肺间质的广泛纤维化，使肺顺应性降低，肺容量减少，气体弥散功能降低，通气/血流比例失调。肺纤维化起病隐匿，进行性加重。表现为进行性气急，干咳少痰或少量白黏痰，病程一般呈进行性发展，晚期出现以低氧血症为主的呼吸衰竭，最终可以引起呼吸功能衰竭而死亡，其 5 年生存率不超过 50%。至今，临床上尚无有效逆转或根治肺纤维化的药物。目前，肺纤维化的临床治疗药物主要有糖皮质激素（泼尼松）、免疫抑制剂或细胞毒药物（环磷酰胺、硫唑嘌呤）、抗纤维化药物（吡非尼酮、单克隆抗体类药物、干扰素－γ）、受体抑制剂（白三烯受体拮抗剂、肿瘤坏死因子－α 抑制剂、成纤维细胞生长因子－β 抑制剂），其中主要以糖皮质激素和免疫抑制剂及细胞毒性药物为主，但疗效均不理想，且具有明显的毒副作用。因此寻找高效低毒的药物仍是当今治疗肺纤维化的重要课题。为此笔者研究了眼镜蛇蛇毒对肺纤维化的作用。

博来霉素诱导的肺纤维化模型：将雄性昆明小鼠，体重 20±2 g，随机分为生理盐水对照组及中华眼镜蛇蛇毒小剂量组（30 μg/kg）、中剂量组（90 μg/kg）、大剂量组（270 μg/kg），每组 9 只动物。将每组小鼠编号，实验组以灌胃给药的方式预给药 4 天，分别给予不同剂量中华眼镜蛇蛇毒溶液 0.2 mL/10 g 体重。第 5 天制备肺纤维化模型：小鼠腹腔注射 4% 水合氯醛 0.1 mL/10 g 麻醉后，在无菌条件下行颈部正中切口，钝性分离，暴露气管，向气管内缓慢注射博来霉素 5 mg/kg，正常对照组注入等体积的生理盐水，注射后立刻缝合切口并消毒处理，将小鼠直立旋转 3 min，使药液在肺中分布均匀，清醒后常规饲养，治疗组每天灌胃给药 1 次，对照组和模型组给予等体积生理盐水，8 周后取材检测各项指标。

LPS 诱导的肺纤维化模型：将雄性昆明小鼠，体重 20±2 g，随机分为生理盐水对照组及中华眼镜蛇蛇毒小剂量组（30 μg/kg）、中剂量组（90 μg/kg）、大剂量组（270 μg/kg），每组 9 只动物。将每组小鼠编号，实验组以灌胃给药的方式预给药 4 天，分别给予不同剂量中华眼镜蛇蛇毒溶液 0.2 mL/10 g 体重。第 5 天第 1 次腹腔注射 LPS（5 mg/kg，0.1 mL/10 g），对照组小鼠给予同体积生理盐水，之后每周 1 次腹腔注射 LPS 反复诱导肺纤维化模型，8 周后取材检测各项指标。

造模 8 周后，在 LPS 诱导的模型中，与正常组相比，LPS 模型组和中华眼镜蛇蛇毒各组小鼠肺系数均有明显增加（$P<0.01$），但中华眼镜蛇蛇毒各剂量组肺系数较模型组小鼠有明显下降，差异具有显著性（$P<0.01$）。在博来霉素诱导的模型中，与正常组相比，博来霉素模型组和中华眼镜蛇蛇毒大剂量组小鼠肺系数显著增加值；中华眼镜蛇蛇毒小、中剂量组肺系数较模型组小鼠下降，差异具有显著性（$P<0.05$）（图 18-6）。

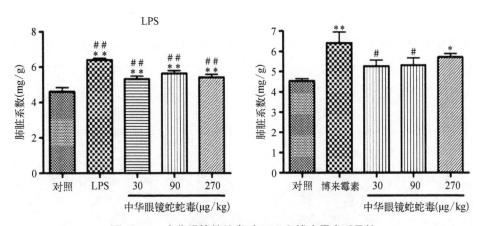

图 18-6　中华眼镜蛇蛇毒对 LPS 和博来霉素诱导的肺小鼠纤维化模型中肺指数的影响

* $P<0.05$，** $P<0.01$，与对照组比；# $P<0.05$，## $P<0.01$，与模型组比

羟脯氨酸含量与纤维蛋白含量相关，在长期炎症刺激下，胶原蛋白合成增加，通过测定羟脯氨酸含量可以间接反应胶原蛋白的水平。与正常组大鼠相比，LPS 和博来霉素模型组小鼠肺组织羟脯氨酸含量显著升高（$P<0.05$ 或 $P<0.01$）；中华眼镜蛇蛇毒各剂量组小鼠肺组织羟脯氨酸含量与模型组小鼠比较，均显著降低（$P<0.01$），提示中华眼镜蛇蛇毒可显著抑制炎症引起的肺纤维化（图 18-7）。

光镜下观察肺组织病理形态结果：H&E 染色显示正常对照组小鼠肺组织结构清晰，肺泡上皮细胞结构完整，肺泡间隔未见增厚、未见炎症细胞浸润；LPS 和

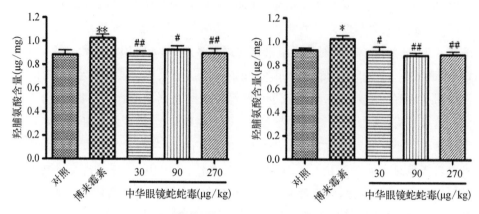

图 18 - 7　中华眼镜蛇蛇毒对 LPS 和博来霉素(BLM)诱导肺肺纤维化 HYP 含量的影响小鼠中的纤维化

$^*P<0.05$, $^{**}P<0.01$,与对照组比;$^#P<0.05$,$^{##}P<0.01$,与模型组比

博来霉素模型组小鼠肺泡结构紊乱,肺泡炎明显,肺泡间隔成纤维细胞及基质大量沉积,呈现典型的肺纤维化病变;与模型组相比,中华眼镜蛇蛇毒各剂量组小鼠肺泡间隔增宽较模型组明显减轻,肺泡炎明显减轻,肺泡结构有明显改善,肺纤维化程度明显减轻(图 18 - 8)。

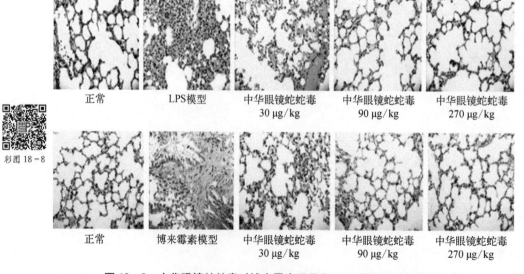

图 18 - 8　中华眼镜蛇蛇毒对博来霉素诱导和 LPS 诱导的肺纤维化小鼠肺组织病理学变化的影响(H&E 染色,×400)(见彩图)

　　血气分析是医学上常用于判断机体是否存在酸碱平衡失调及缺氧和缺氧程度等。主要指标：酸碱度(pH)、二氧化碳分压(PCO_2)、氧分压(PO_2)、氧饱和度(SO_2)、乳酸(lactic acid)。与正常组比较,博来霉素模型组大鼠血液中 pH 明显偏低,而乳酸值显著升高($P<0.05$),而中华眼镜蛇蛇毒各治疗组血液中 pH(图 18-9A)较模型组明显升高,而乳酸值(图 18-9B)显著降低($P<0.05$)。当机体 PCO_2 高于 55 mmHg, PO_2 低于 60 mmHg 或是 SO_2 低于 80% 时,将会抑制呼吸中枢,导致呼吸衰竭,这也是判断各型酸碱中毒主要指标。模型组 PCO_2 值从正常组的 53.88±5.29 mmHg 增加到 68.43±12.28 mmHg(图 18-9C), PO_2 值则从正常组的 83.33±13.13 mmHg 下降到 60.57±11.69 mmHg(图 18-9D),同时 SO_2 值则由正常组的 90.53±3.13 mmHg 下降到 74.63±16.36 mmHg(图 18-9E),差异均具有显著性($P<0.05$)。与模型组比,中华眼镜蛇蛇毒治疗组可以在明显地增加 PO_2 和 SO_2 的同时显著降低 PCO_2,差异均具有显著性($P<0.05$)。提示中华眼镜蛇蛇毒可以一定程度上逆转肺纤维化引起的机体呼吸性酸中毒和呼吸功能降低。

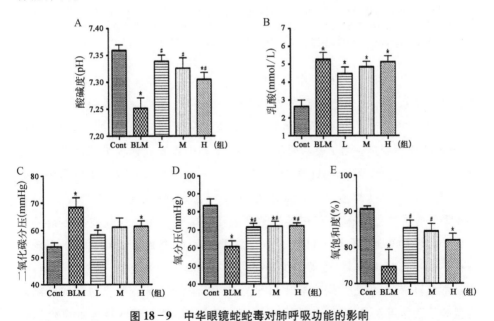

图 18-9　中华眼镜蛇蛇毒对肺呼吸功能的影响

　　动脉血气分析,在注射器中收集动脉血并密封。测量了血气的关键指标,包括 pH、PCO_2、PO_2、SO_2 和乳酸。图 18-9A~图 18-9E 分别表示：血液 pH、乳酸水平、PCO_2、PO_2、SO_2。Cont: 对照组；BLM: 博来霉素；L: 中华眼镜蛇蛇毒 30 μg；M: 中华眼镜蛇蛇毒 90 μg；H: 中华眼镜蛇蛇毒 270 μg。
* $P<0.05$,与对照组相比；#$P<0.05$,与博来霉素组相比。$n=12$

炎症因子是参与肺部慢性炎症造成肺纤维化的推手。造模 8 周后，大鼠用 4% 的水合氯醛麻醉后腹主动脉取血，3 000 转/min，离心 10 min，收集血清用作细胞因子检测。与正常组相比，造模 8 周后模型组大鼠血清中炎症因子 IL－1β（图18－10A）和 TNF－α（图 18－10B）显著升高（$P<0.05$）。而与模型组比较，中华眼镜蛇蛇毒给药组的大鼠血清中 IL－1β 和 TNF－α 的水平均有不同程度的下降。

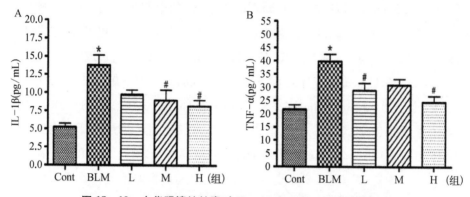

图 18－10　中华眼镜蛇蛇毒对 IL－1β 和 TNF－α 表达的影响

动物按文中的描述进行处理。血液来自腹部动脉，血清 IL－1β 和 TNF－α 用 ELISA 测量。Cont: 对照组；BLM: 博来霉素；L: 中华眼镜蛇蛇毒 30 μg；M: 中华眼镜蛇蛇毒 90 μg；H: 中华眼镜蛇蛇毒 270 μg。* $P<0.05$，与对照组相比；# $P<0.05$，与单独的博来霉素组相比。$n=4$

为了研究 TGF－β/Smad 在中华眼镜蛇蛇毒抗炎抗纤维化过程中的作用，本实验使用蛋白质印迹法检测了肺组织中 TGF－β1、Smad7、p－Smad2/3 及胶原蛋白Ⅰ蛋白的表达情况。与正常组比较，博来霉素模型组肺组织内 TGF－β1、p－Smad2/3 和胶原蛋白Ⅰ表达明显上调，而中华眼镜蛇蛇毒各组可以显著的降低博来霉素诱导的 TGF－β1（图 18－11A）、p－Smad2/3（图 18－11B）和胶原蛋白Ⅰ（图 18－11C）的表达。Smad7 在 TGF－β/Smad 信号通路中可以抑制 Smad2/3 的磷酸化，在模型组中其表达明显下调。而中华眼镜蛇蛇毒各组可以上调 Smad7 的表达（图 18－11D）。以上结果提示，中华眼镜蛇蛇毒可以下调损伤机体 TGF－β1 的表达，进而减少磷酸化的 samd2/3 的表达。

本实验中，中华眼镜蛇蛇毒对 LPS 及博来霉素致的急性肺损伤和肺纤维化模型的干预作用及其机制，主要结果：中华眼镜蛇蛇毒对 LPS 诱导的急性肺损伤模型具有保护作用，可显著降低小鼠肺泡炎症严重程度。中华眼镜蛇蛇毒可显降低肺纤维化大鼠羟脯氨酸、胶原蛋白Ⅰ的沉积，具有一定的抗肺纤维化作用，改善肺气体交换功能。中华眼镜蛇蛇毒抗肺急慢性损伤和肺纤维化与中华

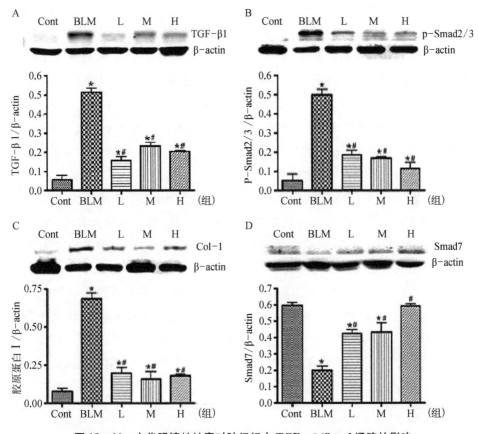

图 18-11　中华眼镜蛇蛇毒对肺组织中 TGF-β/Smad 通路的影响

　　所有大鼠在接触博来霉素 8 周后被杀死。采集肺，均质和离心，然后收集上清液进行蛋白质印迹分析。图 18-11A~图 18-11D 分别表示：TGF-β1 蛋白、p-Smad2/3 蛋白、胶原蛋白 I、Smad7 蛋白表达量。Cont：对照组；BLM：博来霉素；L：中华眼镜蛇蛇毒 30 μg；M：中华眼镜蛇蛇毒 90 μg；H：中华眼镜蛇蛇毒 270 μg。$n=6$。$^*P<0.05$，与对照组相比；$^\#P<0.05$，与博来霉素组相比

眼镜蛇蛇毒具有抗炎、抗氧化应激，抑制 TGF-β1、Smad2/3、Collagen I 的表达有关。

　　结论：中华眼镜蛇蛇毒具有一定的抗炎、抗肺纤维化作用，该作用与其提高机体抗氧化能力、减少炎症因子对肺泡上皮细胞损伤，抑制纤维蛋白形成和沉积及干预 NF-κB 和 TGF-β/Smad 信号途径有关。

眼镜蛇蛇毒因子对肺损伤的作用

Dehring 等研究表明眼镜蛇蛇毒因子(CVF)可以使猪的血浆补体水平下降

至正常的 7% 以下。CVF 作用于补体 C3，激活补体旁路途径，最终导致补体 C3 消耗甚至耗竭，造成总补体含量和活力下降，从而抑制中性白细胞聚集，缓解包括肺水肿和肺瘀血在内的肺损伤。不同蛇种的 CVF 对补体系统的作用不尽相同，源于印度眼镜蛇的 CVF 只能耗竭 C3，而中华眼镜蛇和非洲眼镜蛇的 CVF 可同时耗竭 C3 和 C5a，因此源于不同蛇种的 CVF 对肺损伤的影响程度也不同。

PHAN SH 和 THRALL RS（1982 年）报告博来霉素暴露增加肺胶原的生成，在博来霉素造模前 2 h 一次性腹腔注射 50 U CFV，可显著降低胶原水平。CFV 对非胶原蛋白的合成没有影响。

但 CVF 的保护肺损伤活性仍存在一定争议，Harold 等给麻醉的小鼠静注 CVF 却导致肺损伤。CVF 对肺损伤的作用并不确定，受很多因素影响，包括动物的种类、动物的状态和不同蛇种来源的 CVF 作用的选择性，在某些情况下甚至会造成肺损伤，因此其作用机制仍有待深究。

Mao Y F 等（2013 年）研究了 CFV 对小肠缺血再灌诱导的肺损伤。肺损伤模型是这样制作的：结扎肠系膜动脉 1 h，开放血流再灌 4 h。CFV 在造模前 24 h 尾静脉给药。肺水肿和血管通透性增加伴随有 MAD、MPO、ICAM-1 和 IL-8 增高。这些都明显被 CFV 抑制。同时小肠的缺血再灌损伤被明显减轻。

点 评

呼吸系统疾病的发病率居高不下，尤其在中国，由于吸烟人数多及空气污染严重，发病率还在上升。肺部的长期炎症发展到慢阻肺就比较难以治愈了，最后患者演变到肺纤维化阶段就更无法逆转了。目前治疗慢阻肺、肺纤维化的有效药物很少，从笔者的研究来看，眼镜蛇蛇毒神经毒素不失为一种值得研究的潜在有效药物。笔者不仅有比较扎实的动物实验结果，而且听首尔一位资深韩国韩医医生介绍，在使用 cobrotoxin 的过程中，发现其对肺部炎症性疾病、哮喘有比较好的疗效，还有缩小肺癌病灶的病例被发现。

第十九章
眼镜蛇神经毒素的抗肿瘤作用

恶性肿瘤(癌症)已经成为严重威胁中国人群健康的主要公共卫生问题之一,根据最新的统计数据显示,恶性肿瘤死亡占居民全部死因的 23.91%,且近十几年来恶性肿瘤的发病死亡均呈持续上升态势,每年恶性肿瘤所致的医疗花费超过 2 200 亿,防控形势严峻。随着人口增长和老龄化程度加剧,我国肿瘤患者发病率和死亡率持续走高。2019 年 1 月,国家癌症中心发布了最新一期的全国癌症统计数据,2015 年恶性肿瘤发病约 392.9 万人,死亡约 233.8 万人,平均每天超过 1 万人被确诊为癌症,每分钟有 7.5 个人被确诊为癌症。近10 多年来,恶性肿瘤发病率每年保持约 3.9% 的增幅,死亡率每年保持 2.5% 的增幅,估计目前每年新增肿瘤患病人数已突破 400 万人。据世界卫生组织推测,到2020 年前,全世界每年新增 1 500 万癌症患者。目前我国恶性肿瘤发病率为285.91 人 / 10 万,按 13 亿人口计算就是全国每年新发癌症病例 372 万,全国每分钟有 6 人被诊断为癌症,每分钟有 5 人死于癌症。

作为严重威胁人类生命健康的恶性疾病,人们往往"谈癌色变",在较为刚需的医药行业,抗肿瘤药可以说是"刚需中的刚需",患者往往对疗效确切、具备高临床价值的肿瘤药有着极强的需求。事实上,我国抗肿瘤药市场由 2013 年834 亿人民币增至 2017 年 1 394 亿人民币,复合年增长率为 13.7%;2017～2022年以 13.5% 的复合年增长率增长至 2 621 亿元。同时,全球肿瘤患者人数持续增加,全球抗肿瘤药物市场也随之激增。自 2013 之后的 5 年间,全球抗癌药物市场从 729 亿美元增长到 1 280 亿美元,并且有望在 2022 年突破 2 000 亿美元。

抗肿瘤作用一直是国内外研究眼镜蛇蛇毒药理作用的重点之一,对眼镜蛇蛇毒的临床应用有重大意义。中华眼镜蛇蛇毒是抗肿瘤作用最强的蛇毒之一，现代研究发现其中心脏毒素（cardiotoxin，也称细胞毒素）、神经毒素（neurotoxin、L-氨基酸氧化酶）、蛋白水解酶和核酸酶等成分均有不同程度的抗肿瘤活性。尤其是我国传统医学和民间医药，民间历来有"以毒攻毒"一说，所以对于蛇毒治疗癌症比较接受。笔者拜访过河北唐县一家民营医院（河北唐县蛇毒肿瘤医院）专门用蛇毒制成的复方蛇毒胶囊治疗多种癌症，取得很好的临床效果。笔者在近20年与养蛇场养蛇从业者打交道过程中一直打听，基本没有听到养蛇人患癌症死亡的例子，因为养殖毒蛇的从业者往往被毒蛇反复咬伤，他们普遍认可蛇毒有抗肿瘤的作用，他们也往往为许多癌症求医问药者提供蛇毒药剂（如蛇毒胶囊、蛇毒酒）。蛇毒治疗癌症也许是一条可靠的替代疗法的途径，尤其是对于放化疗都已经无效的癌症患者，既可达到镇痛的作用又有一定的抗肿瘤作用。

一、非小细胞肺癌

眼镜蛇 α-神经毒素被认为是 nAChR 的拮抗剂，能够阻断肌肉型和神经型 nAChR，产生箭毒样肌肉松弛作用和镇痛作用。nAChR 的表达非常广泛，也表达在非神经细胞。非神经性 nAChR 是介导细胞间快速信号传递的配体门控的离子通道蛋白。非神经性乙酰胆碱（ACh）由非神经性细胞和组织如免疫细胞、胚胎干细胞、上皮细胞、角质化细胞、血管内皮细胞、肿瘤细胞、膀胱、生殖组织等合成、释放，通过自分泌或旁分泌途径发挥作用。Song 等的一项重要研究提供的数据表明，非小细胞肺癌具有胆碱能自分泌回路，可以调节细胞生长。这一研究表明：① ACh 自分泌回路的所有成分的基因，包括胆碱乙酰转移酶（CHAT）、囊泡 ACh 转运体（CHT1）、nAChR 和毒蕈碱 AChR（mAChR）在非小细胞肺癌细胞和神经元细胞中表达；② CHAT 存在于非小细胞肺癌的活检和非小细胞肺癌细胞系中，非小细胞肺癌细胞能够合成、分泌和降解 ACh；③ 非小细胞肺癌细胞的生长受内源性 ACh 合成的调节。利用非小细胞肺癌细胞系和小鼠模型进行蛋白印迹、反转录酶聚合酶链反应和凋亡研究，结果发现人非小细胞肺癌组织表达 α_7nAChR。在吸烟的鳞状细胞癌患者中，这种表达高于腺癌患者，在男性吸烟的患者中，这种表达高于女性。

普遍认为尼古丁和尼古丁受体在肿瘤尤其是肺癌中有重要作用，所有这些事件都是通过在肺癌细胞上表达的 nAChR 介导的。尼古丁是香烟的活性成分，可诱导细胞增殖、血管生成和抗凋亡。肺癌是世界上最常见的癌症死亡原因,吸烟是主要的危险因素。研究表明,烟草中的致癌物质 4 - N -甲基亚硝胺基- 1 - 3 -吡啶基- 1 -丁酮(NNK)是一个 α_7 nAChR 高亲和力受体激动剂,它刺激非小细胞肺癌细胞自分泌促生长因子 5 -羟色胺。研究表明,NNK 结合到 α_7 nAChR 受体激活 Raf - 1/MAPK 通路,导致 c - Myc 磷酸化和 DNA 合成增加。这些效应能被突变 α_7 受体、银环蛇 z -神经毒素(z - BTX)阻断。这提示尼古丁可能通过与 nAChR 特异性结合,在这些肿瘤的发生、发展中起重要作用。烟草中的另一些成分,如二-乙基亚硝胺(DEN)和 N -亚硝基烟碱(NNN)与 nAChR 具有高度亲和力,其中 NNK 与 α_7 nAChR 有高度亲和力。可以作为支持 nAChR 在肿瘤中发挥作用这一观点的证据,研究发现 α - cobratoxin 在体外引起(A549N 非小细胞肺癌-腺癌或 MPP89 - MPM 细胞系):① 明显的浓度依赖性细胞生长减少。② A549 细胞的线粒体凋亡,其特征是抑制 Ser112 和 Ser136 处的 BAD 磷酸化;BAD 从结合蛋白-3 分离出来;BAD 与 BCL - XL 相关联;切割 caspase - 9。而在 MPP89 细胞中:α - cobratoxin 改变线粒体膜电位;切割 caspase - 3;下调 Survivin、XIAP、IAP1、IAP2 和 BCL - XL 的 mRNA 和蛋白质;下调高水平激活的 NF - κB。由于这些过程,α - cobratoxin 处理可显著减少裸鼠接种 A549 -荧光素酶肿瘤细胞的生长,或减少在 NOD/SCID 小鼠接种 MPP89 -荧光素酶肿瘤细胞的生长,而没有任何明显的毒性迹象。为了证明 α - cobratoxin 可能是非小细胞肺癌和恶性胸膜间皮瘤的有效的辅助治疗,这些观察被扩展到非小细胞肺癌或 MPM 细胞系和不同组织学亚型的原代培养中,并报告了该受体的表达模式和水平,与上述报道的一致性。实验的最终终点是记录每个携带非小细胞肺癌的 NOD/SCID 小鼠的生存期,而不是先前评估的肿瘤肿块的减少。多次静脉注射顺铂 0.5 mg/kg,每周 1 次,为期 3 周用于模拟当前临床化疗。治疗开始后 7 天,通过生物发光和/或组织病理学检查评估,细胞植入良好,肿瘤中度生长。在这个模型中,顺铂对小鼠中位生存期的改善仅为 16%,与顺铂治疗和不治疗对照相比,α - cobratoxin 的中位生存率分别提高了 1.7 倍和 2.1 倍。α - Cobratoxin 的寿命比顺铂和无治疗组高 80% 和 93%。在这个模型中,对 Ki67(细胞增殖的标志)或 CD31 阳性的细胞数量在 α - cobratoxin 处理的小鼠中减少了血管生成的标志。蛋白质印迹法表明,从 α - cobratoxin 处理的动物获得的细胞显示蜗牛蛋白表达水平明显降低,因此纤维连接蛋白减少,E - cadherin 蛋白表达增加,表明 α - cobratoxin 处理可以促进上皮表型恢复。在非小细胞肺癌细胞中,那些显示了大量 nAChR 的细胞似乎对 α-cobratoxin 反应更好。人间皮、主动脉内皮、膀胱上皮和口腔角质形成细胞证实了这些结果。这些数据倾向于支持 α_7nAChR 数量与对 α-cobratoxin 敏感性之间的相关性假设。

我们研究了 cobrotoxin 对人类肺癌 A549 细胞的影响，这为其在临床中的应用提供理论基础。实验结果表明，cobrotoxin 5 μg/mL、10 μg/mL 和 20 μg/mL 处理 48 h 后，A549 细胞的生长显著抑制（$P<0.05$），抑制率分别为 24.1%、32.3% 和 56.4%。对于 A549 细胞形态和自噬性的分析显示，在 cobrotoxin 治疗 48 h 后观察到大量的细胞质双膜结构，逐渐扩展和弯曲，包含细胞质成分和溶酶体细胞器，在细胞中有自噬和糖原积累的迹象。与对照组相比，cobrotoxin 治疗组的 Beclin1、p-p38 和 LC3-Ⅱ蛋白表达显著增加，p62 蛋白的表达以剂量依赖性的方式显著下降，提示自噬被激活。A549 细胞体内移植瘤的研究中，共有 28 只裸鼠皮下注射 A549 细胞，9 天后，小鼠皮下形成圆形或椭圆形肿瘤结节，边界明显，皮肤老化。移植后 12~16 天两组在身体形态或肿瘤大小方面没有显著差异。Cobrotoxin 给药 20 天后，肿瘤生长缓慢，动物活跃，体重无明显变化，没有死亡。30 天后，肿瘤结节的生长加快，动物体重减轻，活动减少。在 cobrotoxin+自噬抑制剂 3-MA 和 cobrotoxin+p38 抑制剂 SB203580 组中，动物的肿瘤结节生长速度稍快。最后处死动物，切除皮下肿瘤结节，未见远处转移。同对照组相比，cobrotoxin、cobrotoxin+3-MA 和 cobrotoxin+SB203580 组的肿瘤抑制率分别为 43.4%、25.0% 和 31.5%（$P<0.01$，与对照组相比）。干预组和对照组对肿瘤体重有显著差异（cobrotoxin+3-MA 干预组，$P<0.01$；cobrotoxin+SB203580 干预组，$P<0.05$）。研究证明，cobrotoxin 有抗非小细胞肺癌的作用。

二、胸膜间皮瘤

台湾眼镜蛇蛇毒还可通过作用于 α_7nAChR 受休治疗胸膜间皮瘤。人恶性胸膜间皮瘤是一种可怕的疾病，目前还没有一种标准的治疗方法。他们研究评价特定 nAChR 拮抗剂，即 α-cobratoxin 的潜在治疗效果。在间皮瘤细胞系和原代间皮瘤细胞中，以及在体内、在原位异种移植的 NOD/SCID 小鼠中，测试了其有效性。细胞实验显示，α_7nAChR 表达，其生长受到 α-cobratoxin 的显著抑制。暴露于 α-cobratoxin $[IC_{80\sim90}]$ 后，观察到显著的细胞凋亡。在体内，α-cobratoxin 急性 LD_{50} 为 0.15 mg/kg。$LD_{100}[0.24$ mg/kg$]$ 引起致命呼吸衰竭和大量肾坏死。在 53 只异种移植小鼠中进行了 0.12 ng/kg α－cobratoxin（LD_{10} 的千分之一）的第二阶段实验,通过胸部 X 线检查、尸检和显微镜检查证实抑制了肿瘤的发展。人增殖 T 细胞和间皮细胞在原代培养中的生长不受 α－cobratoxin 的影响。相对于 α－cobratoxin 比较确切的抗肿瘤效果,其他眼镜蛇的 α－神经毒素的抗肿瘤效果仍有待商榷,有研究证明,孟加拉眼镜蛇和中华眼镜蛇蛇毒的 α－cobrotoxin 并不抑制肿瘤的生长,但可延长治疗动物的生存时间。

三、眼镜蛇神经毒素抗肿瘤作用的机制

很多研究表明,眼镜蛇神经毒素成分对细胞增殖的抑制作用与 α_7nAChR 有关。大量研究证明,尼古丁通过 nAChR 介导的信号刺激非小细胞肺癌细胞增殖,涉及的机制是多方面的。有研究发现,尼古丁增加了 PPARβ/δ 蛋白的表达;这种效应被 α_7nAChR 拮抗剂（α－bungarotoxin）、α_7nAChR siRNA、PI3K 抑制剂（Wortmannin 和 LY294002）和 mTOR（雷帕霉素）所阻断。相反,PUN282987 增强了这种效应,PUN282987 是一种 α_7AChR 激动剂。PPARβ/δ 的沉默减弱了尼古丁对细胞生长的刺激作用。值得注意的是,尼古丁通过抑制 AP－2α,诱导 α_7nAChR 与 PPARβ/δ 蛋白之间的复合物形成,并通过降低 AP－2α 结合来提高 *PPARβ/δ* 基因启动子活性。此外,Sp1 的沉默减弱了尼古丁对 PPARβ/δ 的影响。长链眼镜蛇 α－神经毒素（α－cobratoxin）是一种高效的高亲和力的 α_7nAChR 拮抗剂,在 A549 细胞中 α－cobratoxin 专门抑制 α_7nAChR 的生存途径,抑制细胞外信号调节激酶磷酰化（ERK）,触发线粒体凋亡,从而抑制肿瘤生长。笔者的动物实验研究同样证实了,cobrotoxin 也有治疗肺癌的作用,作用机制与激活 p38 信号通络有关。

知识拓展

眼镜蛇蛇毒的抗肿瘤作用

蛇毒的抗肿瘤作用,在国内外有很多报道,但早期大多数是体外抑瘤作用的研究,而且研究的大多是经过灭活的或不灭活的蛇毒全毒。有报道,印度眼镜蛇蛇毒及其心脏毒素在体内能完全抑制肉瘤生长。赵蓉等通过体外实验证实眼镜

蛇、金环蛇和银环蛇等蛇毒对多株人肿瘤细胞有杀伤和抑制作用，其中眼镜蛇蛇毒对肿瘤细胞的杀伤作用最强，胃癌等瘤株对多种蛇毒呈较高敏感性。根据所用毒素的纯度不同，蛇毒治疗肿瘤的研究经历了粗毒阶段和专一抗癌组分两个阶段。

　　于20世纪30年代首次研究蛇毒在癌症治疗中的作用。例如，Essex等用不同剂量的响尾蛇毒静脉注射15只荷瘤白鼠。然而，连续6周后，实验组和对照组之间的癌症进展相似。Kurotchkin等发现眼镜蛇蛇毒液能破坏Fujinami大鼠肉瘤的细胞，这似乎需要毒液与肿瘤细胞的直接接触。Ligneris等研究表明，非洲蛇毒对人类的绝大多数肿瘤没有影响。虽然在癌症抑制方面没有令人鼓舞的结果，但在某些情况下，蛇毒的止痛效果被证明是有效的，并且没有像吗啡一样的依赖性。1936年，Macht报道了眼镜蛇蛇毒静脉注射作为止痛剂的临床研究。105名癌症患者注射了眼镜蛇蛇毒溶液，患者中30例出现明确缓解，38例出现明显缓解。仅有13.3%的患者出现可疑结果或无缓解。总之，粗蛇毒对肿瘤细胞抑制作用的研究在早期阶段显示出可疑的结果。因为蛇毒是混合物，其治疗癌症的主要临床效果是缓解恶性肿瘤患者的疼痛。

　　国内的研究似乎取得的结果更正面一些。中华眼镜蛇蛇毒兔血清在体外显著抑制HL60细胞的生长，其抑制作用随着剂量的加大而增强，高剂量（7.5 mg/mL）的抑制效果相近于阿霉素（5 μg/mL）。中华眼镜蛇蛇毒兔血清对正常人胚肺二倍体细胞增殖无抑制。中华眼镜蛇蛇毒兔血清7.5 mg/mL与HL60细胞共同培养48 h可诱导其细胞凋亡增加。中华眼镜蛇蛇毒兔血清作用48 h后，HL60细胞 $Bcl-2$、$c-Myc$ 基因蛋白表达下调。中华眼镜蛇蛇毒口服血清制剂以剂量依赖方式显著诱导HepG2细胞的凋亡。可见细胞核浓缩，细胞体积缩小，TUNEL阳性细胞明显增多，DNA呈现典型"梯形"片段化，$c-Jun$、$c-Myc$ 基因表达明显升高。褚嘉佑等用中华眼镜蛇心脏毒素与抗人T细胞单克隆抗体偶联制备免疫毒素，成功地实现了对白血病细胞的导向杀伤。中华眼镜蛇蛇毒对体内外培养的人高低分化鼻咽癌细胞株（CNE-1、CNE-2）、人慢性骨髓性白血病细胞株和小鼠肝癌（Hep-2）细胞株均有显著的细胞毒作用，与以上的肿瘤细胞系作用24 h，其半数抑制浓度（IC_{50}）依次为79 μg/mL、75 μg/mL、5.5 μg/mL、65 μg/mL。由此可知，其中白血病细胞株最敏感，鼻咽癌细胞株次之，肝癌细胞株最弱。Sun等研究发现口服眼镜蛇蛇毒的兔血清能阻止移植肝癌细胞的生长。Markland等用眼镜蛇蛇毒治疗接种人卵巢癌的裸鼠发现，眼镜蛇蛇毒不仅能杀灭卵巢癌细胞而且能阻止其转移。

心脏毒素的抗肿瘤作用

心脏毒素也叫膜毒素(cardiotoxin membrane toxin)是蛇毒的主要毒性组分之一,是由 60~63 个氨基酸残基组成的含大量疏水性残基的强碱性多肽,含有较多的赖氨酸和亮氨酸,分子内有 4 个二硫键;分子量为 6 000~7 000 kDa,对热稳定。与神经毒素一样心脏毒素属于三指毒素家族(three finger toxins),其 4 对高度保守的二硫键使得心脏毒素的空间结构也呈"三指"状,三指指端为疏水性氨基酸带负电荷,指侧则带有正电荷的精氨酸、赖氨酸,使心脏毒素呈具有明显极性的两性分子,这种两性指状结构有利于心脏毒素与细胞膜结合,心脏毒素可发生寡聚同时诱导膜脂质重新排列形成孔道,孔道的形成可能是心脏毒素产生细胞毒性、导致细胞碎裂的主要原因。目前已有 100 多种心脏毒素从眼镜蛇蛇毒中分离提纯出来,研究结果表明,心脏毒素可显著抑制人慢性粒细胞白血病细胞 K562、人结肠癌细胞 Colo205、人乳腺癌细胞 MCF－7 和人早幼粒白血病细胞 HL－60 等多种肿瘤的生长。动物实验发现,心脏毒素可诱导 S180 细胞的凋亡、激活 caspase－3、降低 pro-caspase－3 蛋白表达。

自 Braganca 于 1967 年报道了,眼镜蛇心脏毒素能选择性溶解吉田肉瘤细胞后,许多实验已证实眼镜蛇心脏毒素在体内外对多种肿瘤都有杀伤作用,尤其对血液系统肿瘤的杀伤作用最好。研究者采用 MTT 法研究了心脏毒素对肿瘤细胞的杀伤作用,发现广西产眼镜蛇心脏毒素对 5 种体外生长的肿瘤细胞,包括人鼻咽癌细胞株 CNE、淋巴瘤细胞 YAC、人宫颈癌细胞株 HELA、卵巢癌细胞株 Ho8990 和 S180 癌细胞株有明显的抑制作用,其中对淋巴瘤细胞 YAC 最为敏感,对小鼠 S180 癌细胞株的细胞毒作用相对较弱,作用 24 h 的半数抑制浓度分别为 1.04 $\mu g/mL$、0.50 $\mu g/mL$、1.82 $\mu g/mL$、1.76 $\mu g/mL$ 和 1.05 $\mu g/mL$。对人鼻咽癌细胞株 CNE 和 S180 瘤细胞接种的小鼠,给药 14 天后对小鼠移植肿瘤生长有抑制作用,广西产眼镜蛇心脏毒素对人鼻咽癌细胞株 CNE 小鼠移植瘤的抑瘤率为 19.16%~37.28%,呈量效关系,与生理盐水对照组比较有非常显著性差异($P<0.01$)。广西产眼镜蛇心脏毒素对 S180 小鼠移植瘤的抑瘤作用在给药剂量小于 2 mg/kg 时较弱,但在给药剂量大于 4 mg/kg 时与生理盐水对照组比较有非常显著性差异。广西产眼镜蛇心脏毒素对小鼠移植肿瘤生命延长率的影响在给药 5 次后观察载瘤小鼠生存时间,广西产眼镜蛇心脏毒素用药组与生理盐水对照组比较,生命延长率 23.23%。王锡峰通过 Sephadex G100 和 CM sepharose FF

柱从眼镜蛇蛇毒中分离出心脏毒素，发现对 K562（人红细胞白血病细胞）和 U937（人粒细胞白血病细胞）具有量效关系的抑瘤作用。

研究已表明，眼镜蛇心脏毒素 P4 在体内外对 WEHI-3B 白血病细胞有细胞毒作用。大量实验报道，心脏毒素可抑制 K562 细胞生长，还可抑制肝癌、肺癌、乳腺癌、黑色素瘤、结直肠癌等细胞生长。Chaim 等研究了蛇毒及心脏毒素 p4 在体内外对 B6-F10 黑色素瘤和软骨肉瘤的细胞毒性，结果发现有很强的、不可逆转的毒性作用，并且对肿瘤细胞有选择性。Waguehi T 等均从印度眼镜蛇蛇毒中分离出心脏毒素组分，发现其破坏吉田肉瘤的能力远远大于对正常细胞（人或大鼠红细胞、脾细胞）的破坏能力；仲晓燕等测了心脏毒素对于颈癌细胞株（HeLa）、鼻咽癌细胞株（CNE）、胃癌细胞株（MGC）的作用，结果表明对 3 种人癌细胞株均有明显的杀伤作用，对正常乳鼠心肌细胞也有毒性作用，但敏感性比癌细胞低很多。谭获等研究了蛇毒组分 C 对 8 种白血病细胞（K562、J6-1、MoTe、HOB、U937、Nalm-6、HL60、NB4）的作用，证实上述白血病细胞株对眼镜蛇蛇毒组分 C 均较敏感。丁明霞等研究 4 种心脏毒素（CTX-10、CTX-11、CTX-12 和 CTX-13）对膀胱癌细胞株（BIU-87 和 EJ）的抑制作用，发现 4 种心脏毒素对 BIU-87 和 EJ 均有明显的抑制用，抑制人结肠癌细胞 Colo205、人乳腺癌细胞 MCF-7 肿瘤的生长。动物实验发现，心脏毒素可诱导 S180 细胞的凋亡、激活 caspase-3、降低 pro-caspase-3 蛋白表达。吴敏燕等利用不同浓度的舟山产中华眼镜蛇心脏毒素 1（2 mg/L、5 mg/L、10 mg/L）作用于 K562 细胞 24 h，细胞相对活力分别为阴性对照组的（90.50 ± 3.07）%、（58.33 ± 3.08）% 和（27.43 ± 1.99）%。舟山产中华眼镜蛇心脏毒素 1 对 K562 细胞作用 24 h 的半数抑制浓度为 5.77 mg/L，随着舟山产中华眼镜蛇心脏毒素 1 浓度增加和作用时间延长，荧光显微镜下观察到被 PI 染色的细胞数逐渐增多。其研究显示，舟山产中华眼镜蛇心脏毒素 1 对 K562 细胞有明显抑制作用，主要引起 K562 细胞晚期凋亡和坏死。Bragonca 报道蛇毒心脏毒素 P6 与抗癌药美法仑（melphalan）、环磷酰胺等有协同抗肿瘤效应。Leung 等发现眼镜蛇心脏毒素对艾氏腹水癌细胞有杀伤作用，且呈明显的剂量依赖关系并能被一定浓度的 Ca^{2+} 所抑制。Fewzia 用黑颈眼镜蛇蛇毒对接种有艾氏腹水癌细胞的小鼠进行实验性治疗，结果发现能明显延长小鼠存活时间，降低癌细胞活力。许云禄等利用舟山产中华眼镜蛇蛇毒 CTX-F，使艾氏腹水瘤荷瘤小鼠的存活时间明显延长，对小鼠宫颈癌 U14 及肉瘤 S180 有明显的抑瘤作用。近年来通过建立裸鼠皮下膀胱癌移植瘤模型，应用中华眼镜蛇心脏毒素联合放射治疗,与单纯放疗组、单纯蛇毒组的疗效进行多方面的比较。结果显示,中华眼镜蛇心脏毒素联合放射治疗具有明显增强抗肿瘤作用,表明了中华眼镜蛇心脏毒素具有确切的放疗增敏作用。王剑松等研究中华眼镜蛇心脏毒素 12 诱导人膀胱癌细胞凋亡的作用,使用不同浓度的心脏毒素作用于体外培养的 BIU-87 和 EJ 细胞,在倒置显微镜和透射电镜下观察到凋亡细胞的核固缩、染色体边集、核碎裂和凋亡小体等形态学变化。心脏毒素 12 浓度分别为 1 μg/mL、2 μg/mL 和 3 μg/mL 时,双染法流式细胞术均检测到 2 株细胞凋亡率,实验组凋亡率和对照组比较有统计学意义($P<0.05$)。心脏毒素 12 剂量和作用时间相同时,BIU-87 细胞的凋亡率明显高于 EJ 细胞($P<0.01$)。

梁敏仪等应用不同浓度的眼镜蛇心脏毒素处理体外培养的肺癌 A549 细胞株,通过观察 Brdu 掺入后的细胞周期动态变化,分析细胞周期动力学指数(CKI),反映出对照组与各实验组之间的肺癌细胞的 DNA 复制速率有显著的差异($P<0.05$)。分析细胞核仁组织区(NOR)的银染计数,发现对照组肺癌细胞平均 AgNOR 数是实验组的 2~3 倍($P<0.05$),说明眼镜蛇心脏毒素不仅抑制 DNA 的复制,同样通过遏制 rDNA 基因的转录而使肿瘤细胞的增殖活性降低,用有丝分裂完全阻断法分析。心脏毒素 II 在 MCF-7 细胞中的半最大抑制浓度(IC_{50})为 4.18±1.23 μg/mL,顺铂的值为 28.02±1.87 μg/mL。形态学分析和 AO/EtBr 双染色显示凋亡细胞死亡的典型表现(剂量低于 8 μg/mL)。

Plate 等分离出眼镜蛇心脏毒素,用于乳腺癌、胃癌、胰腺癌、泪腺癌和梭细胞肉瘤等的临床治疗,能有效地控制癌症的发展,减轻患者的痛苦,延长了患者的生命。国内蛇毒抗肿瘤的治疗已在临床上广泛试用,主要用于治疗各种中、晚期癌症,报道较多的有肝癌、胃癌、食管癌、结肠癌等消化道肿瘤和肺癌,其疗效主要是改善患者症状,以精神、食欲、疼痛三大症状好转明显,使肿瘤缩小,延长生存期。有应用蛇毒明胶微球治疗肝癌患者,多有症状缓解、食欲好转、体重增加、肿瘤不同程度缩小、AFP 不同程度降低、生存期延长。

已知眼镜蛇蛇毒液中的心脏毒素在各种细胞类型中表现出细胞毒性。人们普遍认为质膜是心脏毒素的靶点,但其作用机制尚不清楚。结构分析表明,心脏毒素的三指状结构有利于心脏毒素与膜结合,破坏膜结构,产生毒性作用。心脏毒素对膜的作用不仅与结构中的疏水性氨基酸有关,更主要与空间结构及三指表面的疏水性相关。许多学者报道了心脏毒素与膜磷脂或糖脂有亲和力,阻断或抑制这种结合。会减弱心脏毒素的细胞毒作用。心脏毒素通过静电吸引力吸附在带负电荷的膜上,对中性膜,心脏毒素不能吸附。此作用可能与其对肿瘤细胞具有一定选择性有关,已知肿瘤细胞带有更多的负电荷。吸附后,心脏毒素通过三指顶端的疏水残基插入膜中。当结合在膜上的心脏毒素的量达到临床界浓度时,心脏毒素发生寡聚并同时诱导膜脂质重排形成孔道。孔道形成可能是心脏毒素产细胞毒性、导致细胞碎裂的主要原因。

在早期的研究中,Dimar 等比较了大量蛇毒心脏毒素,提出细胞毒溶胞能力的大小与心脏毒素分子正电荷多少成正比。Lauterweinm 等据此提出了心脏毒素与磷脂结合的模型,认为心脏毒素如同阳离子除垢剂,带正电荷的阳离子头端与磷脂双层极性层的阴离子部位结合而定位,疏水性基因部分插入细胞中而使细胞膜破坏。Zahaer A 等认为心脏毒素是通过抑制细胞膜上 Na^+,$K^+ - ATP$ 酶干扰膜转运机制起作用。CTK 分子中的二硫键可能被转移至 Na^+,$K^+ - ATP$ 酶的疏水基上,使该酶失括,细胞内外 Na^+、K^+ 比例失调,使葡萄糖等物质不能偶联转运,从而导致细胞肿胀、破裂。另外,基于眼镜蛇蛇毒中另一主要成分——神经毒素能与 ACh 竞争 AChR 的发现,因此有学者推测心脏毒素也可能竞争结合膜受体。

在对心脏毒素的膜作用研究中,Chiu S H 等提出心脏毒素抑制蛋白激酶 C 的活性,抑制程度与心脏毒素的抗肿瘤作用相关。心脏毒素抑制 HL60 增值的 IC_{50} 为 0.3 mmol/L,而抑制 PKC 活性的 IC_{50} 为 9 mmol/L,因此提出心脏毒素主要作用在细胞膜上,其分子机制可能部分通过抑制 PKC 来介导。

Chai H W 等的研究显示,由台湾眼镜蛇蛇毒中分离获得的心毒素脏 A3 作用于不同的细胞可引起胞内 Ga^{2+} 升高。并出现细胞凋亡或坏死。据此 Wang CH 等(2005 年)以 FITC 标记心脏毒素 A3,在激光共聚焦显微镜下观察活的 H9C 细胞,发现大部分心脏毒素 A3 在 15 min 内移入细胞内定位于线粒体,显示线粒体是心脏毒素 A3 的胞内结合靶点之一;Arseniev AS(2005 年)报道了心脏毒素对细胞内另一种膜结构——溶酶体的作用:以共聚焦显微镜技术观察荧光标记的不同种蛇毒来源的心脏毒素对 A549 细胞及 HL60 细胞的作用,发现心脏毒素轻易进入 A549 和 HL60 细胞中,浓集于溶酶体,且心脏毒素在溶酶体内的浓度与其细胞毒作用呈密切的量效关系,由此提出心脏毒素对细胞膜的作用可能是胞内作用的下游事件。中华眼镜蛇心脏毒素 C 对鼠肝完整线粒体的呼吸有明显抑制作用,但不影响完整线粒体的氧化磷酸化活力及线粒体碎片 F - ATP 酶的活力。根据心脏毒素明显地抑制 Ca^{2+} 诱导下的线粒体 6 态呼吸速度和质子释放,作者认为心脏毒素在鼠肝线粒体上的真正作用位点可能位于内膜上 Ca^{2+} 的结合位点附近,而不在呼吸酶系或磷酸化酶系本身。

蛇毒心脏毒素可提高鼠血超氧化物歧化酶(SOD)的活性,降低血中丙二醛(MDA)水平;同时降低了血中的过氧化氢酶(CAT)活性和代偿性升高谷胱甘肽过氧化物酶(GSH-PX)活性。通过催化肿瘤细胞 L-氨基酸生成 H_2O_2,使膜上 Ca^{2+} 泵失灵,线粒体的呼吸明显抑制,ATP 大量消耗,引起细胞凋亡。Oron 等电镜下发现,蛇毒心脏毒素 P4 作用于 WEHI-3B 白血病细胞后,线粒体数目增加,空泡形成、溶酶体增多,内质网微粒样变,最后细胞膜破裂,释放出胞内物。进一步研究认为心脏毒素 P4 对肿瘤细胞线粒体的影响可能是通过与肿瘤细胞膜结合的间接作用或其进入细胞内的直接作用,当刺激信号到达线粒体后,由于线粒体膜通透性转换造成电子传递脱偶联等使线粒体产生大量的活性氧,从而诱导细胞凋亡。

利用共聚焦光谱成像技术,首次发现眼镜蛇蛇毒液中的心脏毒素很容易渗透到活的癌细胞中,并在溶酶体中明显积累。来自中亚眼镜蛇(*Naja Oxiana*)的心脏毒素 CT1 和 CT2、来自泰国眼镜蛇(*Naja Kaouthia*)的心脏毒素 CT3 和来自埃及眼镜蛇(*Naja Haje*)的心脏毒素 CT1 被证明对人肺腺癌 A549 和早幼粒细胞白血病 HL60 细胞具有这一特性。溶酶体中心脏毒素积累的动力学和浓度依赖性与其细胞毒性作用密切相关。在此基础上,人们提出溶酶体是心脏毒素裂解作用的主要靶点。质膜透性似乎是相对于溶酶体破裂的下游事件。直接损伤质膜可能是一种互补机制,但其对细胞毒性作用的相对贡献取决于心脏毒素结构和细胞类型。

磷脂酶 A_2、金属蛋白酶、去整合素的抗肿瘤作用

(一) 磷脂酶 A_2

磷脂酶 A_2(PLA$_2$)是动物毒液中最常见的磷脂酶,特别是在蛇和蜜蜂毒液中。蛇毒 PLA$_2$(SVPLA$_2$)与多种药理结果的产生有关,包括神经毒性、肌肉毒性、抗凝、血管舒张和低血压。PLA$_2$ 的生物活性可能是 PLA$_2$ 活性的结果,也可能是 PLA$_2$ 酶与配体直接相互作用的结果,而没有任何催化活化。磷脂膜上 PLA$_2$ 酶的水解活性诱导溶血磷脂(lysopl)和脂肪酸(FA)的释放,导致细胞内的药理作用,如膜损伤、膜结合蛋白的破坏和细胞的功能紊乱,这些机制可以发挥抗肿

瘤作用。以前的研究表明，纯化的 SVPLA$_2$ 含有抗肿瘤和抗血管生成的特性。CC-PLA$_2$-1 和 CC-PLA$_2$-2 是两种分泌的 PLA$_2$，它们是从角蝰(cerastes)毒液中纯化的，对人脑微血管内皮细胞黏附具有剂量依赖性的抑制作用。通过 p-溴酚酰基-溴化物(4-BPB)取消酶活性，不能减弱抗肿瘤作用，表明抗肿瘤作用与毒液 PLA$_2$ 的催化性能无关。从 Bothrops jararacusu、BthA-I-PLA$_2$ 的毒液中提取酸性 PLA$_2$ 的抗肿瘤作用被认为能诱导乳腺腺癌、人白血病 T 细胞和 Erlich 肿瘤细胞系凋亡。此外，来自 Elapid 毒液的心脏毒素也会导致膜损伤和坏死细胞死亡。这些效应是通过这些毒素与细胞膜磷脂的直接相互作用来介导的，从而导致膜孔形成。

（二）金属蛋白酶

蛇毒金属蛋白酶(SVMP)是蛇科蛇毒中的主要成分。SVMP 可引起凝血因子的激活，抑制血小板聚集及出血性和纤溶活性。SVMP 的抗癌活性包括促炎作用和凋亡活性。从 Bothrops Jararaca 中纯化的 SVMP，阻断了癌细胞的黏附，并通过增加 caspase-3 激活和抗增殖活性对黑色素瘤细胞显示出强大的细胞毒性作用。蛇毒 L-氨基酸氧化酶(SVLAAO)是在几种生物中发现的黄素蛋白酶。这些酶催化将 L-氨基酸脱胺为相应的 α-酮酸，同时释放氨(NH$_3$)和过氧化氢(H$_2$O$_2$)。大多数 SVLAAO 参与了许多药理作用，包括血小板聚集、抗菌活性、水肿、溶血或出血效应、细胞毒性和凋亡。先前的研究假设 SVLAAO 通过 H$_2$O$_2$ 的氧化反应启动细胞死亡或凋亡活性。在 SVLAAO 诱导的癌细胞凋亡的潜在机制可能涉及通过阻止血小板聚集和激活吞噬细胞来抑制细胞的转移，包括肿瘤细胞黏附的中断。从眼镜王蛇(*Ophiophagus Hannah*)毒液中纯化的 L-氨基酸氧化酶通过内源性和外源性途径诱导细胞凋亡，在人乳腺腺癌细胞系中表现出特异性的抗肿瘤活性，这可以通过增强 caspase-8 和 caspase-9 活性来表明。OH-LAAO 还诱导 178 个基因的表达改变，其中至少 27 个基因可能参与细胞毒性和凋亡效应。在 PC-3 肿瘤异种移植切片上的免疫组织化学染色显示，OH-LAO 处理的裸鼠凋亡细胞明显增加。从 Daboia Russelii 毒液中分离出的一种新的 LAAO 酶，也通过激活 caspase-8，随后激活 caspase-7，导致人乳腺癌(MCF-7)细胞的细胞形态、膜完整性、细胞收缩和凋亡发生变化。

（三）去整合素

去整合素(disintegrin，又称崩解素)是一个低分子量的整合素抑制蛋白家族,三肽序列精氨酸-甘氨酸-天冬氨酸(RGD),以及从各种蛇毒中分离到的富含半胱氨酸的肽。整合素结合函数通常取决于 RGD 基序。然而,一些缺乏这种 RGD 基序的崩解素也可以结合和阻断整合素。在 20 世纪 80 年代末,Huang 等纯化并测定了 trigramin 的一级结构,trigramin 是一种从 grammineus 蛇毒中分离出来的崩解素,它开创了蛇毒抑制整合素功能的一个有前途的研究领域。蛇毒成分的分离和表征为现代医学中的癌症靶向治疗铺平了道路。

整合素在促进肿瘤发展的主要机制中起着重要作用,包括细胞-细胞外基质相互作用、细胞骨架组织、信号转导、上皮细胞黏附、生长、增殖、侵袭和侵袭迁徙。一些纯化的去整合素已被证明与整合素有潜在的相互作用,并阻止了癌症的发展。在毒蛇、钩虫和梭菌的毒液中,去整合素(分子量为 5~10 kDa)是一个无毒的和非酶的 RGD 肽家族(Arg-Gly-Asp 序列)。含有 RGD 结构域(去整合素和金属蛋白酶)的肽被证明具有抗肿瘤作用,包括血管生成和肿瘤转移在体外和体内的传播。去整合素抗肿瘤活性的机制包括抑制细胞黏附、抑制癌细胞迁移、侵袭和抗转移活性。人体肿瘤生长伴随新生血管,提供必需的营养和氧气。血管生成支持肿瘤细胞的延伸和侵袭到附近的正常组织,是远处转移所必需的。抗血管生成是肿瘤靶向治疗的有效策略。从蛇毒中纯化的去整合素具有抗血管生成作用。从白尾哈拉卡(*Bothrops leucurus*)中克隆的崩解素 leucurogin,给药剂量为每天 10 μg,显示出对植入小鼠 Ehrlich 肿瘤的显著抗癌活性。蛇毒中的去整合素是由 α-亚基和 β-亚基的非共价键相关联的异二聚体跨膜蛋白,如 αⅡbβ3、α5β1、α6β1 和 αvβ5。在体外研究中,包括在体内实验中抑制血管生成的研究中,发现了一种来自蛇毒的纯化去整合素 jerdostatin 和一种来自钝鼻蝰(*Vipera Lebetina*)纯化的去整合素 obustatin 与 α1β1 结合,从而导致细胞黏附和迁移的阻断。Thangam 等从印度眼镜蛇(*Naja naja*)的毒液中纯化去整合素,其抗癌活性分别为 2.5 ± 0.5 μg/mL、3.5 ± 0.5 μg/mL,DNA 片段分析和 AO/EtBr 染色分析表明,该崩解素能诱导癌细胞凋亡。

眼镜蛇蛇毒抗肿瘤作用的机制

眼镜蛇蛇毒可抑制肿瘤细胞增殖,也可直接诱导肿瘤细胞凋亡,其作用机制复杂,至今尚不明确,国外近期的研究重点主要是心脏毒素对线粒体功能及细胞周期的影响,眼镜蛇蛇毒的抗肿瘤作用机制主要如下。

(1)影响线粒体功能:心脏毒素可诱导多种细胞凋亡,作用机制不尽相同。

心脏毒素 3 可与酪氨酸激酶的 ATP 绑定位点相结合,且能与 dATP 相结合形成稳定的分子发挥作用,降低 caspase - 8 含量,从而影响线粒体功能;能诱导 ROS 的产生,引起线粒体通透性的转变,细胞色素 C 释放入胞液和 caspase - 3/9 的激活,一系列的反应最终导致细胞死亡。

(2) 阻滞细胞周期:心脏毒素被发现可抑制多种细胞的细胞周期的某几个特定阶段,抑制细胞增殖和诱导细胞凋亡。心脏毒素可通过阻滞细胞周期中的 G_2/M 期来抑制细胞增殖,使 cyclin A、cyclin B1 和 Cdk2 的表达明显下降,而 *Bax* 基因和蛋白水平上升,从而促进了细胞凋亡。另有报道,心脏毒素也可诱导细胞周期停滞在 S 期,这种阻滞与 G_2/M 期阻滞不同,伴随着 S 期特定蛋白(cyclin D1、cyclin E、cyclin A)和 mRNA 水平与活性的下调。

(3) 抑制 nAChR:具体见本章"三、眼镜蛇神经毒素抗肿瘤作用的机制"。

(4) 其他:蛇毒可通过调节 Ca^{2+} 通道,破坏膜结构,改变膜填充密度和磷脂结合能力,导致细胞溶解,使细胞死亡。通过研究肾上腺髓质细胞,还发现蛇毒可作用于肾上腺素反应系统,促进儿茶酚释放,引起细胞溶解。在体外,心脏毒素对多种肿瘤细胞具有直接的细胞毒作用。Wang 等以 FITC 标记心脏毒素 A3,在激光共聚焦显微镜下观察 H9C2 细胞,发现大部分心脏毒素 A3 在 1 min 内移入胞内定位于线粒体,显示线粒体是心脏毒素 A3 的胞内结合靶点之一。Arseniev 等以共聚焦色谱成像技术观察荧光标记的不同种蛇毒来源的心脏毒素对 A549 及 HL60 细胞的作用,发现心脏毒素进入 A549 及 HL60 细胞的溶酶体,且心脏毒素的溶酶体浓度与其细胞毒作用呈密切的量效关系。结果发现心脏毒素对 A549 及 HL60 细胞有明显的抑制作用。国外研究发现,蛇毒中的一种心脏毒素含有 L - 氨基酸氧化酶(LAO),可催化 *L* - 氨基酸生成 H_2O_2,从而诱导细胞凋亡。

点　评

蛇毒抗肿瘤的作用被很多基础研究和临床观察所验证,从朦胧的"以毒攻毒"的概念到一些分子机制的发现,逐渐为蛇毒的抗肿瘤作用提供基础科学的支持。我国一些中医师、民间验方、秘方使用蛇毒治疗肿瘤的案例非常多,有外用、口服和注射等多种给药途径。但是,迄今还没有非常正式的临床试验来验证其有效性和安全性,尤其是外用和口服的药理作用是如何发生的,需要有药学证据支持。许多肿瘤细胞表达 α_7nAChR,但是 α_7nAChR 在肿瘤细胞生存中的作用需要进一步研究,蛇毒 α-神经毒素能阻断 α_7nAChR,如果阻断 α_7nAChR 有抗肿瘤作用,那么 cobrotoxin(科博肽)在用于癌性疼痛时有可能同时还发挥一定的抗肿瘤作用,对于用于癌症的镇痛治疗的科博肽是否应该列为首选药物? 这个问题有待于在今后的临床实践中证实。

第二十章
眼镜蛇神经毒素的抗病毒作用

人类今后面临的传染病挑战主要来自病毒攻击的危险,已知有 200 多种病毒可引起人类疾病,其中一些病毒的防御对于构建公共卫生安全具有重要意义,如巨细胞病毒(CMV)、EB 病毒(EBV)、肝炎病毒(HBV 和 HCV)、单纯疱疹病毒(HSV)、人类免疫缺陷病毒(HIV)、狂犬病病毒、埃博拉病毒、SARS 冠状病毒和新型冠状病毒等的防御。世界卫生组织最近提出的全球估计数据报告指出,2012 年有 150 万人死于艾滋病毒,4 亿人患有乙型或丙型肝炎,50 万例宫颈癌由 HPV 感染引起,每年超过 25 万宫颈癌死亡。商业上可获得的抗病毒药物很少且会引起多而严重的不良反应,特别是对那些接受艾滋病毒等疾病终身治疗的患者。此外,病毒具有快速的突变能力,欺骗和感染宿主细胞,逃脱宿主的免疫攻击和产生耐药性。所有这些现实共同推动了探索新的抗病毒药物研究,特别是从天然活性物质中寻找新的抗病毒药物,在过去几十年间天然来源的活性物质构成了超过 25% 批准的新药。在天然产物的来源中,动物毒素揭示了发现药物的巨大潜力,尽管动物毒素具有有害的作用机制,但它们中的一部分具有潜在的药用特性。一些研究报道了蛇毒及其成分对麻疹病毒、仙台病毒、登革热病毒(DENV)、黄热病毒(YFV)和 HIV 具有抗病毒作用。因此,蛇毒可能是新的抗病毒药物有前途的来源之一。在抗反转录病毒活性方面,除了抗反转录病毒疗法外,还在临床实践中证明了用蛇毒制剂治疗多重耐药艾滋病毒患者的效果,指标是病毒载量降低和 CD4T 细胞计数升高。

病毒感染引起的疾病一部分是由于病毒在宿主细胞内复制造成细胞破裂,释放出更多的病毒再感染更多的宿主细胞,这样造成宿主细胞的死亡、组织器官的损伤,一部分是机体对病毒感染产生的免疫反应和炎症反应造成,如新型状病毒引起的肺炎(COVID-19)。据报道,中华眼镜蛇蛇毒和 α-神经毒素具有抗炎和免疫调节作用。在许多动物模型和人类临床研究中,眼镜蛇蛇毒已经显示出具有抗炎活性。蛇毒神经毒素可抑制免疫佐剂诱导的类风湿关节炎大鼠模型的炎症过程。神经毒素还能抑制 LPS 诱导的淋巴细胞和巨噬细胞的积累和促炎细胞因子的分泌。氯曲霉毒素也是一种 α-神经毒素,在啮齿动物福尔马林和乙酸引起的炎症性疼痛模型中具有镇痛作用。NF-κB 是一种调节转录因子,参与炎症反应和细胞存活的基因的表达。在非刺激条件下,NF-κB 通过与 κB 家族(IκBs)的抑制蛋白相互作用定位到细胞质。在几个独立的实验中,眼镜蛇神经毒素和眼镜蛇蛇毒抑制 NF-κB 的核转位。在促炎刺激下,IκBs 被 IκB 激酶(IKK)迅速磷酸化,并被蛋白酶体降解,从而释放游离 NF-κB 二聚体(p50 和 RelA),转运到细胞核,调节靶基因的表达。实验证据表明,cobrotoxin 与 IKK 结构域结合并抑制其磷酸化,阻止 IκB 释放游离 NF-κB。在其 DNA 结合结构域的 N-端区域,cobrotoxin 还与 p50 的临界半胱氨酸残基(Cys-62)结合,以防止 NF-κB 与 DNA 结合,从而减少炎症基因的转录。除了炎症抑制作用外,中华眼镜蛇蛇毒和神经毒素还具有免疫调节作用。中华眼镜蛇蛇毒可提高正常小鼠自然杀伤细胞的活性,增加 IFN-γ 和 IL-4 的分泌,促进 CD4T 细胞分化为 Th1 和 Th2 亚群,增加 LPS 刺激的 B 细胞增殖,以及对绵羊红细胞产生反应的抗体产生。中华眼镜蛇蛇毒可显著降低 Con A 刺激 T 细胞的增殖,抑制 CD4T 细胞和 CD8T 细胞分裂,抑制 IL-17 分泌和 Th17(CD3CD4IL-17T)细胞分化。虽然,中华眼镜蛇蛇毒降低了 CD4T 细胞和 CD8T 细胞的数量,但 CD8T 细胞的减少比 CD4T 细胞的减少更强,从而恢复了 CD4/CD8 的比例。中华眼镜蛇蛇毒还能防止免疫抑制小鼠血清免疫球蛋白 IgG 和 IgM 浓度的降低,从而减轻免疫抑制剂引起的免疫功能低下。

一、抗狂犬病病毒

以往的文献报道中,某些病毒蛋白和尼古丁受体有亲和力。用同位素标记的狂犬病病毒证实了与 nAChR 的结合,这种结合能被银环蛇神经毒素阻断,但不能被阿托品阻断。箭毒样神经毒素中间一个指环是与 nAChR 结合的部位,与狂犬病病毒的一段氨基酸序列有同源性,能发生相互作用。用人工合成的肽链做受体结合实验发现相当于眼镜王蛇神经毒素Ⅱ中间指环氨基酸残基 25~44,其是关键部位,IC_{50} 为 $5.7×10^{-6}$ mol/L,狂犬病病毒糖蛋白结合 nAChR 的氨基酸残基为 173~203,IC_{50} 为 $2.6×10^{-6}$ mol/L,说明两者对 nAChR 的亲和力相当。

狂犬病是一种急性脑炎,每年会造成数千人死亡。狂犬病病毒可诱导受感染宿主的剧烈行为改变,但在宿主中产生这些改变的机制尚不清楚。狂犬病病毒糖蛋白的一个区域与蛇毒神经毒素同源,能够通过抑制中枢神经系统中的 nAChR 来改变动物的行为。这一发现为病毒与宿主的受体相互作用提供了一个新的方向。狂犬病毒糖蛋白的神经毒素样区域抑制 $α_4β_2$ nAChR 与 ACh 的结合。将狂犬病毒糖蛋白肽注入小鼠的中枢神经系统时,该肽显著改变了秀丽隐杆线虫中 nAChR 诱导的行为,并增加了活动水平。这些结果为解释感染狂犬病病毒的宿主的行为改变提供了一个新的机制。

迄今,狂犬病的临床治疗,其预防仅限于基于世界卫生组织方案的疫苗接种。某些化合物,如蛇毒,含有活性生物成分,能与 AChR 和细胞表面的离子通道发生相互作用。这些化合物能够减少病毒在神经肌肉连接中的聚集,可能导致抑制病毒活动。Farzad 等研究了中亚眼镜蛇(*Naja naja oxiana*)蛇毒对狂犬病 Lys 病毒(狂犬病病毒,RABV)感染哺乳动物细胞的影响。使用 FPLC 分离的 25 μg/mL 浓度的 F5 组分,通过 MTT 试验发现,其对 BHK－21 细胞的毒性小,FAT 测定结果表明,其对感染细胞的抗病毒活性高。通过 HPLC 对 F5 组分纯化,进一步研究表明,使用 20 μg/mL P5 组分 48 h 后使狂犬病病毒感染的 BHK－21 细胞的增殖减少到 80%。这个实验提示 P5 组分的蛇毒肽(分子量<10 kDa)通过阻断狂犬病病毒进入细胞相同的 AChR,能够减少病毒感染阶段的病毒增殖。可以认为 P5 组分是适合进一步研究减少 CVS－11 狂犬病病毒的新药物。

二、抗艾滋病病毒

α-神经毒素与某些病毒糖蛋白具有序列同源性,包括狂犬病病毒糖蛋白和 HIV 的 gp120。这种同源性发生在蛇毒神经毒素长环的 30~40 个高度保守的氨基酸残基与短段 HIV－1 gp120 的序列 164~174 之间。因此,两者都可能竞争同一受体或结合位点,可特异性地防止病毒与细胞上的 nAChR 结合,抑制狂犬病病毒和 HIV 感染。艾滋病病毒 gp120 与蛇毒神经毒素(如 cobratoxin 和 bungarotoxin)之间的序列同源性已经产生了一些抗反转录病毒专利。

Bracci 等研究证明了 HIV 的包膜蛋白 gp120 序列和蛇毒 α-神经毒素的活性位点之间具有显著的同源性,它们具有不可逆转地与 nAChR 结合的能力。此外,还证明了重组 gp120 抑制 nAChR 拮抗剂银环蛇 α-神经毒素的结合,表明其 nAChR 可以作为 HIV 受体,并支持离子通道可能在 HIV 感染中发挥作用的概念。尽管自抗反转录病毒疗法出现以来对艾滋病的治疗已经取得了重大进展,但仍有严重损害受感染患者健康的并发症,特别是慢性炎症和与艾滋病毒相关的神经认知障碍(HIV - associated neurocognitive disorder,HAND)。15% ~ 50% 的 HIV 感染者患有某种形式的认知和/或运动功能障碍,统称为 HAND,包括痴呆、骨髓病、周围神经病变和肌病。

α_7nAChR 被认为是发生 HAND 的主要原因,因为它不仅在大脑中表达,而且也在各种免疫细胞中表达,如巨噬细胞、单核细胞、B 细胞和 T 细胞($CD4^+$)。炎症是一种对抗各种病原微生物的防御机制,它被诱导出来消除外源性有害物质。这一过程由效应分子介导,如炎症因子。这些细胞因子由免疫细胞在免疫反应过程中释放。细胞因子是先天免疫反应的关键,然而,过度的细胞因子的产生会导致慢性或不受控制的炎症反应,这与许多炎症性疾病和病毒感染引起的炎症风暴的病理有关。炎症是通过胆碱能抗炎途径来控制的,而艾滋病毒患者这条调控通路似乎被改变。

感染 HIV 的患者患有慢性和持续的炎症过程,这会导致许多艾滋病和非艾滋病相关的并发症,如神经认知能力恶化、心血管疾病、血栓栓塞性疾病、2 型糖尿病、癌症、骨质疏松、多器官疾病和虚弱。现有的证据表明,小胶质细胞(大脑巨噬细胞)表达的 α_7nAChR 的激活在神经炎症过程中起着关键作用,从而赋予神经保护特性。在 Ballester 等的研究中,证实了 α_7nAChR 在 HAND 中的潜在作用。因为 HIV - 1 膜蛋白 gp120 ⅢB 可以诱导 α_7nAChR 的功能上调,促进 Ca^{2+} 进入的增加,导致神经元细胞死亡。Capó - Vélez 等证明,在大脑中表达 gp120ⅢB 的小鼠中,纹状体神经元 α_7nAChR 上调,α_7nAChR 激活导致细胞内钙增加并最终凋亡,这种效应可以通过拮抗 α_7nAChR 而减弱。此外,他们还发现 gp120ⅢB 小鼠在纹状体依赖的行为上的表现不如野生型小鼠,并显示出运动损伤,给予 α_7nAChR 拮抗剂显著改善。

眼镜蛇蛇毒液在治疗多重耐药 HIV 患者中显示出巨大的疗效。每日皮下注射 0.1 mL 眼镜蛇蛇毒制剂(商品名称 Bioven)1 个月后,患者的病毒载量从 1 580 000 拷贝/mL 下降到 3274 拷贝/mL,CD4 计数从 52/mm^3 增加到 324/mm^3。

有人发现,眼镜蛇蛇毒还能上调 I 型 *IFN* 基因转录。病毒可能已经发展出基于选择性抑制某些 IFN-α 亚型的免疫逃逸机制。因此,I 型 IFN 表达的增加对增强免疫系统以预防病毒感染具有重要意义。此外,根据序列比对结果,cobrotoxin 与 ACE2 具有一定的相似性。ACE2 是 SAR-COV-2 的尖峰蛋白与人细胞结合的受体。序列相似性可能表明中华眼镜蛇蛇毒或 cobrotoxin 可能与 SARS-COV-2 竞争与 ACE2 结合。

三、抗疱疹病病毒

神经毒素对疱疹病毒也有作用。通过温和的氧化解毒的不含蛋氨酸的眼镜蛇类神经毒素,研究了在体内和体外的抗病毒活性。当在感染前加入 BHK 细胞时,肽以剂量和时间依赖性的方式减少单纯疱疹病毒 I 型(HSV-1)诱导的 TCD_{50}(半数出现毒性的剂量)。如果肽与细胞接触,则在感染后 1 h 开始细胞治疗时也出现了抗病毒作用。单次脑内剂量的神经毒素在哺乳小鼠中显著增加 50% 的存活时间,并减少病毒在受感染的脑组织中的复制。无毛小鼠皮肤损伤和 HSV1 诱导的瘢痕形成也通过皮下神经肽注射而显著减少。这些研究涉及眼镜蛇 α-neurotoxid 对 HSV-1 在培养细胞中复制的影响,以及对经细菌感染的哺乳小鼠平均存活时间的影响,还有无毛小鼠模型 FBR 皮损的影响。在这 3 个指标中,每一个都显示出明显的抗病毒作用。在 BHK-21 细胞中,抗病毒作用同时具有时间和剂量依赖性。在感染 HSV-1 后启动细胞治疗并使肽与感染细胞接触,与在感染前 24 h 预处理细胞产生几乎相同的抗病毒作用。感染前 1 h 细胞处理后洗涤去除肽,降低了抗病毒作用。该肽在感染后应用于细胞时减少病毒复制的能力表明,证明肽不是直接灭活病毒而具有抑制病毒的作用。与在感染前 24 h 进行治疗相比,在感染前 48 h 和 72 h 用单一剂量的肽治疗细胞,产生较弱的病毒抑制作用。这表明肽的分解代谢或其他细胞内对肽的代谢机制灭活了肽的作用。体内研究表明,单次皮下注射,神经毒素显著延长了接受 LD_{50} 剂量的 HSV-1 的哺乳小鼠的存活时间。这种作用是剂量依赖性的,不受肽热处理的影响。用单剂量肽预处理的受感染小鼠脑匀浆的斑块实验证实了病毒在体内复制的抑制作用。虽然病毒在脑组织中的复制率降低,但没有完全阻断。斑块几乎减少至 1/100,作用显著性,虽然给小鼠接种的病毒剂量很大($3.8×10^3 \ LD_{50}$)。在哺乳小鼠大脑维持高肽水平是不可能的,因为注射高剂量的类毒素到受感染的大脑会导致创伤性死亡。腹腔和皮下治疗对 HSV－1 感染小鼠的存活率无影响，可能是由于代谢或无法从这些给药途径进入大脑。无毛小鼠提供了一个模型系统，以多肽重复治疗，保持高水平的药物浓度。在这些小鼠中，神经毒素治疗显著降低了皮肤 HSV－1 感染所致病变严重程度的平均评分，瘢痕形成的发生率也有所降低。这是评价体内治疗效果的潜在客观标准。

一些患有自身免疫病、重症肌无力的患者都具有针对 AChR 的抗体被检测到。有人使用合成肽来鉴定重症肌无力患者与人乙酰胆碱受体（hAChR）α－亚基残基 160～167 有反应的血清中的抗体。通过结合实验和抑制实验研究，hAChR α－亚基 160～167 肽与单纯疱疹病毒糖蛋白 D 残基 286～293 的共享同源结构域显示了特异性的免疫交叉反应。因此，hAChR α－亚基残基 160～167，在肌无力患者中诱导抗体与天然 AChR 蛋白结合，并能够激发生物效应。这种自身抗体与单纯疱疹病毒的免疫学交叉反应表明，这种病毒可能与某些肌无力病例的发生有关。他们记录了 hAChR 与人类病原体 HSV 之间的分子模拟，并提供数据表明该观察和重症肌无力之间可能的联系。首先，他们发现 40 名重症肌无力患者中有 6 人产生了抗 hAChR α－亚基残基 160～167 的抗体，该抗体可以与肌肉细胞上的 AChR 发生反应。其次，该抗体具有明显的与 AChR 结合的生物活性。最后，hAChR α－亚基氨基酸 160～167 和 HSV－1GpD 氨基酸 286～293 之间有序列共享，这两种不同的蛋白质表现出特异性的免疫交叉反应性。

四、抗仙台病毒

Borkow G 和 Ovadia M 报告，70 HAU 的仙台病毒可以引起红细胞溶解，用 10 μg 的眼镜蛇蛇毒能够显著抑制这一作用。眼镜蛇蛇毒对红细胞本身没有作用，但可以不可逆地抑制仙台病毒。他们认为蛋白质水解作用和眼镜蛇蛇毒的抗病毒作用没有相关性。Miller 等 1977 年报告了眼镜蛇神经毒素对森林脑炎病毒有抑制作用。他们发现，神经毒素对森林脑炎病毒斑块形成的抑制达到 90%。这种眼镜蛇蛇毒治疗新药的制造商，佛罗里达州 ReceptoPharm 公司，正在人类研究中使用这种药物来治疗艾滋病毒。该公司总裁 Paul Reid 先生也表示，这种药物可以缓解人带状疱疹和人类疱疹的症状。在 3 个月的时间里，他们治疗了 14 只患有猫疱疹的猫，取得了良好的效果，还治疗过猫白血病，也取得了成功。

五、抗脊髓灰质炎病毒

最近,批准了几种神经毒素(肉毒杆菌毒素)作为人类的治疗药物,这为治疗疾病提供了新的机会。使用蛇毒作为一种治疗方法从 18 世纪就开始了,尽管当时人们对它们是如何影响细胞的了解甚少。早期(20 世纪 40~50 年代)的改良性神经毒素研究集中于脊髓灰质炎和肌萎缩侧索硬化(amyotrophic lateral sclerosis)。Sanders 等先前的实验表明,用过氧化氢处理的眼镜蛇蛇毒可以预防或大大减少脊髓灰质炎病毒引起的神经损伤(1953 年、1954 年、1958 年)。眼镜蛇神经毒素氨基酸序列与狂犬病糖蛋白序列(Lentz 等,1987 年)和 HIV gp120 之间存在同源性(残基 30~40)(Neri 等,1990 年)。体内淋巴细胞和神经元细胞的 HIV 感染可能是由 gp120 与这些细胞中存在的 AChR 结合介导的(Lentz 等,1987 年)。据推测,改良的 cobratoxin 对脊髓灰质炎病毒(Sanders 等,1953 年、1954 年和 1958 年)、森林脑炎病毒(Miller 等,1977 年)、疱疹病毒和仙台病毒复制(Yourist 等,1983 年)具有抑制作用,这表明可能有一种生物使用的序列影响病毒对各种细胞的附着。

对鸟类胚胎的初步研究(Yourist 等,1983 年)表明,神经毒素在保护仙台病毒感染的同时,没有毒性作用。还应注意到,已经描述了 cobratoxin、短链神经毒素和血清免疫抑制蛋白(SIR)之间的序列同源性(Webb 等,1991 年)。已经证明了 SIR 下调免疫反应和抑制肿瘤细胞增殖的能力(Aune 等,1985 年),但是需要通过巨噬细胞进行的氧化过程来激活蛋白质(Schnaper and Aune,1986 年)。靶向离子通道的天然神经毒素已显示具有免疫调节活性(Deutsch 等,1991 年)。有丝分裂细胞被发现有离子通道密度的增加和神经毒素结合性增加。在 B 细胞上也发现离子通道密度的增加(Partiseti 等,1992 年),至少也证实了离子通道功能在淋巴细胞复制中的重要性。

最近有报道称氧化 cobratoxin 帮助鸟类上皮组织和衣原体肝炎的愈合(哈里森,1989 年)。在接受了这种物质的 5 000 只鸟类中,没有出现副作用或有毒反应。还有报道称,这种药物已经成功用于帮助促进几头搁浅鲸鱼的免疫系统的恢复(Smith,1991 年)。有人指出,这是短鳍鲸鱼领航鲸第一次成功地返回野外。这种药物也被用于人类治疗疱疹病毒感染,证实了修饰的神经毒素对疱疹病毒诱导的小鼠疾病的影响(Yourist 等,1983 年)。患者对改良神经毒素治疗的反应明显改善,无不良反应记录(Vargas and Cortes,1991 年)。考虑到该药物的明显安全性及其影响的非物种特定性质,检查其在体外和体内的活性是有价值的。美国 Reid Paul 报告,氧化处理的 cobratoxin 治疗猫白血病的疗效,猫白血病已被证明在生物学上等同于人的艾滋病(Hosie,1994 年)。

 知识拓展

其他眼镜蛇毒素成分的抗病毒作用

有研究表明,Formosan 眼镜蛇的心脏毒素 II 对转染突变的 Rous 肉瘤病毒的细胞溶解增强。在病毒非复制温度(41℃)或没有感染病毒的细胞,心脏毒素引起 50% 细胞溶解的剂量为 8 μg/mL,而对病毒复制温度下(36℃)感染细胞的溶解剂量为 2 μg/mL。这说明转染病毒的细胞对心脏毒素引起的细胞溶解更敏感。

在蛇毒中发现的其他具有抗病毒活性的化合物是 PLA_2。在它们的生物学效应中,它们似乎与宿主细胞相互作用,并阻止病毒衣壳蛋白的在细胞内释放,这表明它们在病毒未覆盖之前阻止病毒进入细胞。从牛肝菌毒液中分离出 PLA_2(PLA_2- Cdt),抑制 VeroE6 细胞中的 DENV 和 YFV 病毒。这种 PLA_2 是南美响尾蛇神经毒素的一部分,它是一种由两个不同的亚基组成的非共价连接的异二聚体蛋白:碱性 PLA_2(约 16.4 kDa)和酸性蛋白 Croapotin(约 9.0 kDa)。最近俄国学者发现蛇毒 PLA_2 在体外对 SARS - CoV - 2 具有较强的抗病毒活性,阻断了尖峰糖蛋白与 ACE2 受体 2 相互作用介导的细胞融合。

正在发生的 COVID - 19 是一个威胁全球的传染性疾病,需要新的治疗战略。其中,基于天然分子的抗病毒研究是一种很有前途的方法。PLA_2 的超家族由大量的成员组成,在特定的位置催化磷脂的水解。研究表明,从各种蛇的毒液中分泌的 PLA_2 在不同程度上保护了广泛用于研究病毒复制的模型细胞——VeroE6 细胞,在 PLA_2 处理后,SARS - CoV - 2 感染 VeroE6 细胞的细胞毒性较低,对 SARS - CoV - 2 的抗病毒活性较高,IC_{50} 值为 0.06~7.71 μg/mL。来自 30 株毒蛇的二聚 PLA_2- HDP - 2 及其催化和抑制亚基对 SARS - CoV - 2 具有有效的杀病毒(中和)活性。

通常情况下,PLA_2 是分子量为 13~15 kDa 的小蛋白质,属于酶的分泌类型,在膜甘油磷脂的 sn2 位置催化水解为溶血磷脂和游离脂肪酸。PLA_2 是最大的蛇毒毒素家族之一。整个 PLA_2 超家族目前被细分为 6 种类型,即分泌型 PLA_2

（sPLA$_2$）、Ca^{2+}依赖性胞质PLA$_2$（cPLA$_2$）、Ca^{2+}非依赖胞质PLA$_2$（iPLA$_2$）、血小板活化因子78乙酰水解酶（PAF – AH）、溶酶体PLA$_2$（LPLA$_2$）和脂肪特异性PLA$_2$（AdPLA$_2$）。在PLA$_2$超家族的成员中，有1/3以上属于PLA$_2$，进一步分为10个组和18个亚组。蛇毒中的PLA$_2$分为Ⅰ组和Ⅱ组。来自Elapidae和Hydrophidae Venoms（115~120个氨基酸残基和7个二硫键）的PLA$_2$形成了ⅠA组，而来自Crotalidae和Viperidae Venoms（120~125个氨基酸和7个二硫键）的PLA$_2$形成了ⅡA组。他们证明，所有测试的PLA$_2$都能在体外抑制SARS – CoV – 2感染，然而，只有二聚体PLA$_2$具有较高的抗病毒活性。对PLA$_2$抗SARS – 95CoV – 2的进一步研究表明，二聚体PLA$_2$的病毒和抗病毒活性取决于其催化活性。PLA$_2$灭活病毒的能力为宿主细胞提供了一种新的保护机制，可以为感染病毒的传播提供额外的屏障。

　　L – 氨基酸氧化酶（LAO，EC1.4.3.2）是研究最多的主要蛇毒成分之一，是分子质量在110~150 kDa的氧化还原酶黄素蛋白酶，通常是非共价连接的同二聚体糖蛋白。这些化合物广泛分布于其他生物体内，在细胞凋亡诱导，细胞毒性作用，抑制或诱导血小板聚集，调节出血、溶血和水肿及抗HIV、抗菌和抗寄生虫等作用中发挥重要作用。以竹叶青（*Trimeresurus Stejnegeri*）蛇毒为特征的TSV – LAO似乎是第一种被发现具有抗病毒活性的蛇毒LAO。TSV – LAO是一种糖蛋白，分子量约为58 kDa，也可形成同源二聚体，类似于其他蛇毒中的LAO。它的前体序列，通过cDNA分析获得，编码一个由516个氨基酸残基组成的多肽，包括一个18 – 氨基酸电位信号肽，它与其他蛇类的LAO相同。TSV – LAO似乎通过抑制合胞体形成（EC50为1.5 nm）和HIV – 1p24抗原表达（EC$_{50}$为4.1 nm）来以剂量依赖（nmol浓度下）的方式抑制HIV – 1的感染和复制。此外，从矛头蛇（*Bothrops Jarararaca*）毒液中分离出的另一种LAO和命名为BjarLAO – I的LAO与对照相比，减少了感染登革热病毒3型菌株的细胞中的病毒载量。其cDNA序列有484个氨基酸残基，与其他蛇毒LAO相似。这些黄素蛋白酶还产生过氧化氢等自由基，以增强其抗病毒活性。

　　另一个从蛇毒中提取的具有抗病毒作用的生物分子的例子是金属蛋白酶抑制剂，它可以通过抑制病毒蛋白酶来阻止新的HIV颗粒的产生。此外，免疫因子（OXO Chemie，泰国）是从中南半岛喷毒眼镜蛇（*Naja Siamensis*）毒液中提取的α – 神经毒素的氧化衍生物，已被证明通过趋化因子受体CCR5和CXCR4抑制HIV感染淋巴细胞。

点　评

　　病毒感染引起的组织、细胞损伤来自两个方面,一方面是病毒侵入细胞、复制、释放、再感染细胞,造成大量细胞溶解死亡;另一方面是病毒感染引起机体强烈的免疫和炎症反应造成组织、器官损伤。因此,病毒感染的治疗一方面需要抑制病毒侵袭细胞和病毒复制,一方面需要抑制病毒引起的炎症风暴。在一些研究中发现,蛇毒的某些成分可能有抗病毒作用,可能对预防和治疗某些病毒感染有用。当然这些作用还需要更多的研究来证实。蛇毒和蛇毒神经毒素的抗炎作用在治疗病毒感染中也是有益的。中华眼镜蛇蛇毒和 α-神经毒素在炎症引起的肺部、关节疾病中有很好的治疗作用。中华眼镜蛇蛇毒显示有可能降低血清中炎症标志物 IL-1β、IL-6 和 TNF-α 的水平,升高 IL-10。病毒感染性疾病患者如 COVID-19 患者持续高水平的 IL-6、TNF-α、IL-1β、IL-8、IL2R 和细胞毒肽如穿孔素和颗粒素,由此产生的炎症细胞因子风暴除了其他致命并发症外,还会加重肺损伤。因此,除了抑制病毒复制外,抗炎治疗是对抗新冠病毒感染的重要途径。糖皮质类固醇是强抗炎药物,但它们也阻碍了免疫系统消除病毒,增加了幸存者继发性感染、肺纤维化和死亡率的风险。一些生物制剂只针对某些促炎细胞因子,而另一些则不受限制,因此对细胞因子风暴的影响有限。此外,一些抗炎药物抑制 IFN-α 的产生,这可能阻碍病毒清除。因此,使用眼镜蛇神经毒素治疗病毒感染导致的强烈炎症反应,保护肺功能,或者在 COVID-19 感染后的后遗症可能会取得意想不到的结果,值得进一步研究。

第二十一章
眼镜蛇神经毒素在医美中的应用

医疗美容是指运用药物、手术、医疗器械及其他具有创伤性或者不可逆性的医学技术方法对人的容貌和人体各部位形态进行修复与再塑的美容方式。国内医疗美容行业起步较晚,但发展迅速,医疗美容市场从以矫正治疗为主的单一市场逐步发展成囊括医疗治疗及美容外观的市场。国家卫健委规划发展与信息化司发布了《2020年我国卫生健康事业发展统计公报》,公报显示,截至 2020 年末,全国医疗卫生机构总数达 102 万个,比上年增加 1.5 万个。其中,公立医院 11 870 个,民营医院 23 524 个。随着消费升级、产业升级,医美行业以势不可挡的趋势呈现爆发性增长,有券商的分析数据显示:美国医美受众率达 13%,中国的医美受众率才刚刚达 2%。2015～2020 年中国医美行业市场规模不断扩大。其中 2015 年为 870 亿元,而 2020 年最高达到 3 150 亿元。全年医疗美容用户规模达 1 520 万人。

一、生物毒素在医美中的应用

(一)肉毒素

肉毒杆菌毒素(英文: BTX, Botulinum Toxin)也被称为肉毒素或肉毒杆菌素,是由肉毒杆菌在繁殖过程中所产生的一种神经毒素。肉毒素并非由活着的肉毒杆菌释放,而是先在肉毒杆菌细胞内产生无毒的前体毒素,在肉毒杆菌死亡自溶后前体毒素游离出来,经肠道中的胰蛋白酶或细菌产生的蛋白酶激活后才具有毒性。肉毒素是 150 kDa 的多肽,它由 100 kDa 的重(H)链和 50 kDa 轻(L)链通过一个双硫键连接起来。有 A、B、Ca、Cb、D、E、F、G 8 个类型。纯化结晶的肉毒素 1 mg 能杀死 2 亿只小鼠,对人的半致死量为 40 IU/kg。肉毒素对酸有特别强的抵抗力,胃酸和消化酶短时间内无法将其破坏,故可被胃肠道吸收,从而损害身体健康。肉毒素可在加热 80℃至少 10 min 后被破坏。医学界自 1979 年第 1 次将其作为一种治疗药物应用于临床治疗斜视,至今已有 30 年的历史,目前已发展为治疗各种局限性肌张力障碍性疾病,其疗效稳定而可靠。1986 年,加拿大一位眼科教授发现这个用来麻痹神经-肌肉的药物可以阻断运动神经和肌肉之间信息传导,使肌肉松弛来达到舒展皱纹的效果,对动力性皱纹比较有效。很快注射肉毒素的美容手术应运而生,并迅速风靡全球。在中国衡力生产的肉毒素在中国年销售达到 20 亿左右,大部分用于医美市场。2012 年 2 月 27 日,由德国汉诺威医学院与瑞士巴塞尔大学科研人员组成的团队发表新闻公报称,在额头注射肉毒素可快速、明显及持久地缓解抑郁症患者的症状。近年来肉毒素在医疗领域的应用发展迅速,美国 FDA 批准的临床适应证已达到 12 种,开启了肉毒素市场的新的里程碑。

2019 年全球肉毒素市场规模为 330 亿美元(而玻尿酸市场只有 212 亿美元),2015~2019 年复合增长率为 9.1%(VS 玻尿酸市场 4.3%)。美国 Fortune Business Insights 数据显示,2019 年美国肉毒素市场规模为 32 亿美元,2015~2019 年复合增长率为 5.2%。Daedal Research 数据显示,2019 年欧洲肉毒素市场规模为 10 亿美元,2015~2019 年复合增长率为 5.8%。2019 年中国肉毒素终端市场规模为 48 亿人民币,2016~2019 年复合增长率为 31.6%。

(二) 蜂毒

蜂毒是毒蜂分泌出来的一种含有多种酶类的毒性蛋白质、多肽类物质,还含有一些小分子肽、氨基酸、碳水化合物、脂类、核苷、生物胺类,其中的多肽类成分具有改善动态皱纹的功效,蜂毒可以促进胶原蛋白的形成,达到紧实面部肌肤,使脸部肌肉立即提升、减少细纹的功效。蜂毒具有抗炎、杀菌、抗肿瘤等作用,蜂毒被称为是肉毒素的替代物,其产品包括蜂毒面霜、蜂毒面膜等。

(三) 蛇毒

2006 年瑞士 Pantapharm 公司研制成功模拟巴西蝰蛇毒蛋白 Waglerin-1 活

性位点的三肽 SYN－AKE，为 AChR 拮抗剂，可作为化妆品活性成分局部外用于眼周等部位，与肉毒素（BOTOX）类似可减少施用部位频繁的肌肉收缩及由其造成的皱纹。

（四）芋螺肽

芋螺肽是模拟芋螺毒素人工合成，具有强效的肌肉松弛作用和迅速即时的抗皱效果。芋螺肽能有效地放松肌肉但不使其僵硬瘫痪，保留肌肉5%神经肌肉电流传导，所以可以自然去皱纹。

（五）蜈蚣

韩国农村振兴厅开发的少棘巨蜈蚣抗生物质化妆品面市。Scolopendrasin I 是由少棘巨蜈蚣等为抵抗细菌分泌的抗菌肽，由14种氨基酸构成，这个物质在小白鼠的实验中被检测出具有显著的治疗过敏性皮炎的效果。

二、眼镜蛇神经毒素在医美中的潜在应用

从韩国韩医医院获得的经验，几乎所有的肉毒素的临床适应证都可以使用 cobrotoxin。今后 cobrotoxin 在医美行业应用的开发是很有前途的，应用途径可以局部皮下注射、局部涂抹凝胶制剂，还可以用纳米颗粒溶剂+机械纳米针滚轮等。以下是一些 cobrotoxin 应用实例：

（一）除皱

松弛皮纹肌达到除皱目的是肉毒素在医美中广受青睐的项目。肉毒素通过被胆碱能神经末梢摄取，破坏囊泡储存和释放 ACh 到达阻断神经肌接头的传导，使注射部位的肌肉不能收缩产生去皱纹的效果。肉毒素的作用起效缓慢，但是因为抑制作用不可逆，维持时间持久。眼镜蛇 α-神经毒素直接作用在神经肌接头的胆碱能受体，阻断神经冲动传导，起效快，但阻断作用是可逆的，所以维持时间短。

我们在韩国应用 cobrotoxin，发现局部皮下注射有很好的除皱作用（图21-1）。

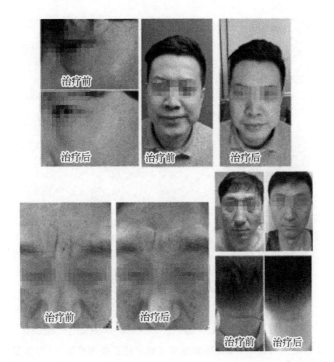

彩图 21-1

图 21-1　Cobrotoxin 局部皮下注射对皮肤皱纹的影响(见彩图)

（二）皮肤疾患

注射 cobrotoxin 对于修复陈旧瘢痕、皮肤溃疡不愈、皮炎、色素沉着有作用。对于多例糖尿病引起的皮肤溃疡取得了很好效果。对于神经性皮炎效果非常好，部分对激素无效的患者，cobrotoxin 有效。在牛皮癣皮损周围及皮损区多点皮下注射 cobrotoxin 也取得良好疗效(图 21-2)。

（三）肌张力障碍

注射 cobrotoxin 对于由于双侧肌肉张力不等造成的姿势不正有纠正作用，包括头颈(图 21-3)、腰背、腿足。

（四）脱发

在动物实验中观察到眼镜蛇蛇毒能防止小鼠毛发脱落，皮肤切片检查动物毛发脱落处毛囊脂肪堆积、毛囊萎缩，蛇毒能减少毛囊脂肪沉积、维持毛囊正常形态。韩国韩医诊所应用 cobrotoxin 后确实能够恢复头发生长(图 21-4)。

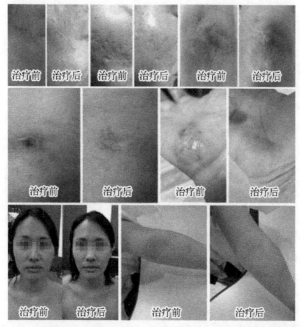

图 21－2　Cobrotoxin 局部皮下注射对皮肤疾患的影响（见彩图）

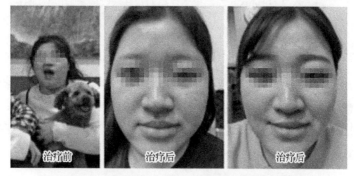

图 21－3　Cobrotoxin 对肌张力障碍的影响（见彩图）

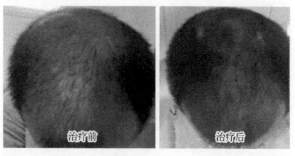

图 21－4　Cobrotoxin 局部皮下注射对毛发的影响（见彩图）

无针注射器头皮注射,3 个月后毛发增密。

(五) 带状疱疹

带状疱疹有皮肤红肿、炎症、痛痒等症状,在实践中给予 cobrotoxin 凝胶制剂外用或者给予患处多点皮下注射能快速抑制炎症、红肿和抑制疼痛(图 21-5)。

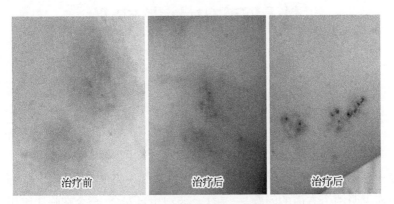

彩图 21-5

图 21-5　Cobrotoxin 对带状疱疹皮损的影响(见彩图)

局部皮下注射 cobrotoxin,能快速止痛和消炎,阻止蔓延。

点 评

　　生物毒素在医美领域的应用是以肉毒素为典型代表的,近 20 年来经久不衰。蛇毒在医美中的应用以类蛇毒肽为代表,方兴未艾。眼镜蛇蛇毒中的 α-神经毒素在作用机制上与肉毒素有相似性,都是阻断胆碱能神经系统对肌肉的支配。肉毒作用在突触前,不可逆地阻断神经肌肉传导,起效慢但维持时间长。α-神经毒素作用于突触后的 nAChR,可逆性地阻断神经肌肉传导,起效快但维持时间短。因为眼镜蛇神经毒素 cobrotoxin 也有松弛肌肉的作用,能够减少皮肤皱纹。另外,cobrotoxin 的免疫调节作用及其他的药理作用,对于皮肤屏障功能的维护及治疗一些皮肤疾病也是有益的,在医美领域的应用还有待开发。

第二十二章
眼镜蛇神经毒素的药物相互作用、禁忌证和中毒解救

很遗憾,cobrotoxin 的药物相互作用、禁忌证和中毒解救临床几乎没有报道,这个可能说明两个方面的问题,一是这个药物相当安全,至今在临床应用没有观察到严重的毒副作用;一是这个药物的临床研究观察做得不够。随着科博肽注射液重新上市和临床应用的扩大,对于神经毒素和其他药物的相互作用、毒副作用的研究还有待补充。因为临床上应用的科博肽注射剂和克洛曲使用的活性成分是眼镜蛇短链神经毒素,它对骨骼肌的 α_1 亚单位有强亲和力,过量能产生箭毒样的作用,造成呼吸麻痹。由于过去的药代动力学做得不够深入完善,对于长期应用后科博肽是否会在体内蓄积,造成中毒需要重视,建议对于长期用药者需要定期观察血药浓度,防止药物体内蓄积而中毒。

一、药物相互作用

虽然尚未进行正式的药物相互作用研究,关于眼镜蛇蛇毒的临床研究已经获得了部分药物相互作用的信息。在大多数研究中,受试者患有与晚期癌症相关的顽固性疼痛,大多数受试者正在使用一种或多种镇痛药物。当患者单独或联合使用吗啡、哌替啶、普鲁卡因、阿司匹林、苯那西汀、可待因和/或苯巴比妥的镇痛药时,没有副作用报告。如果同时使用科博肽,建议减少阿片类药物的剂量。在镇痛模型中研究了 α-神经毒素替代吗啡的能力。与吗啡相比,持续口服或向小鼠注射神经毒素不会导致镇痛效果下降。对吗啡成瘾和耐受的大鼠体内

注射眼镜蛇神经毒素会使其疼痛阈值增加 30% ~ 40%，这表明科博肽可以替代吗啡，对吗啡已经产生耐受性的疼痛患者仍有效。眼镜蛇神经毒素和吗啡的毒性作用也被发现是相加的（Biong 等，1992 年），因此如果将科博肽与吗啡合用，需要减小剂量。苏州大学衰老与神经疾病重点实验室在镇痛研究中，进行了 cobratoxin 与阿司匹林结合的研究，cobrotoxin 与咖啡因的联合应用研究，未观察到相互作用或协同作用。作为一种镇痛又有抗炎作用的药物，科博肽在抗炎途径中的作用不同于阿司匹林，它不依赖于 COX - 2，但为什么没有协同作用尚不清楚。

眼镜蛇 α -毒神经毒与 nAChR 发生相互作用而产生药效，那么推测尼古丁可能对科博肽与 nAChR 的相互作用有影响，因此在临床上吸烟是否对科博肽的作用有影响值得进行研究。虽然没有定论，cobrotoxin 的镇痛作用可能与胆碱能 M 受体有关，我们在动物实验中发现阿托品可以部分取消 cobrotixn 的镇痛作用，也会被耗竭中枢 5 -羟色胺部分阻断，因此应该避免这些药物的对科博肽药效的干扰。

眼镜蛇 α -神经毒素对骨骼肌 nAChR 有阻断作用，因此应该避免和阻断神经肌接头的抗胆碱药、肌松剂等合用。

二、禁忌证

对呼吸肌肉无力（胸部和膈肌）相关的患者应谨慎使用科博肽和中华眼镜蛇蛇毒。对蛋白质产品有显著过敏史的患者应该在开始应用科博肽之前进行皮肤测试。由于科博肽是一种 nAChR 拮抗剂，因此尼古丁可能会降低科博肽和中华眼镜蛇蛇毒的活性，因此建议减少或停止吸烟。文献表明，科博肽和中华眼镜蛇蛇毒可能对阿片类药物的呼吸抑制有附加作用。理论上，当在使用抗抑郁药物的患者中添加科博肽和中华眼镜蛇蛇毒时，也可能观察到类似的相互作用。由于科博肽和中华眼镜蛇蛇毒具有免疫调节活性，在联合使用皮质类固醇、免疫抑制剂或免疫调节生物制剂时应小心。另外，科博肽与糖皮质激素合用治疗过敏反应、中毒炎症、自身免疫病时，可以考虑与科博肽合用以达到减少糖皮质激素剂量和增强疗效、防止免疫过度抑制的效果。其他未发表的数据表明与氰钴胺可能存在负相互作用（Davenport，1976 年；Hinman 等，1999 年；Hudson 等，1983 年；刘等，2009 年；Xiong 等，1992 年），也应尽量避免一起使用。

三、中毒解救

眼镜蛇 α-神经毒素的免疫原性比较弱，一般情况下很少发生过敏反应，Paul 等报告长期使用 α-神经毒素，体内没有发现抗 α-神经毒素的抗体。对于少数敏感者可能会发生过敏反应。这些症状包括荨麻疹、血管性水肿或过敏反应。Cobrotoxin 是一种不具有很强免疫原性的小肽。在大多数情况下，轻微的过敏反应可以用抗组胺药物来治疗。我们在韩国韩医诊所应用 cobrotoxin 的过程中，听说了两例需要就诊的过敏反应，这两位病例患者都有既往过敏史，对于很多物质都过敏。因此，在使用科博肽前应该仔细询问既往过敏史。

至今还没有科博肽和中华眼镜蛇蛇毒的严重不良事件的数据，然而，这些可以从 nyloxin 和其他相关眼镜蛇蛇毒产品的报道中推断出来。不良事件与剂量相关，剂量为 600 MU（MU，mouse unit；致死一只成年小鼠的剂量）或 6 mg 眼镜蛇蛇毒液（0.085 mg/kg）的副作用包括恶心、呕吐、口干、头晕、出汗、头痛、心悸、复视、眼球震颤和偏瘫。复视或眼球震颤可能是中毒的第一个指标。国内的临床试验中报道的副作用也基本是这些。这些副作用是可逆的，并表明需要减少剂量。最严重的不良事件是呼吸系统麻痹。如果发生了这种情况，需要插管和辅助通气等支持疗法。最有效的救治措施是使用抗眼镜蛇蛇毒血清，但是市场供应紧缺，据说目前只有成都军区有此产品。根据我们的动物研究，新斯的明可能会有一些有益的作用。

新斯的明对 cobrotoxin 小鼠毒性作用研究（人本药业数据）：

1. 实验目的　观察新斯的明是否能降低小鼠皮下注射 cobrotoxin 的毒性反应和死亡，验证眼镜蛇短链神经毒素（2015RB）是 nAChR 竞争性抑制剂，为临床安全用药提供毒性参考资料。

2. 受试药物　① 2015RB，提供单位：人本药业，批号：20180816；② 甲硫酸新斯的明注射液（新斯的明），提供单位：上海信谊金朱药业有限公司，批号：1611002，规格：2 mL：1 mg。

3. 实验动物　ICR 小鼠，雌雄各半，体重 23.0 g±1.07 g，昭衍（苏州）新药研究中心有限公司，许可证号码 SCXK（苏）2018~0006。

4. 剂量选择　根据前期皮下注射 2015RB 急性毒性实验结果，选设皮下注射 2015RB 80 μg/kg（LD_{100}）和 67 μg/kg（LD_{50}）为实验剂量，新斯的明剂量选设为 250 μg/kg。

5. 实验方法　选用ICR小鼠72只,雌雄各半,实验分为4组: 2015RB 80 μg/kg+生理盐水组、2015RB 80 μg/kg+新斯的明 250 μg/kg 组、2015RB67 μg/kg+生理盐水组、2015RB67 μg/kg+新斯的明 250 μg/kg 组,每组 18 只小鼠。各剂量组小鼠按每 10 mL/kg 体重皮下注射 2015RB,10 min 后按每 10 mL/kg 体重腹腔注射生理盐水和新斯的明。给药后立即观察小鼠,并记录小鼠中毒症状及死亡情况,连续观察 3 天。实验结果采用 Prism 5 统计软件进行非参数卡方检验,$P<0.05$,认为差异有统计学意义。

6. 结果　皮下注射 2015RB、10 min 后腹腔注射新斯的明组,小鼠出现俯卧、肌松弛瘫卧、眼球突出、口鼻眼均有白色分泌物、呼吸困难、发绀、抽搐、心跳减慢,呼吸先停,再心跳停止死亡;皮下注射 2015RB 10 min 后腹腔注射生理盐水组小鼠,除未见口鼻眼有白色分泌物外,其他症状与注射新斯的明组基本相同。给新斯的明组存活小鼠行为活动恢复正常较给生理盐水组小鼠恢复快。2015RB 80 μg/kg 剂量+生理盐水组与+新斯的明组,存活率基本相同,2015RB 67 μg/kg 剂量+生理盐水组存活率为44.4%,2015RB 67 μg/kg 剂量+新斯的明组存活率为72.2%,差异有统计学意义。试验统计结果如图 22-1。

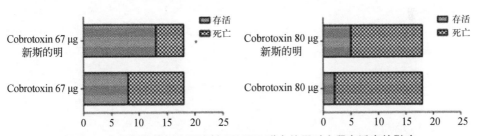

图 22-1　新斯的明与皮下注射 2015RB 联合使用对小鼠存活率的影响

* $P<0.05$

7. 结论　2015RB 80 μg/kg 剂量的生理盐水组与新斯的明组,存活率基本相同,2015RB 67 μg/kg 剂量的新斯的明组存活率明显高于生理盐水组,$P<0.05$,具有统计学意义。神经毒素可与 ACh 竞争结合 AChR,从而阻止神经-肌接头的传导,实验结果显示新斯的明通过抑制胆碱酯酶的活性,可有效地提高体内 ACh 的含量,从而一定程度上缓解神经毒素对小鼠的毒性,并证明眼镜蛇短链神经毒素(cobrotoxin)符合 nAChR 竞争性抑制剂的理论,但是因为新斯的明是一个间接激动剂,本身也具有较大的毒性,对神经毒素解救作用不是非常理想。

点 评

科博肽与其他药物的相互作用、禁忌证临床上很少报道，这个对于临床安全用药有重要意义，有待于在临床上进行研究。

第二十三章
眼镜蛇神经毒素药理作用的机制

眼镜蛇蛇毒来源广泛,它们具有高度相似的活性和毒性。在眼镜蛇(Naja)家族中,有10多个物种主要分布在非洲和亚洲。还有其他50多种眼镜蛇,包括澳大利亚和海洋品种。每种毒液都是由神经毒素、酶、心脏毒素、生长因子和许多其他物质组成的复杂混合物。α-神经毒素是眼镜蛇包括海蛇的主要毒性成分,具有重要的药理作用。α-神经毒素和心脏毒素均属于三指结构蛋白家族,这些蛋白质之间的一级序列同源性不高,但空间结构极为相似:由4个或5个二硫键相扣的紧密的球区域,像手掌,从此球状区域伸出的3个紧邻的富含β-折叠的环像3个手指,3个"手指"一般形成一个轻微的凹面。三指结构蛋白的功能性残基一般分布在3个"手指"所形成的面上,有的主要分布在1个环,而有的分布在2个环。另外,第2个"手指"的顶端对神经毒素的受体结合特性起重要作用,同时也是此类蛋白质一级结构变化最大的区域,这是3指蛋白功能性差异的主要原因。

长链神经毒素(如cobratoxin)和短链神经毒素(如cobrotoxin)是典型的来自眼镜蛇α-神经毒素。Cobratoxin和cobrotoxin是系银环蛇蛇毒中发现的银环蛇α-神经毒素(Bgt)的同源物,是研究最多的神经毒素,已有2 300多篇科学期刊发表了对这两种毒素的深入研究。银环蛇α-神经毒素具有与cobratoxin和cobrotoxin相同的抗胆碱能特性,但只有40%的氨基酸同源性。许多其他α-神经毒素也显示出与cobratoxin和cobrotoxin的同源性,其中超过15种已从蛇和圆锥螺中被鉴定出来。

泰国眼镜蛇含有长链神经毒素和短链神经毒素,台湾眼镜蛇(同属中华眼镜蛇）含有两种短链神经毒素和一种 65 个氨基酸的长链神经毒素，但不含泰国眼镜蛇长链神经毒素 cobratoxin。舟山眼镜蛇（同属中华眼镜蛇）含有两种短链神经毒素。生活在中国境内云南省、广西壮族自治区一带的泰国眼镜蛇蛇毒液中不含长链神经毒素，但含有 3 种短链神经毒素。虽然 cobratoxin 和 cobrotoxin 具有非常相似的物理、药理和毒理特征，但据报道，它们对 nAChR 亚型的选择性和亲和力是不同的，cobratoxin 对 α_7 nAChR 的亲和力高，cobrotoxin 对骨骼肌 α_1 nAChR 的亲和力高。

Cobratoxin 由 72 个氨基酸和 5 个二硫键组成，而 cobrotoxin 由 62 个氨基酸和 4 个二硫键组成。核磁共振结果表明，眼镜蛇短链神经毒素和长链神经毒素的结构主要由反向的 β-折叠和无规卷曲组成（短链神经毒素没有无规则卷曲的 α-螺旋结构），存在 4 个（短链）或 5 个（长链）二硫键。这些片层结构形成 3 个环，中心环（环 2）对于神经毒素与 nAChR 结合活性是必不可少的，环 1 似乎对与受体结合和毒性没有影响。环 2 包含精氨酸-甘氨酸基序，这是 α-神经毒素与 nAChR 受体结合所必需的（图 23-1）。由中心环环 2（毒环）残基组成的短肽（10~20 个氨基酸残基）可与 nAChR 结合，但亲和力较低，并且会阻断 ACh 激活受体的相关钠通道。理论上 α-神经毒素与 nAChR 的结合是竞争性的，但是由于长链神经毒素的解离速度很慢，所以这种结合几乎是不可逆的。

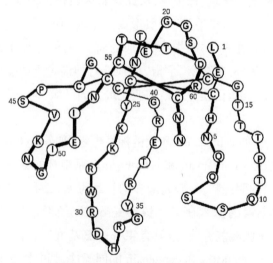

图 23-1 Cobrotoxin 的三级结构

该模型是基于 Yu 等人的研究结果。这 4 个二硫键分别是 Cys3-Cys24、Cys17-Cys41、Cys43-Cys54 和 Cys55-Cys60

一、α-神经毒素与 nAChR 的相互作用

（一）ELISA 受体结合分析

眼镜蛇的 α-神经毒素是有毒性的,它与肌肉烟碱型乙酰胆碱受体 (nAChR)有很高的亲和力,抑制肌肉收缩。在以往的研究中,研究人员报道了 cobratoxin 和 cobrotoxin 对 nAChR 的不同选择性。Cobratoxin 优先与 α_7nAChR 结合,而 cobrotoxin 则与 α_1nAChR 结合[肌肉型胆碱能受体的亚基为 $(\alpha_1)_2\beta_1\gamma\delta$]。 Cobratoxin 与 nAChR 的体外结合试验,是由 Stiles(1991 年)建立的检测突触后神经毒素的酶免疫测试法(EIA)改进而来的。在该实验中,神经毒素或氧化的神经毒素通过疏水相互作用结合到聚苯乙烯免疫分析板的孔内,用 Froehner 和 Rafto(1979 年)方法从加利福尼亚电鳗中分离出完整的 AChR 与其结合。洗孔后将受体蛋白加入孔中,与孔中已经跟聚苯乙烯结合的神经毒素或氧化的神经毒素结合。然后用抗 AChR 特异性抗体来检测结合到神经毒素的 nAChR。 AChR 与 cobratoxin 结合的特异性由氯氨甲酰胆碱和天然 cobratoxin 的抑制作用来确定。

（二）生物素标记法

Cobratoxin 效价测定方法如下：生物素标记的 cobratoxin、cobratoxin 对照品及作为试剂对照的牛血清白蛋白(BSA),浓度为 10 μg/mL 的碳酸盐缓冲液,在室温下分别置于 EIA 板的 4 个重复孔中过夜。用含 0.05% 吐温-20 的磷酸盐缓冲液(PBST)洗孔后,按说明书用 PBS 超级封闭剂(PBSSB;Pierce;Rockford, IL)来封闭非特异性结合位点。将电鳗 AChR 溶于含 0.05% 吐温-20 的 PBSSB (PBSSB 0.05T),浓度为 10 μg/mL,加入所有孔中,在室温下孵育 2 h。用 PBST 洗孔后,将生物素标记的 cobratoxin 加入所有孔中,室温孵育 1 h。与 AChR 结合的 cobratoxin 用链霉亲和素-辣根过氧化物酶(SAHRP)(Pierce 公司)来鉴定。使用 TMB(2-part;Kirkegard & Perry;Gaithersburg, MD)显色,并加入 1 mol/L 的磷酸终止反应。450 nm 测定吸光度。测试和对照 cobratoxin 产生的平均吸光度分别减去牛血清白蛋白试剂对照孔(A450 为 0.070 或更低)产生的平均吸光度。 测试 cobratoxin 吸光度除以高活性对照组的平均吸光度,然后乘以 100,得出测

试 cobratoxin 的效价百分比。在本实验中，与没有加野生型 cobratoxin 组比较，加入 0.1 μg/mL 的 cobratoxin 组对于生物素标记的 cobratoxin 与 AChR 结合的抑制率在 75% 以上。对于 cobratoxin 或 cobrotoxin 与 nAChR 的结合，已经明确了第 2 个环状结构是必不可少的。

（三）同位素标记法

发现 cobrotoxin 与 nAChR 上的相同区域结合。通过 ^{125}I 标记的 cobrotoxin 和 erabotoxinb（Eb）与合成的覆盖 α 链整个胞外部分的多肽反应，定位了短链神经毒素与电鳗或人 AChR α 链上结合的连续区域。在电鳗 AChR 上，已经发现了 5 个 cobrotoxin 的结合区域，分别位于 α_{1-16}、α_{23-38}/α_{34-49} 重叠肽、$\alpha_{100-115}$、$\alpha_{122-138}$ 和 $\alpha_{194-210}$ 肽链。Eb 结合区域位于 α_{23-38}/α_{34-49}/α_{45-60} 重叠多肽、$\alpha_{100-115}$ 和 $\alpha_{122-138}$ 肽链。两种毒素的主要结合活性均位于 $\alpha_{122-138}$ 肽链区域。在以往的研究中，已经证明了长链 α-神经毒素、银环蛇 α-神经毒素和 cobratoxin 的结合涉及电鳗 AChR 上的相同区域及在 $\alpha_{182-198}$ 肽链的额外区域。因此，电鳗 AChR 上长链神经毒素的最强结合区域 $\alpha_{182-198}$ 并不是短链神经毒素的结合区域。在人 AChR 上，$\alpha_{122-138}$ 肽链对两种毒素的结合活性最高，重叠的 α_{23-38}/α_{34-49}/α_{45-60} 和 $\alpha_{194-210}$ 肽链活性较低。另外，α_{56-71} 和 $\alpha_{100-115}$ 肽链与 erabutoxin 有较强或中等的结合活性，但与 cobrotoxin 结合活性较低，而 α_{1-16} 肽链与 cobrotoxin 结合活性较低，与 erabutoxin 无结合。与以往研究结果相比，人 AChR 中长、短链神经毒素的结合区域基本相同。人和电鳗 AChR $\alpha_{122-138}$ 肽链区域与短链神经毒素的结合活性最高，表明该区域是不同物种 AChR 长、短链神经毒素的通用结合位点。

通过固相实验，也发现了长链和短链神经毒素与 nAChR 相互作用中的差异。用固态磁角旋转核磁共振技术测定了中亚眼镜蛇神经毒素 Ⅱ 与加州电鳗的膜结合 nAChR 相互作用时的接触区域。游离态和结合态的毒素在溶液和固态化学位移之间的差异局限于特定的表面区域。经鉴定，短链神经毒素的环 Ⅱ 是主要的相互作用位点。此外，神经毒素 Ⅱ 的环 Ⅲ 显示出几个强烈的反应，定义了一个额外的相互作用位点。对比与莱姆纳螺属和卡氏海绵螺属芋螺毒素 ACh 结合蛋白结合的结构，以及与受体 α 亚单位胞外区结合的银环蛇 α-神经毒素的结构，通过对这两种结构进行比较分析，发现长链和短链 α-神经毒素的接触区域不同。从加州电鳗、蟾卵、鸡、小鼠、牛、线虫和人的 nAChR 结合实验中获得数据，经 Scatchard 图分析，得出银环蛇 α-神经毒素的 nAChR 结合能力的 K_D 常数分别为 63、536、150、3 200、6 200、6 470、1 700 nmol/L。

（四）烟碱乙酰胆碱受体竞争性测定

1933 年，著名生理学家张希忠及其同事 Gaddum J 在英国共同建立了 ACh 的生物定量测定方法。该方法准确、灵敏。目前它仍然是一种经典的测定 ACh 的生物学技术。采用累积法将 ACh 加入青蛙腹直肌样品中。随着 ACh 浓度的增加，腹直肌收缩强度增加，可绘制出量效曲线。Cobratoxin 具有受体阻断作用。它能与运动终板 n_2AChR 结合，成为 n_2AChR 的竞争性拮抗剂。因此，cobratoxin 可诱导 ACh 的量效曲线右移。神经毒素对 n_2AChR 的解离常数可按 Schild 公式计算。采用该方法，人本药业测定了 cobrotoxin 与肌肉 nAChR 的结合，发现 cobrotoxin 与 nACh 的结合是竞争性的。取青蛙腹直肌，放入 30 mL 林格氏液的浴槽中，通气。腹直肌的一端与张力传感器相连。用求和法向浴槽中加入不同浓度的 ACh 溶液。浓度由低到高逐渐增加 10 倍。在前一反应达到最高点后加入下一浓缩液。直到腹直肌收缩幅度不再随 ACh 浓度增加而增加。达到最大效应后，用林格氏液洗涤样品 3 次，然后平衡 30 min。等待收缩曲线自动回到基线，加入 15 μg cobrotoxin 30 min。30 min 后，用同样的方法加入不同浓度的 ACh 溶液。记录腹直肌收缩反应曲线。各浓度的效应百分率由收缩高度决定。以终浓度的对数值为横坐标，以效应率为纵坐标，绘制蛙腹直肌收缩量效曲线。根据受体结合试验公式计算 cobrotoxin 与 n_2AChR 的离解常数（K_D）。

结果表明，cobrotoxin 可以与 ACh 竞争结合肌肉 nAChR，与 nAChR 的结合也是竞争性的（图 23-2）。

（五）眼镜蛇蛇毒磷脂酶 A_2 对 M 受体的作用

蛇毒成分与生物体内的胆碱能系统关系密切。近年来，作用于 M 受体的蛇毒成分日益受到重视。有学者从曼巴蛇（Dendroaspis angusticeps）蛇毒分离出一些与 M 受体具有高度亲和力的单体成分，并称为"muscarinic toxins"（简称 MTs）。MTs 对 M_1 和 M_4 受体亚型具有很强的选择性，某些 MTs 已被作为研究 M 受体亚型的工具药加以开发应用；部分 MTs 还能激动 M_1 受体，可显著改善动物学习记忆障碍，具有开发成药物的潜力。有学者尝试从曼巴蛇以外蛇种的蛇毒中分离具有 M 受体亲和力的成分。Miyoshi 和 Tu 分别从眼镜蛇南洋亚种 Naja sputatrix 和南美响尾蛇 Crotalus atrox 蛇毒分离获得与 M 受体具有极高亲和力的

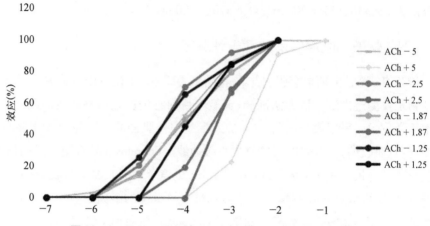

图 23－2　Cobrotoxin 对 ACh 引起的蛙腹直肌收缩的影响

引自人本药业。ACh－5：不加 cobrotoxin，ACh 诱导的肌肉收缩；ACh+5：加 5 nmol cobrotoxin，ACh 诱导的肌肉收缩。ACh－2.5：不加 cobrotoxin，ACh 诱导的肌肉收缩；ACh+2.5：加 2.5 nmol cobrotoxin，ACh 诱导的肌肉收缩。ACh－1.87：不加 cobrotoxin，ACh 诱导的肌肉收缩；加 1.87 nmol cobrotoxin，ACh 诱导的肌肉收缩。ACh＋1.25：ACh＋1.25：不加 cobrotoxin，ACh 诱导的肌肉收缩；ACh＋1.25：加 1.25 nmol cobrotoxin，ACh 诱导的肌肉收缩

单体成分，并称为"mAChR inhibitors"（MIs）。但是，MIs 与 M 受体的亲和力远强于 D.angusticeps 蛇毒中 MTs；两种 MIs 的分子量（分别为 13.6 kDa 和 30 kDa）远大于 MTs（约 7 kDa）；而且非常有趣的是 MIs 具有 PLA_2 活性，是一种蛇毒 PLA_2，MTs 则无 PLA_2 活性。然而，MIs 对 M 受体的药理作用尚未见文献报道，有待于探索。蛇毒磷脂酶 A_2（venom phospholipase A_2，$vPLA_2$）在结构和水解功能上与哺乳类动物的分泌型磷脂酶 A_2（secreted PLA_2，$sPLA_2$）非常相似。然而，除了具有与哺乳动物 $sPLA_2$ 相同水解催化活性之外，$vPLA_2$ 还具有某些重要的药理毒理作用。近年来研究提示，$vPLA_2$ 的药理毒理作用可能是通过与组织中特定的靶蛋白位点特异结合而产生的。如上所述，MIs 是一种 $vPLA_2$，与 M 受体具有极高的亲和力，因此探索其对 M 受体的药理作用甚为必要。有人从中华眼镜蛇蛇毒分离纯化获得 MIs 类的 PLA_2，获得一种能引起离体豚鼠回肠纵行肌收缩的活性蛋白成分。初步判断其对 M 受体具有激动作用，暂命名为"muscarinic protein"，简称为 MP。经 SDS－PAGE 和 HPLC 鉴定 MP 的纯度达到电泳纯和色谱纯水平。质谱分析 MP 的分子量为 13.3 kDa，与 $vPLA_2$ 的分子量相似。Edman 降解法测定 MP 的 N 端 16 位氨基酸序列为 NLYQFKNMIQCTVPSR，与已发现的眼镜蛇 $vPLA_2$ 的序列一致，与其他蛇种的 $vPLA_2$ 具有很高的同源性。小鼠急性毒性实验

显示 MP 具有致死性,LD_{50} 值为 14.3 mg/kg。MP 可剂量依赖性地抑制[^{3}H]QNB 与大鼠端脑 M 受体的结合反应,其 IC_{50} 值为 28.0 nmol/L,K_1 值为 10.1 nmol/L,提示 MP 对大鼠端脑 M 受体具有高度亲和力,且其亲和力明显大于阿托品和 D.angusticeps 蛇毒中 MT2,与 *N.naja sputatrix* 蛇毒中 MI 相当。分别选用大鼠大脑皮层和大鼠心肌作为 M_1 和 M_5 受体亚型结合模型,比较 MP 对这两种受体亚型的选择性。结果表明,MP 可完全抑制[^{3}H]QNB 与大鼠大脑皮层或大鼠心肌组织的结合,并呈剂量依赖性:MP 抑制[^{3}H]QNB 与大鼠大脑皮层结合的 IC_{50} 值为 248.8 nmol/L,而抑制[^{3}H]QNB 与大鼠心肌结合的 IC_{50} 值为 22.1 nmol/L,提示 MP 对 M_2 亚型受体的亲和力可能大于 M_1 亚型受体。MP 在豚鼠回肠纵行肌标本上可产生剂量依赖性的收缩效应,与 ACh 相似,且该效应可被阿托品(2 μmol/L 以上浓度)所拮抗。MP 效应的 EC_{50} 值为 29.5 nmol/L,与 ACh(48 nmol/L)比较接近,但 MP 在豚鼠回肠纵行肌标本上的最大收缩效应约为 ACh 的 43%。提示 MP 可能对 M 受体具有部分激动作用。但是,阿托品阻断 MP 的浓度明显大于阻断 ACh 所需的浓度,且高浓度阿托品(0.3 和 3 μmol/L)只能减小 MP 的最大效应,无法使 MP 的量效曲线平行右移,提示阿托品并不是简单地竞争拮抗 MP 对 M 受体的作用。MP 对豚鼠回肠纵行肌的作用液可引起蛙腹直肌收缩,提示促进 ACh 的释放可能与 MP 收缩豚鼠回肠作用有关。MP 引起豚鼠回肠纵行肌的收缩效应可能不依赖其磷脂酶活性。低剂量 MP($2×10^{-75} \sim 2×10^{-10}$ mol/L)轻微抑制豚鼠心房肌的自律收缩(与 ACh 相似),作用只有 ACh 的 20%;较高剂量 MP($2×10^{-7} \sim 2×10^{-5.5}$ mol/L)增强豚鼠心房肌的自发收缩(与阿托品相似),提示 MP 可能是 M_2 受体较弱的部分激动剂。

二、眼镜蛇神经毒素镇痛作用机制

在 19 世纪人们对眼镜蛇蛇毒的治疗潜力尚有怀疑,并发表了研究其作用方式的粗略初步观察的文章(Wolfenden,1886 年;Kanthack,1892 年)。20 世纪 30 年代眼镜蛇蛇毒的作用才开始引起人们的兴趣,但直到 20 世纪后期,采用复杂的实验方法来揭示所涉及的分子机制,使得神经毒素的研究登堂入室。α-神经毒素是指那些优先与主要位于神经肌肉连接处但也位于大脑神经元突触和许多其他细胞类型包括免疫细胞表面上的 nAChR 结合的肽毒素(不论来源如何)。nAChR 是古老的受体,在从单细胞和多细胞生物(如细菌、藻类原生动物、海绵和原始植物)到现代最高生物的整个进化过程中均高度保守。nAChR 是配体门控的钠离子通道(离子型受体)，存在于某些神经组织和其他细胞类型的细胞膜中及神经肌肉接头的突触后膜，并被 ACh 和尼古丁和胆碱(激动剂)等药物激活。化学信使的结合其亚基，诱导构象变化，从而打开通道，允许 Na^+、K^+ 及在某些情况下 Ca^{2+} 通过孔流动。nAChR 中亚单位的组成不同及在不同神经元的分布不同，从而有多种药物-受体动力学，电生理和药理特性，以及由此产生的功能多样性。这与代谢型受体形成鲜明对比，在代谢型受体中，激活仅通过特定分子通过规定的途径完成。nAChR 受体在各种生理功能中起重要作用，包括学习和记忆、痛觉、免疫调节和炎症。Epibatidine(一种强的 nAChR 拮抗剂)的抗伤害感受特性的发现使人们对该类化合物重新产生了兴趣。

　　一般认为仅长链神经毒素与 α_7nAChR 结合，该特征似乎与肽中心环中第 5 个二硫键的存在有关，但也有人认为短链神经毒素如 cobrotoxin 也能结合，只是亲和力比长链神经毒素弱一些，或者二聚体的 cobrotoxin 能结合 α_7nAChR。笔者实验室的研究发现从药理学角度看，cobratoxin 和 cobrotoxin 的作用特征没有多大的差别。当我们试图用于 nAChR 的相互作用来解释他们的药理作用时，我们应当意识到不同物种甚至特定物种内不同组织的 nAChR 的结合活性之间存在相当大的差异。另外，受体结合活性和毒素功能效能之间存在一些差异。使用免疫学特异性单克隆抗体对电鳗器官及大鼠大脑和肌肉的结合位点进行了详细检查，发现在受体位点中存在相当大的异质性，这可以解释这些作用上的差异。迄今，已鉴定出具有不同药理学特征的 10 种不同类型的 nAChR 的 α 亚基。其中，α_1 和 β_1 被认为是肌肉特异性亚基。作为一类，nAChR 由排列在细胞膜孔周围的 5 个蛋白质(α、β、γ、δ)组成，每个受体具有 2 个 α 亚基，它们可以是同源或异聚(相同的 α 亚基或不同 α 亚基)，这会影响整个受体的药理作用，因为 ACh 和神经毒素会与 α 亚基结合。已经鉴定出 10 个不同的 α 亚基和 3 个 β 亚基能与神经毒素结合。Cobratoxin 和银环蛇 α-神经毒素对包含 α_7、α_8 和 α_9 亚基的 nAChR 具有最高的亲和力。这些分子的毒性基于它们对受体的相对亲和力，该亲和力远超过 ACh 的亲和力。nAChR 被眼镜蛇的神经毒素阻断(拮抗)，因为这种神经毒素对受体的亲和力，比 ACh 大几个数量级。使用天然受体的分子构型作为模板，Bracci 等(2002 年)能够构建合成肽，这些肽结合天然受体并在体内抑制银环蛇 α-神经毒素的结合，其活性约为天然毒素的 100 倍。许多这样的"神经毒素"本质上是碱性很强的，含有大量的赖氨酸和精氨酸残基。与特定靶标的结合主要通过神经毒素上酰胺基与受体上羧基的静电相互作用来介导。许多研究显示，改变神经毒素亲和力的方法（如化学修饰、合成肽和重组技术），同时降低了毒性。与突触前神经毒素（β-神经毒素）肉毒杆菌、破伤风或蓖麻毒素不同，cobrotoxin 和 cobratoxin 没有酶活性，由于它们与受体的亲和力而具有毒性。还应当指出，既存在不结合眼镜蛇蛇毒的 nAChR，又存在不是 AChR 的 cobratoxin 结合结构。Cobratoxin 对 α_3nAChR 的亲和力非常低，α_3nAChR 是安非他酮（Zyban）等药物的靶标，并且与尼古丁成瘾有关。Cobrotoxin 是一种经典的 α_1nAChR 拮抗剂，也通过中枢和外周给药发挥镇痛作用，其功效与 cobratoxin 相似。

1. 神经毒素通过作用于 nAChR 产生镇痛作用　根据文献，经典的理论认为 cobratoxin 的镇痛作用可能是通过阻断 α_7nAChR 来介导的，但是，我们发现的 α_7nAChR 拮抗剂、激动剂和 cobratoxin 合用后的药理作用并不支持这种说法。如果 α_7nAChR 参与了 cobratoxin 的疼痛缓解，则 cobratoxin 的药理学行为更像是激动剂。Cobrotoxin 镇痛作用的机制尚未完全了解。一些文献证明，单体的 cobrotoxin 不与 α_7nAChR 相互作用，我们的研究表明，cobrotoxin 在神经性疼痛模型中的镇痛作用受到 α_7nAChR 拮抗剂的部分抑制，表明 cobrotoxin 也可以与 α_7nAChR 发生相互作用。有报道称，cobrotoxin 的二聚体不是单体能与 α_7nAChR 结合。在其他疼痛模型及电生理研究中，我们发现高剂量阿托品可以部分拮抗 cobrotoxin 和 cobratoxin 的镇痛作用，提示 M 受体可能也参与眼镜蛇神经毒素的镇痛作用。

另一个潜在的作用部位是位于外周的 α_9nAChR，这是一种在中枢神经系统（CNS）以外的许多组织中发现的受体，最近认为该受体与伤害感受有关。高特异性 α_9nAChR 拮抗剂 RgIA 的活性在疼痛的慢性收缩性损伤模型中发挥镇痛活性和免疫调节作用，与 cobratoxin 具有相似的药理特性。据文献报道，吗啡也直接拮抗了 α_9nAChR。吗啡和芬太尼均会破坏中枢神经系统的胆碱能神经传递，从而证实了该受体在感觉疼痛和鸦片戒断中的作用。有趣的是，尼古丁的长期给药会抑制小鼠对吗啡的耐受性和戒断症状的发展，这种现象通常也与眼镜蛇蛇毒和神经毒素用于戒毒治疗有关。

2. 神经毒素作用于中枢机制产生镇痛作用　尽管几个药代动力学研究报告表明，外周给予眼镜蛇神经毒素在中枢检测不到或只有极微量的神经毒素，但是药理学研究提示，神经毒素的抗伤害感受作用的至少一部分可能是中枢介导的。

Lee 等报道小鼠侧脑室注射 cobrotoxin 的 LD_{50} 剂量,是腹腔注射 LD_{50} 的 2 倍,并且小鼠在中枢给药后,其死亡原因还是 cobrotoxin 导致的呼吸肌麻痹。而在镇痛方面,α-神经毒素中枢给药与外周给药相比起效快,作用强。另外,cobrotoxin 的镇痛可被阿托品阻断而不被甲基阿托品(不能透过血脑屏障)阻断。而在给予镇痛剂量的眼镜王蛇神经毒素 hannalgesin 时,动物均未出现缺氧、呼吸麻痹等外周中毒症状,并且在转棒法实验(rota-rod test)和最大电休克癫痫实验(maximal electroshock seizure,MES)中,出现镇痛效应的动物无镇静、肌肉松弛和运动协调能力降低等神经和肌肉功能的削弱。以上这些提示神经毒素的镇痛可能主要是通过其中枢作用而实现的,而与其毒性无关。苏州大学衰老与神经疾病重点实验室的研究表明,脑室注射 cobrotoxin 或 cobratoxin 在甩尾试验中产生镇痛作用,而且所需的剂量远远低于外周给药产生镇痛作用所需的剂量。外周给予阿托品可阻断镇痛作用,而甲基阿托品或纳洛酮则不会。Hemicholinium-3 消耗中枢 ACh 可阻断中枢给予 cobrotoxin 的抗伤害感受作用,表明中枢胆碱能途径与神经毒素诱导的镇痛具有相关性(Chen 和 Robinson,1990 年)。神经毒素的镇痛与内源性阿片肽系统可能有一定的关系。Hannalgesin 的镇痛作用可被部分纳洛酮阻断,不过 hannalgesin 和响尾蛇神经毒素 crolamine 都没有阿片肽所共有的 Tyr-Gly-Gly-Phe 片段(该片段是决定内阿片肽与受体结合的特征性结构),说明神经毒素不是阿片受体的直接激动剂。另外,连续 1 周给大鼠注射 cobrotoxin 可使大鼠的下丘脑和中脑+丘脑两个脑区中亮啡肽样和甲硫啡肽样免疫反应物质(MEK 和 LEK)明显升高,海马及后脑的含量则无显著变化。并且纳洛酮仅轻度拮抗 cobrotoxin 和眼镜蛇粗毒的镇痛作用。这些实验结果提示,cobrotoxin 可能不是直接作用于阿片受体,但可以影响阿片受体的功能。临床上用蛇毒镇痛不会出现阿片类药物的成瘾、耐受现象,并且蛇毒对吗啡成瘾的患者亦能发挥镇痛效应,这提示神经毒素可能不是主要通过激活内源性阿片肽系统产生镇痛效应的。这些研究表明,中枢神经系统可能在 cobrotoxin 和 cobratoxin 的镇痛作用中起重要作用,尽管据报道,α-神经毒素的渗透能力有限。我们的研究表明,中枢给予 cobrotoxin 或 cobratoxin 可以抑制疼痛刺激引起的下丘脑束旁核异常放电,这种抑制作用与给予吗啡的作用相似,但给予阿片受体阻断剂纳洛酮不影响 cobrotoxin 和 cobratoxin 的作用,而耗竭中枢 5-羟色胺能部分阻断神经毒素的作用。我们也发现如果在鞘内注射 cobrotoxin,则其产生的镇痛强度与吗啡相同,但是没有见到吗啡引起的躁狂症状,而且镇痛作用维持时间明显长于吗啡。

3. 神经毒素通过作用于 mAChR 产生镇痛作用　文献报道,中枢 mAChR 兴奋可产生镇痛效应。实验发现神经毒素的镇痛与中枢 mAChR 有着密切的关系。大鼠肌内注射 1 mg/kg 的阿托品后 1.5 h 能完全阻断 cobrotoxin 的镇痛作用,并且在 6 h 后 cobrotoxin 的镇痛作用恢复到未注射阿托品前的水平,而且阿托品拮抗 cobrotoxin 的镇痛效应具有量效关系,而相同剂量的甲基阿托品对 cobrotoxin 镇痛作用没有影响,用 hemicholinium - 3(HC - 3)造成中枢 ACh 耗竭后,发现 cobrotoxin 的镇痛作用也消失了。说明 cobrotoxin 的镇痛作用可能与中枢 mACh 关系,而且中枢胆碱能神经元可能被 cobrotoxin 激活,并且在 cobrotoxin 引起的镇痛中起着重要作用。但是有实验证明阿托品对 cobrotoxin 在脑内的结合位点没有亲和力,说明阿托品不是直接阻断 cobrotoxin 与受体之间的作用,同时也提示 cobrotoxin 不可能是 M 受体的直接激动剂。在 cobrotoxin 产生镇痛效应的大鼠脑内 ACh 的含量与对照组相比没有显著增多,说明 cobrotoxin 对胆碱酯酶的活性不产生抑制。上述实验结果表明,神经毒素产生镇痛作用与中枢 mAChR 兴奋有关,但是神经毒素以何种方式影响中枢胆碱能系统,目前还不明确,尚需进一步的研究。

已知低电位钙通道与伤害性神经传递有关。最近的研究表明,cobrotoxin 和 cobratoxin 还可以通过激活毒蕈碱 M_3 或 M_4 受体来抑制低电位钙通道的传导。结果表明,1 μmol/L cobrotoxin 的浴液抑制小鼠 DRG 神经元的基础 T 电流振幅 $26.3 \pm 1.9\%$。冲洗 cobrotoxin 后,T 电流的振幅在 2 min 内部分返回,这表明 cobrotoxin 对 T 电流的影响不是由衰减造成的。利用 cobrotoxin 对去极化到 -40 mV 引起的电流的影响的大小,很明显,cobrotoxin 以浓度依赖的方式抑制 T 电流。使用的 cobrotoxin 浓度与观察到的抑制程度之间的关系由逻辑方程描述,其中产生半数最大抑制(半数抑制浓度)的浓度为 0.35 μmol/L,表观 Hill 系数为 0.92,最大抑制效应为 $30.05 \pm 1.18\%$。M_3 和 M_4 受体拮抗剂能分别阻断 cobratoxin 和 cobrotoxin 对低电位钙通道的作用。

4. 神经毒素通过作用其他受体产生镇痛作用　Cobratoxin 不仅通过不同的 nAChR 亚型在体内发挥镇痛作用,而且实际上还能通过其他的受体(如 P2X,一种参与疼痛感知的 ATP 受体)发挥镇痛作用。功能同聚(P2X3)和异聚(P2X2/3)ATP 受体高度定位在传递伤害性感觉信息的主要感觉传入神经元上。这些包含 P2X3 的通道的激活可以提供一种特定的机制,通过突触传递或细胞损伤释放的 ATP 可以通过 P2X3 受体引起疼痛。最近的报道表明,P2X3 受体参与了慢性炎症和神经性疼痛。研究发现，nAChR 拮抗剂对大鼠背根神经节细胞及表达 P2X3 和 P2X2/3 受体的人胚肾 293 细胞 ATP 诱发电流有影响。甲基乌头碱和银环蛇 α-神经毒素可抑制表达 P2X3 受体的人胚肾细胞中 a、b 亚甲基三磷酸腺苷诱发的快速脱敏电流，其浓度与对背根神经节细胞的作用浓度相近。结果表明，某些 nAChR 拮抗剂是神经元 P2X 受体，尤其是同源寡聚 P2X3 受体的强效阻断剂。这一发现表明，这些药物应该谨慎使用，要区分 P2X 和神经元性 nAChR 类型。那么眼镜蛇 α-神经毒素是否对 P2X2/3 受体有作用需要研究。

在近年的研究中，Zhao C 等提出了一种关于眼镜蛇神经毒素通过腺苷受体途径发挥作用的假设。使用热板试验（急性疼痛模型）和脊髓损伤（中枢疼痛模型）并使用 A1 受体拮抗剂（DPCPX）和 A2A 受体拮抗剂（ZM241385）评估眼镜蛇神经毒素的中枢作用。发现低剂量的眼镜蛇神经毒素（25 μg/kg）具有的镇痛作用，但被 DPCPX 抑制，而高剂量的眼镜蛇神经毒素（100 μg/kg）具有的镇痛作用，但被 ZM241385 阻断。眼镜蛇神经毒素可减少活性氧，增加脑组织中的三磷酸腺苷，眼镜蛇神经毒素可显著抑制细胞外信号调节蛋白激酶的表达。眼镜蛇神经毒素可能通过激活腺苷 A1R 来抑制有丝分裂原激活的蛋白激酶/细胞外信号调节的蛋白激酶途径，并通过反馈机制引起活性氧和 ATP 的改变。过量眼镜蛇神经毒素会进一步激活腺苷 A2AR，从而产生疼痛感。神经毒素减少了脑组织和细胞外的活性氧，增加了 ATP、信号调节的蛋白激酶的表达。眼镜蛇神经毒素可能通过激活腺苷 A1R，改变活性氧和 ATP 的水平，并通过反馈机制引起有丝分裂原激活的蛋白激酶/细胞外信号调节的蛋白激酶通路的抑制发挥作用。过量的眼镜蛇神经毒素进一步激活 A2AR，以产生疼痛致敏。他们的研究提出了眼镜蛇神经毒素的新的中枢镇痛机制，并揭示了疼痛的双重调节。

在过去十年中发现的三指毒素（TFT）最令人着迷的生物学活性是它们与酸敏感离子通道（ASIC）相互作用的能力。ASIC 是质子激活的和 Na^+ 选择性离子通道，广泛分布在脊椎动物的整个外周和中枢神经系统中。ASIC 参与从突触可塑性和神经退行性变到疼痛感的一系列生理过程。基于非洲黑曼巴蛇毒蛋白的研究，新的曼巴金类三指蛋白毒素（TFT）被表征为强效、快速和可逆的 ASIC 抑制剂。曼巴金由 57 个氨基酸和 8 个半胱氨酸残基组成，与其他蛇毒 TFT 具有约 50% 的氨基酸序列同源性。虽然发现曼巴金对小鼠无毒，但发现它们具有强效的镇痛作用，与吗啡一样强，但引起的耐受性比吗啡小得多，并且没有呼吸窘迫。

药理学研究表明,曼巴金可通过阻断中枢神经系统中含有 ASIC1a 和 ASIC2a 亚基的异聚通道及伤害感受器中包括 ASIC1b 亚基的通道来产生镇痛作用。曼巴金还显示抑制异源通道,包括 ASIC1a 和 ASIC1b 亚基,同源啮齿动物和人类 ASIC1a 通道及同源啮齿动物 ASIC1b 通道,IC_{50} 范围为 $11\sim252$ nmol/L。这个发现也为眼镜蛇 α-神经毒素镇痛机制的研究提出了一个新的方向。

发现神经毒素与离子型 GABA 受体(GABA$_A$)相互作用的三指蛋白毒素(TFT)的重要性不亚于曼巴金的发现。几乎同时,3 个研究小组发现蛇毒三指蛋白毒素能够结合 GABA$_A$ 受体。因此,从哥斯达黎加珊瑚蛇(*Micrurus mipartitus*)毒液中分离出了两种 TFT,分别称为微毒素 1(MmTX1)和 2(MmTX2)并进行了测序。结果表明,在亚纳摩尔浓度下,MmTX1 和 MmTX2 增加了受体对细胞的亲和力。通过与变构位点结合而产生激动效应,从而增强受体的开放性和宏观脱敏性。作者建议,在分子水平上,α^+/β^- 亚基界面可能与毒素作用有关。当将两种毒素注射到小鼠大脑中时,它们会在基础活动减少的背景下诱发癫痫发作。毒素增强了 GABA$_A$ 受体对激动剂的敏感性,为该受体家族建立了新的一类配体。有研究表明(2006 年),经典的 α_7 和肌肉型 nAChR 阻滞剂银环蛇 α-神经毒素与含有 β_3/β_3 亚基界面的 GABA$_A$ 受体结合并阻断受体激活。没有观察到银环蛇 α-神经毒素对含有 α、β 和 γ 亚基或 α、β 和 δ 亚基的杂聚 GABA$_A$ 受体的影响。但是,最近,两个研究小组独立地表明,银环蛇 α-神经毒素和其他一些 TFT 可以重组,与天然 GABA$_A$ 受体结合。用银环蛇 α-神经毒素偶联 Alexa-Fluor 555 进行的电生理实验和荧光测量均显示出对 $\alpha_2\beta_2\gamma_2$ 受体亚型的高亲和力。GABA 减少了银环蛇 α-神经毒素的荧光标记,表明银环蛇 α-神经毒素结合位点在 β/α 亚基的界面上与 GABA 结合位点重叠。在长链 α-神经毒素 α-cobratoxin 上证实了在 β/α 亚基界面的结合,并且这种毒素与 GABA$_A$ 受体的相互作用比银环蛇 α-神经毒素更有效。电生理实验表明,竞争性和非竞争性 α-cobratoxin 作用混合在一起,该毒素对 $\alpha_1\beta_3\gamma_2$ 受体的亲和力最高(IC_{50} 为 236 nmol/L)。其他受体亚型的抑制作用较弱,如下所示:$\alpha_1\beta_2\gamma_2 \approx \alpha_2\beta_2\gamma_2 > \alpha_5\beta_2\gamma_2 > \alpha_2\beta_3\gamma_2$ 和 $\alpha_1\beta_3\delta$。在研究的几种 TFT 中,长链 α-神经毒素 III(*laticauda semifasciata*)和神经毒素 I(*Naja oxiana*)及弱毒素 WTX(*Naja kaouthia*)与 GABA$_A$ 受体相互作用。这些数据表明,GABA$_A$ 受体是各种 TFT 的靶标,包括研究非常深入的银环蛇 α-神经毒素和 α-cobratoxin。

三、神经毒素抗炎、免疫调节的机制

我们发现眼镜蛇神经毒素有很强的抗炎和免疫调节作用,抗炎作用也在慢性疼痛治疗中可能是镇痛的机制之一。胆碱能神经递质和受体在炎症免疫调节中有重要作用,但是可能也同样说明不了眼镜蛇 α -神经毒素的抗炎作用。研究表明,迷走神经参与了控制心率、激素分泌和胃肠运动,也是一种免疫调节的重要机制。在中枢神经系统中 α_7nAChR 主要以同源五聚体形式广泛表达,如海马、未成熟(双皮层阳性)颗粒细胞、星形胶质细胞、小胶质细胞,少突细胞前体NG2 阳性细胞。在外周及中枢中,高表达 α_7nAChR 的免疫细胞起抑制炎症的作用,被认为是一个突出的抗炎治疗靶点。胆碱能神经系统调节炎症反应是多方面的,涉及了很多细胞类型。

在神经系统以外,α_7nAChR 表达在一些免疫系统类型的细胞,包括巨噬细胞、T 细胞和 B 细胞;α_7nAChR 也表达在其他防御细胞类型上,如微血管内皮、角质细胞、胎盘、支气管上皮细胞、血小板、脂肪细胞;在伤口恢复期间,于伤口区中的纤维细胞和成纤维细胞上瞬时观察到 α_7nAChR 的表达;在中枢神经系统,激活的 α_7nAChR 通道导致强烈的钠内流,若 α_7nAChR 位于突触前,则促进神经递质的释放。并通过钙离子流或末端去极化调节神经递质释放。2000 年Borovikova L V 等发现,神经系统通过迷走神经及其递质 ACh 能够显著、快速地抑制炎症反应细胞释放细胞因子,减轻全身性炎症反应。这一生理机制称作"胆碱能抗炎通路"(cholinergic anti-inflammatory pathway, CAP)。它参与了脓毒症、神经退行性疾病、糖尿病、骨关节炎和炎性肠病等各种疾病。CAP 是抗炎信号通过迷走神经传出纤维到达脾脏、肝脏、心脏和胃肠道等网状内皮系统,通过释放的 ACh 与巨噬细胞等免疫细胞上的 α_7nAChR 结合,抑制促炎症细胞因子(如 TNF - α、IL - 1β、IL - 6 等)释放而起到抗炎的作用。

nAChR 在 T 细胞中的表达、尼古丁对免疫反应的抑制作用已经被观察到;已经确定,α_7nAChR 亚型和毒蕈碱受体的激活状态与炎症反应的调节有关。在迷走神经上,α_7nAChR 亚型的激活下调了炎症。一般认为迷走神经的刺激可以迅速抑制巨噬细胞释放 TNF - α,从而改变炎症反应。缺乏 α_7nAChR 的小鼠中的巨噬细胞对迷走神经刺激无反应。在炎性肠病、类风湿关节炎、特应性皮炎和牛皮癣等疾病中,类似的机制也可能起作用。在类风湿关节炎中,据报道

α_7nAChR 在巨噬细胞和滑膜细胞中高表达,可能与滑膜细胞的过度增殖有关。

淋巴细胞表达大部分胆碱能系统的成分,包括 ACh、mAChR 和 nAChR,胆碱乙酰基转移酶(ChAT),高亲和力胆碱转运体和 ACh 酯酶。在这些基础上据报道,ACh 已被提出会影响 T 细胞参与免疫反应的能力。用 ACh 或尼古丁刺激AChR 导致 T 细胞中 Ca^{2+} 信号传导和 c-fos 表达上调,这一影响可能涉及 mAChR 及 α_7nAChR。α_7nAChR 激活被认为增强皮质醇诱导的 T 细胞凋亡,但 α_7nAChR 表达在 T 细胞中的功能,基本上还是未知的。抗原依赖性 B 细胞的激活也可能受到烟碱激动剂的影响。α_7nAChR 在 B 细胞中有表达,尤其是再循环 B 细胞。然而,应该指出的是,除了 α_7nAChR,异聚体 α_4/β_2nAChR 也在 B 细胞被发现,缺乏这些亚单位亚基会影响小鼠的基础免疫状态和他们的免疫反应。这两种 nAChR 似乎会影响 B 细胞上的共刺激物 CD40 的信号传导和表达。α_7或α_4/β_2 的亚单位对尼古丁或 ACh 在免疫调节生物效应方面的贡献目前尚不清楚。研究表明,α_4/β_2 和 α_7nAChR 可能参与了 proB 细胞在骨髓发育成熟为循环 B 细胞。利用基因改造缺失这两种受体亚型的小鼠骨髓重组嵌合体,结果表明,α_7或 β_2nAChR 刺激 proB 细胞中的发育阶段。缺少 2 个 nAChR 中的任何一个,特别是 α_4/β_2nAChR,外周 B 细胞减少,而尼古丁治疗导致骨髓中 B 细胞数量的增加。

与在非神经元组织中激活吞噬细胞的情况相似,小胶质细胞激活的结果可以是神经保护性的,也可以是神经毒性的。一般认为微环境中的健康神经元和星形胶质细胞可以通过激活 α_7nAChR 来调节小胶质细胞介导的先天免疫反应的强度,以及其他神经递质受体,如嘌呤能 P2X7 受体。静息和激活的小胶质细胞和星形胶质细胞的原代培养都显示出胆碱乙酰转移酶活性并合成 ACh,表明这种神经递质可能作为一种局部激素,有助于调节小胶质细胞功能。在正常健康的大脑中,与其他组织巨噬细胞相比,小胶质细胞表现出典型的静态表型,但它们对一些急性和慢性的损伤迅速做出反应。通过释放自由基、细胞因子和毒性因子,激活的小胶质细胞在中枢神经系统病理学中至关重要。或者小胶质细胞可通过分泌生长因子或可扩散的抗炎介质来发挥神经保护功能,以帮助解决炎症和恢复组织稳态。培养的小胶质细胞表达 α_7nAChR 蛋白和 mRNA,尼古丁和 ACh 抑制 LPS 刺激诱导培养中的小鼠小胶质 TNF 的产生。这种抑制作用的生产与 p44/42 和 p38MAPK 的磷酸化的降低有关。尼古丁还作为小胶质细胞上的抗炎剂,通过增加 COX-2 的表达和 PGE_2 的合成,PGE_2 可以下调小胶质细胞的激活和促炎基因的表达，包括 TNF。然而，尼古丁对 NO、IL-1β 和 IL-10 的释放没有影响。尼古丁对 LPS 诱导的 TNF 产生和 PGE_2 释放的影响被 α_7 亚基的特异性拮抗剂所抵消，证明了需要 α_7nAChR。尼古丁可能防止神经退行性疾病的发展，如阿尔茨海默病和帕金森病，其中小胶质细胞维持局部炎症反应。因为 α_7nAChR 在 β-淀粉样肽的神经毒性中的作用，α_7nAChR 在介导中枢神经系统炎症方面的可能作用得到了临床的关注。β-淀粉样肽（$A\beta_{1-42}$）是阿尔茨海默病病理的一个关键因素。它的主要特征之一是与疾病相关的大脑区域（如大脑皮层和海马）中的 nAChR 的减少。这种丧失可以解释为胆碱能细胞的丧失，这导致了认知功能障碍。最脆弱的神经元似乎是那些大量表达 α_7nAChR 的神经元。体内研究清楚地表明，α_7nAChR 在保护胆碱能损伤和增强认知功能方面发挥着关键作用。许多数据表明，$A\beta_{1-42}$ 与 α_7nAChR 的结合是神经元细胞死亡和阿尔茨海默病病理的触发因素。$A\beta_{1-42}$ 与 α_7nAChR 神经细胞表面 nAChR 的高亲和力结合导致 nAChR 复合物内化并在溶酶体腔内积累。由于这种 α_7nAChR-$A\beta_{1-42}$ 相互作用也导致 ACh 释放和钙流动的抑制，甚至导致体外实验中的细胞死亡，因此推测这种相互作用可能是阿尔茨海默病发病机制的关键事件之一。有证据表明，α_7nAChR 激动剂对不同培养系统中的 $A\beta_{1-42}$ 毒性具有神经保护作用。这种效应似乎是由 α_7nAChR 介导的，因为保护作用被银环蛇 α-神经毒素阻断并被 α_7nAChR 选择性激动剂模拟。在神经元细胞株 PC12 细胞中，尼古丁与 α_7nAChR 的相互作用抑制 $A\beta_{1-42}$ 与同一受体的结合，并防止 $A\beta_{1-42}$ 诱导 caspase-3 和凋亡。后者似乎是烟酸激活酪氨酸激酶 Janus 激酶 2（Jak2）和磷脂酰肌醇3-激酶和 AKT 信号通路的激活的结果，而不是阻断 $A\beta_{1-42}$ 与 α_7nAChR 的结合。总之，这些发现支持了 JAK2 在 α_7nAChR 诱导的抗 $A\beta_{1-42}$ 的神经保护中发挥着核心作用的观点。因此，这加强了 α_7nAChR 激动剂在控制神经元凋亡中作为药物靶点的潜在作用和阿尔茨海默病中 α_7nAChR 介导的阿尔茨海默病神经保护的潜在作用。

先前的研究表明，在几种途径中，胆碱能激动剂干扰免疫细胞激活所需的两种关键信号途径：JAK/STAT 和 NF-κB 途径。事实上，已表明 ACh 的抗炎作用与抑制 LPS 诱导的 NF-κB 激活有关。目前认为，α_7nAChR 的抗炎作用是通过 NF-κB 和 JAK2/STAT3 两条细胞内信号通路实现的。在单核细胞、巨噬细胞和内皮细胞中，研究表明，α_7nAChR 的抗炎潜能是由抑制转录因子 NF-κB 介导的。NF-κB 的激活需要 IκB 的泛素化。这个过程将允许 p65 和/或 p50 亚基的核转位,以调节 NF-κB 下游基因的转录,如 IL-6 和 INOS。α₇nAChR 的激活可能会防止 IκB 的降解和 p65 核转位,这一机制解释了 nAChR 激动剂在单核细胞、巨噬细胞和内皮细胞中的抗炎潜力。有研究表明,利用 LPS 刺激体外培养的小鼠肺泡巨噬细胞,发现 α₇nAChR mRNA 表达上调;使用 α₇nAChR 激动剂 GTS-21 可以抑制 TNF-α、IL-6 和高迁移率族蛋白 1(high mobility group box 1,HMGB1)的释放,这种作用可能是通过抑制细胞内 NF-κB 激活和促进 JAK2/STAT3 活化实现的。

烟碱抗炎途径的另一个关键成分似乎是由非神经元细胞中的 JAK2/STAT3 信号介导的。α₇nAChR 触发其细胞内催化结构域的激活,导致酪氨酸激酶 JAK2 的招募和磷酸化,以及随后转录因子 STAT3 的激活。激活 STAT3 信号是尼古丁的抗炎效力至关重要的,因为尼古丁不能减少表达磷酸化域或 DNA 结合域突变 STAT3 的细胞的 TNF 产生。因此,迷走神经刺激抑制野生型小鼠的肠道炎症,但在巨噬细胞中没有 STAT3 的小鼠中未能抑制(LySM-STAT3fl/fl)。因此,迷走神经活动的抗炎活性涉及 JAK2/STAT3 的信号传导。事实上,STAT3 通常被认为是一种抗炎转录因子。然而,STAT3 似乎间接发挥其抗炎作用,并不能直接抑制促炎基因的转录,如 TNF、IL-6 和 iNOS 的转录。除了 JAK/STAT 和 NF-κB 途径外,胆碱能激动剂还可以调节其他几种信号途径,如细胞外信号调节激酶(ERK;P44/p42MAPK)。这些丝氨酸/苏氨酸末端蛋白激酶在多种跨膜受体的下游被激活,是 MAPK 的一部分。最近的研究还表明,尼古丁通过上调人类单核细胞 COX-2 表达诱导 PGE₂的产生。PGE₂引起 cAMP 水平和 PKA 活性的增加。与这些结果一致,COX-2 和 PKA 抑制剂抑制尼古丁对黏附分子表达和细胞因子产生的影响,表明尼古丁的作用机制可能是通过内源性 PGE₂的产生。总之,α₇nAChR 激活触发一系列信号机制,在炎症细胞中,通常是直接或间接导致抑制 NF-κB 激活和/或 JAK/STAT 信号转导。利用 α₇nAChR 特异性激动剂 PUN-282987 处理心肌缺血-再灌注模型大鼠,心肌细胞线粒体的 Ca²⁺ 保留能力作用增强,缺血区心肌组织 NF-κB 转录活性降低。α₇nAChR 过表达时,可下调 NF-κB 的核转位和 TLR4 的表达,抑制炎症细胞因子的转录。

从上面的文献资料可以发现,眼镜蛇神经毒素的抗炎作用与阻断 nAChR 没法联系起来。α-神经毒素作为 nAChR 的拮抗剂,理论上应该促进炎症而不是抗炎。但是 cobratoxin 和 cobrotoxin 又都抑制炎症转录因子 NF-κB,这个又与抗炎作用相关。

点 评

　　Cobrotoxin(科博肽)的镇痛作用在临床上取得了良好的疗效,但是至今镇痛的机制尚未完全阐明,尤其是对于神经痛的机制。从经典的理论看以尼古丁为代表的 nAChR 激动剂有镇痛作用,cobrotoxin 和 cobratoxin 也有强大的镇痛作用,但是这两个 α-神经毒素是 nAChR 的拮抗剂。在我们实验室的研究中,我们和其他人的研究发现,cobratoxin、cobrotoxin 的镇痛作用似乎与 nAChR 关系不大,而与 mAChR 的关系更密切些。最近几年有人发现了 GABA、腺苷、P2X 受体、酸通道都参与了 α-神经毒素的镇痛作用。我们认为,酸通道、钠通道、GABA 受体、ATP 受体在介导 α-神经毒素中的作用应该深入研究。有人观察到 naja nalgesin,一种从毒液中分离出来的新肽,对小鼠急性疼痛和大鼠神经性疼痛有显著的镇痛作用。他们在 L5 脊髓神经结扎(SNL)啮齿动物模型中出现机械性痛觉异常,鞘内注射 naja nalgesin 使痛觉过敏显著减弱。用氟代柠檬酸(胶质细胞拮抗剂)预处理后,naja nalgesin 的抑制作用显著增强。此外,通过免疫组织学和蛋白质印迹评估,神经病大鼠背角 naja nalgesin 治疗后星形胶质细胞激活减弱。给药后脑脊髓液和细胞培养上清液的 $TNF-\alpha$ 和 $IL-1\beta$ 含量发生显著变化。研究结果表明,naja nalgesin 可通过改变星形胶质细胞功能发挥抑制痛觉异常的作用。胶质细胞激活和介导的炎症反应在神经痛中有重要作用,因此探索 α-神经毒素对于胶质细胞的作用也是一个很好的研究方向。

　　通过上述文献可知,nAChR 介导了胆碱能抗炎通路。然而,由于神经毒素被认为是 α_7nAChR 拮抗剂,从理论上讲,阻断 α_7nAChR 会加剧炎症,但是实际的动物实验和临床应用结果却是相反的。眼镜蛇 α-神经毒素无论长链还是短链都有明确的抗炎作用,但是如果用他们拮抗 nAChR 的机制来解释显然是不行的。那么眼镜蛇 α-神经毒素的抗炎作用可能是通过别的机制实现,这个机制还有待阐明。有人发现,cobrotoxin 可与 p50 和 IKK 中的 Sh-group 结合,抑制 p50 的迁移和 $I\kappa B$ 的激活,因此抑制 LPS 诱导的星形胶质细胞中 $COX-2$、$cPLA_2$、$IL-4$ 和 $TNF-\alpha$ 的表达。在我们的实验中,我们也发现 cobrotoxin 能抑制 $NF-\kappa B$ 的激活而具有良好的抗炎作用。$NF-\kappa B$ 是一个重要的炎症转录因子,因此,α-神经毒素抗炎作用的机制可能与抑制 NF-κB 通路有关。

　　我们认为应该探索 α-神经毒素是否引起短暂的炎症反应增强而促进慢性炎症恢复的可能性。我们暂且提出一个假设就是在慢性炎症时，机体的免疫功能已经是下降或失调的，造成炎症无法及时消除炎症和使组织修复，导致低烈度的炎症持续存在、反复发作。这种状态下，胆碱能抗炎通路对于慢性炎症的清除起到抑制作用，是有害的。α-神经毒素通过阻断胆碱能抗炎通路，提高免疫和炎症反应能力，反而能起到及时消除炎症的作用。在我们的研究中发现，眼镜蛇蛇毒和 cobrotoxin 促进巨噬细胞吞噬功能和 NK 细胞活性，增加抗体产生；但是抑制 T 细胞增殖和促炎细胞因子 IL-6、TNF-α 水平；可以恢复系统性红斑狼疮鼠淋巴细胞对于 Con A 的反应性。我们在和韩国韩医医生交流中，有韩医医生展示了很多蛇毒治疗皮肤疾病的图片，有些患者在接受蛇毒治疗皮肤疾病时一开始皮肤有非常强烈的炎症反应，但是数天后炎症消退，皮肤焕然一新。在其他韩医医生的实践中，也有人报告，cobrotoxin 和中华眼镜蛇蛇毒的使用最初会加剧炎症和疼痛，但是重复使用 cobrotoxin 和中华眼镜蛇蛇毒最终会导致炎症和疼痛的抑制。也有文献报告称，尼古丁处理小鼠肺泡巨噬细胞（表达 α_4、β_2，而不是 α_7）导致肺军团菌细胞内复制增强。此外，尼古丁下调这些细胞中的炎症因子 IL-6、TNF 和 IL-12 的产生。这种效应的一个潜在的可能结果是，一方面，炎症反应变得更少；另一方面，尼古丁的抗炎特性实际上提高了入侵微生物或病毒的存活率，并在感染后显著诱导更高的病毒滴度。值得注意的是，某些感染如肺炎链球菌引起的肺炎，在吸烟者中更为频繁。因此，这些研究表明，急性治疗用尼古丁受体激动剂可能提供药理学策略来抑制炎症，但慢性暴露于尼古丁或尼古丁受体激动剂提供持续的抗炎潜力，有利于一些肺部感染的吸烟者更易发展为慢性阻塞性肺疾病。因此，我们认为眼镜蛇 α-神经毒素通过阻击"胆碱能抗炎通路"以促进炎症反应来达到消除慢性炎症是可能的机制之一，值得进一步研究。

参 考 文 献

本书参考文献见二维码。

附录
眼镜蛇蛇毒对系统性红斑狼疮的作用

自身免疫病有上百种不同的疾病，有器官特异性的自身免疫病和系统性的自身免疫病。前者主要有：慢性淋巴细胞性甲状腺炎、甲状腺功能亢进症、胰岛素依赖性糖尿病、无力性延髓性麻痹、溃疡性结肠炎、恶性贫血伴慢性萎缩性胃炎、肺出血肾炎综合征、寻常性天疱疮、大疱性类天疱疮、原发性胆汁性肝硬化、多发性硬化症、急性特发性多神经炎、原发性血小板减少症、重症肌无力等。后者主要有：系统性红斑狼疮、类风湿关节炎、系统性脉管炎、弥漫性对称性硬皮病、天疱疮、多发性肌炎、混合性结缔组织病、自身免疫性溶血性贫血、格雷夫斯病、溃疡性结肠炎、干燥综合征、硬皮病等。

自身免疫病是世界上继心脑血管疾病、癌症后排名第三的主要疾病。在美国有1.5千万~2.4千万人，中国有3千万~4千万人患者。自身免疫病的特点可用5个"D"来概括：致残（disability）、致死（death）、致痛苦（discomfort）、药物不良反应（drug reactions）、致贫（dollar lost）。自身免疫病往往缺乏针对性的治疗药物，药物的不良反应严重或价格昂贵。蛇毒在治疗自身免疫病中有可能独树一帜，为这类疾病提供安全、有效的治疗药物。

系统性红斑狼疮（systemic lupus erythematosus, SLE）是一种自身免疫病，发病缓慢，隐匿发生，病情呈反复发作与缓解交替过程，临床表现多样、变化多端，病变涉及许多系统和脏器，可累及皮肤、浆膜、关节、肾及中枢神经系统等，该病以自身免疫为特征，患者体内存在多种自身抗体及免疫复合物沉积，不仅影响体液免疫，亦影响细胞免疫，补体系统亦有变化，最终引起炎症及其组织器官损伤。

系统性红斑狼疮的确切病因不明，可能与多种因素有关，包括遗传因素、感染、激素水平、环境因素、药物等。该病在临床上治疗难度较大。很多患者都深受其害，一旦患了红斑狼疮就会终生带病，给本人和亲人的心理和经济都带来了巨大的负担。多年来，红斑狼疮一直采用西医激素治疗。这种方法也是目前比较普遍的治疗方法，该方法可以较快地控制病情发展，起到立竿见影的效果，但是激素治疗最大的弊端就是毒副作用较大，一般不可以长期用药，并且费用较高，加之用药时间长，治疗效果不稳定，初步治愈后病情易反复。系统性红斑狼疮不是一朝一夕可以根治的，就目前的临床发展来看，针对红斑狼疮还没有一种药物可以根治。根据蛇毒成分对于炎症、免疫反应的调节作用，我们认为中华眼镜蛇蛇毒可能对系统性红斑狼疮有治疗作用，并且进行了动物实验研究，取得了不错的效果，可望为临床治疗系统性红斑狼疮提供一个安全有效的药物。

苏州大学衰老与神经疾病实验室采用 MRL/lpr 小鼠为自发性系统性红斑狼疮模型鼠。此鼠由 LG/J、AKR/J、C3H/D 及 C57BL/6 等不同品系小鼠交配至第 12 代时产生。MRL/lpr 小鼠是以 *lpr* 基因突变导致 Fas 分子表达缺陷，继而引发类似人类系统性红斑狼疮发病中起重要作用的因素——B 细胞过度激活，以及显著的淋巴腺病、脾肿大、大量抗 DNA 抗体和肾炎为特征的系统性红斑狼疮动物模型。MRL/lpr 发生系统性红斑狼疮具有性别差异性，雌性高发，这与人类系统性红斑狼疮具有相似性（女性：男性＝9：1）。该鼠可出现侵蚀性关节炎，抗 DNA、抗 Sm、抗 Su 及抗核苷 P 抗体（抗 Rib P 抗体），高滴度抗核抗体（ANA），高丙种球蛋白血症最突出，半数出现肾功能衰竭。肾脏损害为亚急性增生性肾小球肾炎，轻中度蛋白尿，其 50% 死亡率发生于第 5 个月。小鼠约 12 周龄时开始出现病理改变，在 15~20 周龄时出现血管炎和肾脏损伤，肾脏病理表现和人类的狼疮性肾炎相似，表现为炎症细胞浸润、血管炎、系膜细胞增殖、间质小管病变，多在 6~8 月龄时死亡。特别需要指出的是，该鼠在系统性红斑狼疮活动阶段会出现行为活动异常现象，并且经实验确证已排除其预先已存在中枢神经系统功能障碍的干扰，可以很好地用作研究系统性红斑狼疮发病与引起异常神经精神症状的相互关系。

实验中，MRL/lpr 雌性小鼠，12 周龄，体重 32~38 g。将小鼠随机分为 5 组（$n=10$）：模型对照组（给予蒸馏水）、中华眼镜蛇蛇毒加热小剂量组（20 μg/kg）、中华眼镜蛇蛇毒加热中剂量组（40 μg/kg）、中华眼镜蛇蛇毒加热大剂量组（80 μg/kg）、雷公藤总苷阳性对照组（10 mg/kg）。所述物理改性后的中华眼镜蛇蛇毒是将中华眼镜蛇蛇毒用去离子水溶解后加热变性,加热温度100±5℃,加热时间为5~10 min。采用灌胃给药,每天1次,为期4个月。从实验开始之日起,每隔2周,用8 mm摄录一体机拍照记录观察不同处理方式的各组系统性红斑狼疮小鼠之间皮肤毛发状态差异。

实验结果:MRL/lpr鼠(模型组)在14周龄时出现皮肤异常症状,主要表现为大面积红色斑块(头面部,后颈部,背部,双耳),尾部出现大量红色斑点,且在出现斑块(或斑点)处皮肤逐渐溃烂,同时该处毛发严重脱落。阳性药治疗效果不佳,相比于模型组皮损未见明显改善。而3个不同剂量中华眼镜蛇蛇毒组的MRL/lpr小鼠皮损均得明显改善,几乎无红色斑块或斑点出现,同时皮肤和毛发状态良好(图1)。

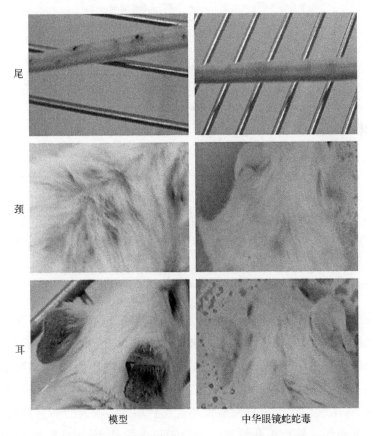

尾

颈

耳

模型 中华眼镜蛇蛇毒

彩图1

图1 中华眼镜蛇蛇毒对系统性红斑狼疮小鼠皮肤损伤的影响(见彩图)

系统性红斑狼疮模型小鼠(MRL/lpr)皮损的照片。系统性红斑狼疮模型小鼠。在实验结束的前两周时,系统性红斑狼疮小鼠(MRL/lpr)的皮肤出现了损伤,中华眼镜蛇蛇毒治疗减轻了皮肤病变

　　给药前用目测八联尿蛋白试纸每周检测 1 次各组小鼠尿蛋白含量,结果分为阴性、微量、+(30 mg/dL)、++(100 mg/dL)、+++(300 mg/dL)、++++(2 000 mg/dL)6 个级别,统计时分别记为 0、1、2、3、4、5 分进行评分,最后通过秩和检验统计分析。实验结果显示,在整个长期实验过程中模型组的尿蛋白含量先是持续增加(0~12 w),之后稳定在+++~++++(13~18 w),即有严重的尿蛋白现象。各个中华眼镜蛇蛇毒给药组和阳性药雷公藤总苷组的尿蛋白含量相对于模型组有不同程度的降低,其中中华眼镜蛇蛇毒的降蛋白效果总体明显优于雷公藤总苷,大剂量效果最好,测得的尿蛋白含量降低最为显著,中剂量次之,小剂量相对最弱(图 2)。

彩图 2

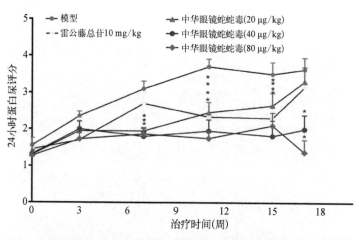

图 2　中华眼镜蛇蛇毒对系统性红斑狼疮小鼠蛋白尿的影响(见彩图)

　　与接受双蒸馏水的 MRL/lpr 模型鼠相比,接受中华眼镜蛇蛇毒的小鼠蛋白尿水平下降。蛋白尿用 Multistix 8 SG 试纸条进行测试,评分为 0($\leqslant$10 mg/dL)、1(11~30 mg/dL)、2(30~100 mg/dL)、3(100~300 mg/dL)、4(300~2 000 mg/dL)和 5($\geqslant$2 000 mg/dL)。数为每组 10 只小鼠蛋白尿的平均值±SEM。P 值由 Mann-Whitney rank sum test 检验确定。* $P<0.05$,与模型对照组比

　　实验中每 2 周用大小鼠通用型自发活动观察系统监测 1 次各组小鼠的自发活动情况,根据预实验结果确定检测时长为 30 min,根据平行试验原则,最大限度地使各组动物检测时间点保持一致,避免因时间点不同动物本身自发活动量亦不同而引起的误差,最后将各组 2 周 1 次的数据统一进行统计。实验结果显示,系统性红斑狼疮模型鼠在自发活动观察箱内活动量异常增加,表现为总活动路程明显长于各给药组。特别指出的是,系统性红斑狼疮病鼠主要集中在周边活动,较少存在于中央区域活动,而给药组则相对地总活动量减少,活动路程减短,且在活动时间内,更多地在中央区域活动,周边活动量相对

减少(图3)。据相关文献报道,一般认为中枢神经兴奋时动物总活动量增加,中枢神经抑制时总活动量减少;而且通常认为,中央区域对于动物是相对不安全的区域,较少进入,探索活动主要集中在周边区。中央路程比值增大,中央停留时间增加或进入中央区域的潜伏期缩短均表明焦虑缓解。故本实验结果从一定程度上说明了系统性红斑狼疮模型鼠的中枢神经可能因疾病原因而处于过度兴奋状态,并且有焦虑倾向;同时,阳性药雷公藤总苷组与各中华眼镜蛇蛇毒给药组的小鼠的中枢神经过度兴奋情况则因给药而有了不同程度的改善,中华眼镜蛇蛇毒各给药组的治疗效果优于阳性雷公藤总苷药对照组。本次实验结果显示,中华眼镜蛇蛇毒剂量越大对中枢神经过度兴奋的抑制作用可能越强。

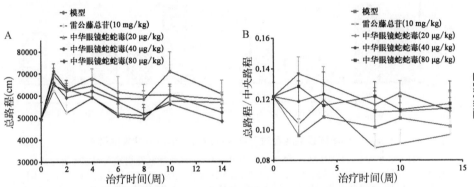

图3　中华眼镜蛇蛇毒对系统性红斑狼疮小鼠行为的影响(见彩图)

治疗不同时间中 MRL/lpr 小鼠在内部开放领域的活动。DigBehv 动物行为分析系统用于内开放野外测试。这些指标主要包括总距离、中心距离、周边距离等。实验总实验时间为 30 min。图 3A 中华眼镜蛇蛇毒减少内部开放场移动的总距离。图 3B 中华眼镜蛇蛇毒升高内部开放场中心距离/总距离的比率。数据为每组 10 只小鼠的平均值±SEM

对血常规的影响:经统计分析,发现模型组患病后白细胞、中性粒细胞、单核细胞及血小板异常增加,这是机体存在出血或感染和组织可能有炎症与坏死的反应。给药组小鼠的所有指标值均有降低,提示机体炎症甚至出血或坏死等现象有不同程度的改善。除大剂量中华眼镜蛇蛇毒的治疗效果不明显外,中剂量蛇毒组的各个指标降低得最为显著,即治疗效果最佳,小剂量次之。阳性药的疗效相对不稳定,尤其是没能改善单核细胞异常状况,且对其他 3 个指标异常的改善程度也是忽高忽低(图 4)。

另外,当脾脏结构发生异常改变,特别是红髓结构的异常改变也可使血细胞

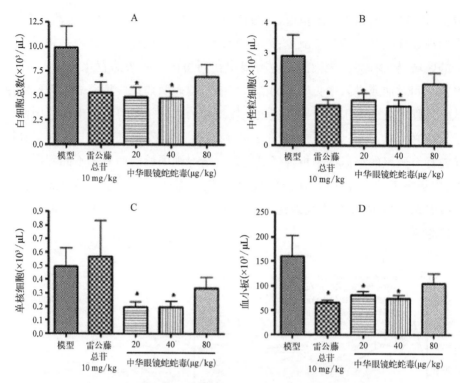

图4　中华眼镜蛇蛇毒对系统性红斑狼疮小鼠血常规的影响

所有小鼠在4个月后被处死。收集每组小鼠的全血，并通过血常规检查确定各组的差异。图4A每组小鼠血液中的白细胞的水平；图4B每组小鼠血液中的中性粒细胞的水平；图4C每组小鼠血液中的胚胎细胞水平；图4D每组小鼠血液中的血小板水平。数据为平均值±SEM（$n=10$）。$^*P<0.05$，$^{**}P<0.01$，$^{***}P<0.001$，与模型对照小鼠相比

浓度异常增高。例如，当红髓面积异常减少或结构的破坏时，可造成红髓部分的脾索和血窦功能障碍，可表现为脾脏储血能力及对衰老或死亡的血细胞和血小板清除能力的减弱甚至缺失。这使得本应停留在脾脏中的血细胞和血小板流至血液而使血细胞浓度升高。故系统性红斑狼疮模型鼠体内血细胞浓度的升高也暗示了其脾脏结构可能发生了异常变化，而中华眼镜蛇蛇毒治疗的小鼠可能因脾脏结构得到恢复使得血细胞浓度逐渐降低至正常水平。

需强调的是，无论是否脾脏结构异常，以上4种血细胞浓度在模型组普遍升高，说明机体存在感染、出血或组织坏死。

对血生化的影响：在血生化方面，系统性红斑狼疮模型鼠体内总蛋白异常升高，且主要表现为球蛋白升高，A/G降低。这主要是因为自身免疫发生时产

生的自身抗体(一种免疫球蛋白)大量存在。而给药后的小鼠体内蛋白异常情况则有显著改善。除小剂量中华眼镜蛇蛇毒给药组的疗效不显著外,大剂量中华眼镜蛇蛇毒给药组的蛋白质异常改善情况最佳,中剂量中华眼镜蛇蛇毒次之。阳性药雷公藤总苷疗效存在不稳定性。模型鼠存在肝脏病变,血清中检测出其谷丙转氨酶异常增高,经治疗后该酶的血清含量有所降低(向正常水平恢复)。比较各组数据,可看出大剂量中华眼镜蛇蛇毒给药的治疗效果最佳,能使谷丙转氨酶数值基本降低至接近正常范围,其他两个剂量的中华眼镜蛇蛇毒及阳性药雷公藤总苷的治疗效果则相对稍差(图5)。

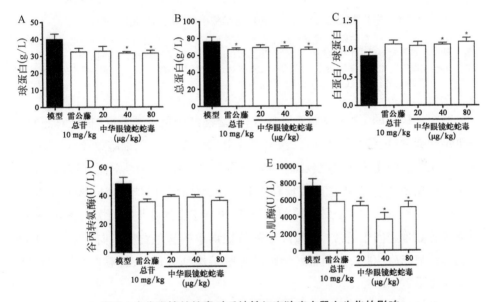

图5　中华眼镜蛇蛇毒对系统性红斑狼疮小鼠血生化的影响

　　所有小鼠在4个月后被处死。收集各组小鼠的血清,用自动生化分析仪检测血液生化指标。图5A:各组小鼠血清中的总蛋白水平;图5B:各组小鼠血清中的球蛋白水平;图5C:各组小鼠血清中A/G的比率;图5D:各组小鼠血清中的谷氨酸-丙酮转氨酶的水平;图5E:各组小鼠血清心肌酶水平。数据为平均值±SEM($n=10$)。$*P<0.05$,$**P<0.01$,$***P<0.001$,与模型对照小鼠相比

　　对脾脏的影响:系统性红斑狼疮模型鼠存在脾肿大现象,脾脏体积和重量异常增加,这是系统性红斑狼疮的经典临床表现。给药组的脾脏肿大情况有明显改善,和模型鼠相比脾脏体积和重量都有不同程度的减小,且与同体重正常小鼠的脾脏相比无明显差异。特别是阳性药组与大剂量中华眼镜蛇蛇毒治疗组的脾肿大的改善较好,与模型组比较差异显著(图6)。

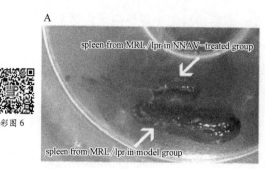

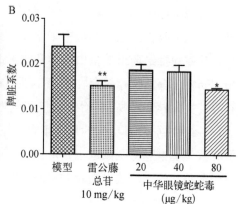

彩图 6

图 6 中华眼镜蛇蛇毒对系统性红斑狼疮小鼠脾脏的影响（见彩图）

所有小鼠在 4 个月后被处死，收集的器官称重，计算每 100 g 体重中某些器官的重量作为器官指数。图 6A：显示模型组和中华眼镜蛇蛇毒处理组的 MRL/lpr 的代表性脾脏的照片；图 6B：与模型组 MRL/lpr 小鼠相比，给药组脾脏指数下降（DDW，模型对照）。数据为每组 10 只小鼠的平均值±SEM。* $P<0.05$，** $P<0.01$，*** $P<0.001$，与模型对照组相比

对组织病理的影响：观察脾脏病理，系统性红斑狼疮模型鼠（模型对照）的脾脏结构异常，白髓面积增加，红髓面积减少，而且脾内淋巴细胞数量异常增多，镜下可见细胞因密集而呈色较深（×400）；雷公藤总苷组（阳性对照）的脾脏结构异常但比模型稍好，淋巴细胞数量有所下降，红髓面积也有增加（×400）；小剂量中华眼镜蛇蛇毒组的脾脏结构比前两组好，出现正常的脾小梁结构，红髓面积和淋巴细胞数量趋向于正常（×400）；中剂量蛇毒组的脾脏结构趋向于正常，红髓白髓结构清晰（×400）；大剂量蛇毒组的脾脏结构基本正常，红髓白髓结构正常（×400）（图 7）。

淋巴结病理结果显示，系统性红斑狼疮模型鼠（模型对照）的淋巴结结构异常，淋巴细胞数量过多，淋巴小结及副皮质区面积异常增加（×400）；雷公藤总苷组（阳性对照）的淋巴结结构开始恢复正常，可以观察到淋巴窦结构（×400）；小剂量中华眼镜蛇蛇毒组的淋巴结结构趋于正常，被膜及被膜下淋巴窦结构正常，小梁结构良好（×400）；中剂量蛇毒组的淋巴结结构趋于正常，视野下结构清晰甚至可见其周围血管（×400）；大剂量蛇毒组的淋巴结结构基本正常，被膜及小梁皆存在，结构较其他组佳（×400）（图 7）。

胸腺病理结果显示，系统性红斑狼疮模型鼠（模型对照）的胸腺结构异常，皮质增生，髓质萎缩，在较低倍数时甚至观察不到髓质（×400）；雷公藤总苷组（阳性对照）的胸腺结构趋于正常，但体积偏小（×400）；小剂量中华眼镜蛇蛇毒组的胸腺

结构趋于正常,皮髓质界限分明(×400);中剂量蛇毒组的胸腺结构基本正常(×400);大剂量蛇毒组的胸腺结构基本正常,皮髓质界限分明(×400)(图7)。

　　肾脏病理结果显示,系统性红斑狼疮模型鼠(模型对照)的肾脏结构异常,肾小球数量异常减少,肾小球肿胀,体积增大,存在大量炎性细胞浸润(×400);雷公藤总苷组(阳性对照)的肾脏结构仍异常,肾小球及肾小管内都存在炎症细胞浸润,但结构破坏程度轻于模型组(×400),小剂量中华眼镜蛇蛇毒组的肾脏结构稍好于模型组与阳性组,无或只有较轻炎症细胞浸润(×400);中剂量蛇毒组的肾脏结构基本正常,肾小球及肾小管结构基本正常(×400);大剂量蛇毒组的肾脏结构基本正常(×400)(图7)。

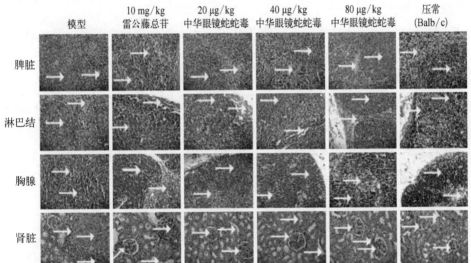

彩图7

图7　中华眼镜蛇蛇毒对系统性红斑狼疮小鼠免疫器官病理的影响(见彩图)

所有小鼠在4个月后被处死,收集的免疫器官和肾脏用H&E染色进行组织学检查。Balb/c鼠被用作正常对照小鼠。光镜下观察脾脏、淋巴结、胸腺和肾组织(×400)

　　对免疫指标的影响:在给药4个月时,称重及处死所有动物。处死前先摘眼球取血,取血后各组按前期已做好的特殊标记为准,将有标记的小鼠(各组均有选取)先送至细胞间取出脾脏,后送出给解剖人员进行解剖,取出其他脏器;剩余无标记的小鼠则直接取出所有所需脏器。在细胞间取出的脾脏,先立即将其在细胞间已备好的天平上称取脏器体重,然后快速将其置于盛有1640细胞培养液的培养皿中,使脾细胞离体后尽快恢复营养物质的供应,防止细胞大量死亡。后按照脾淋巴细胞增殖实验基本程序进行操作,具体如下:先将其脾脏置于细胞筛上剪碎，用 PBS 反复冲洗滤过，与红细胞裂解液以 1∶1 体积比混合后离心(1 500 r/min,5 min)，弃去上层液，加入等量 PBS 后用大口径枪头反复吹吸、打匀该液体，使沉淀(细胞)和溶液混合均匀。如此反复进行 2 次离心后，加入等量 1640 培养基溶液，同上离心后，弃去上清，最后加入含 10% 胎牛血清的 1640 培养基溶液混悬，计数。最终脾淋巴细胞在 96 孔板上培养的终浓度为 2×10^6 个/mL。培养的细胞分为培养基(无细胞)组、培养基+细胞组、培养基+细胞+Con A 组，Con A 终浓度为 5 μg/mL，各组均设 6 个孔。培养两天后，提前 4 h 在各孔加入 20 μL MTT(5 mg/mL)，4 h 后，各孔加入约 150 μL DMSO 液体，使沉淀溶解成有色溶液，10 min 后立即于 490 nm 波长处测各孔吸光度(OD)，进行结果统计分析。

结果显示，模型组与阳性给药组对于 Con A 的刺激表现出免疫耐受状态，即脾淋巴细胞虽应激却不能进行正常的免疫应答或增殖反应，这与其仅对自身抗原反应敏感紧密相关，也是发生系统性红斑狼疮的特征表现。小剂量中华眼镜蛇蛇毒治疗可较好的改善脾淋巴细胞对外来抗原的耐受状态，使脾淋巴细胞的增殖功能得到显著的恢复，受 Con A 刺激后大量增殖，与模型组比较差异显著。同时比较各不同处理组可发现小剂量蛇毒疗效最好，中剂量次之，大剂量最弱，阳性对照药雷公藤总苷无作用(图 8)。

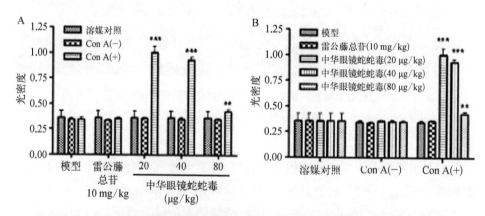

图 8　中华眼镜蛇蛇毒恢复系统性红斑狼疮小鼠淋巴细胞对免疫原刺激反应

所有小鼠在 4 个月后被处死，收集脾脏制备单细胞悬浮液，并在 2×10^6 细胞/mL 的 96 孔培养板中培养。在补充 10% 胎牛血清的 RPMI-1640 中培养这些细胞。用 5 mg/L Con A 刺激培养，或单独培养基，于 37℃ 在加湿空气中用 5% CO_2 培养 48 h。加入 20 μL MTT(5 mg/mL)，4 h 后加入 DMSO(150 μL)。在 10 min 后测定 OD_{490}。图 8A 和图 8B：在脾淋巴细胞增殖检测中，与模型组 MRL/lpr 鼠相比，中华眼镜蛇蛇毒恢复了脾淋巴细胞对外来抗原刺激的反应性可以观察到系统性红斑狼疮模型鼠血清内的确存在多种自身抗体,这里主要检测的是 IgG 抗双链 DNA 自身抗体。细胞因子 IL－6 能够使 B 细胞前体成为能够产生抗体的细胞,这是自身抗体产生的必要前体,经检测该值也异常升高。证实了模型鼠血清 IL－6 水平异常,这可能经过一系列相关反应而致机体自身抗体含量增加。与模型鼠体内发生有多脏器的炎症反应现象相符合,我们检测到血清中炎症因子 TNF－α 的水平异常增高,以及异常发生的自身免疫反应消耗 C3 而导致 C3 耗竭,即数值异常偏低。我们检测到不同剂量中华眼镜蛇蛇毒治疗后血清内的免疫分子异常水平都有不同程度的恢复。其中小剂量蛇毒的疗效最为显著,中剂量次之。大剂量蛇毒与阳性雷公藤总苷在一些指标上未能检测出明显疗效(图 9)。

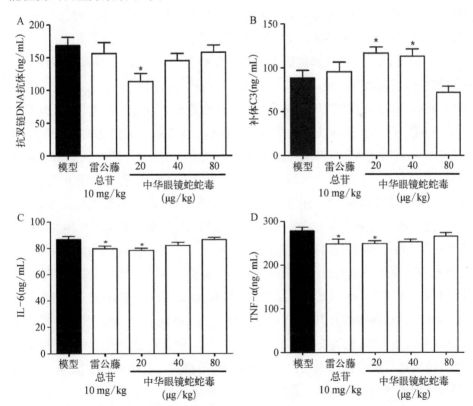

图 9　中华眼镜蛇蛇毒对系统性红斑狼疮小鼠自身抗体的影响

所有小鼠在 4 个月后被处死。收集每组小鼠的血清,检测抗 DNA 抗体,细胞因子 IL－6 和 TNF－α,补体 C3。在酶标仪中读取每个样品的信号强度。图 9A:dsDNA 抗体水平;图 9B:补体 C3 水平;图 9C:IL－6 水平;图 9D:TNF－α 水平。数据为平均值±SEM($n=10$)。$^{*}P<0.05$,$^{**}P<0.01$,$^{***}P<0.001$,与模型对照小鼠相比

　　总结以上实验结果,应用自发性系统性红斑狼疮 MRL/lpr 小鼠,首次系统研究了中华眼镜蛇蛇毒在系统性红斑狼疮模型鼠中的药效,发现中华眼镜蛇蛇毒可明显改善以下几种系统性红斑狼疮症状：皮肤损伤、尿蛋白、行为和精神异常、血常规异常、血生化指标异常和组织器官损伤,抑制自身抗体的产生。

　　模型鼠机体免疫系统功能有明显异常,表现为：① 脾脏重量异常,肉眼可见 MRL/lpr 鼠存在脾肿大(符合系统性红斑狼疮特征性改变)；② 脾脏病理结构及脾淋巴细胞免疫功能异常；③ 淋巴结异常增多、增大且结构异常；④ 胸腺病理结构异常。进一步具体分析,以上免疫器官特别是脾脏是机体进行细胞免疫与体液免疫产生细胞因子与抗体的主要场所,模型鼠淋巴结增生且脾肿大,但主要表现为皮质或白髓面积的增加,髓质或红髓面积反而减少,而且皮髓质或红白髓交界处边缘区模糊不清,结构缺损。因边缘区是淋巴结和脾内捕获抗原,识别抗原,诱发免疫应答的重要部位,其结构异常将直接导致抗原识别障碍,不能识别"自己"和"非己",故对外来抗原表现为免疫耐受,而对机体自身却应激产生了大量细胞因子和自身抗体。自身抗体属于免疫球蛋白,其在体内大量产生,将导致免疫球蛋白与总蛋白浓度异常升高。同时自身抗原和抗体结合形成免疫复合物,沉积在不同部位造成炎症和多种组织损伤：在皮肤黏膜则造成皮肤损伤,在中枢神经系统则造成行为和精神异常,在肾脏则造成结构破坏产生尿蛋白,在肝脏则引起肝脏损伤。白髓由动脉周围淋巴鞘和淋巴小结构成,存有大量 B 细胞和 T 细胞,是发生体液和细胞免疫应答的场所,其面积增加(淋巴结皮质面积的增加也同理),说明模型鼠内免疫应答反应强烈,这和系统性红斑狼疮时机体发生了严重的自身免疫反应相符合；脾脏红髓由脾索和血窦组成,其面积缩小,导致储血和对衰老、死亡的红细胞与血小板清除能力严重减弱,于是血中血细胞及血小板的浓度将升高。机体其他部位的炎症反应也将导致血细胞及血小板的进一步升高。

　　中华眼镜蛇蛇毒治疗后,MRL/lpr 鼠的脾脏、胸腺、淋巴结这些免疫器官结构都逐渐恢复正常,尤其是脾脏正常结构的恢复,使其对血细胞储藏和清除能力恢复,特别是识别异己抗原能力也得到恢复,不再对自身组织产生抗体,自身免疫复合物无法形成,所以以上系统性红斑狼疮症状得以明显改善。中华眼镜蛇蛇毒治疗后,脾淋巴细胞恢复了对 Con A 刺激的反应性,而雷公藤总苷作为一个免疫抑制剂却无此作用,说明蛇毒治疗系统性红斑狼疮可能只对异常的自身免疫有抑制作用,而能保留正常的免疫反应。中华眼镜蛇蛇毒这种选择性的免疫调节作用值得进一步探讨。

点　评

系统性红斑狼疮缺少有效治疗药物。我们在系统性红斑狼疮动物模型中发现中华眼镜蛇蛇毒有较好的治疗作用,能有效地缓解系统性红斑狼疮的症状。由于模型动物供应的原因我们未能完成 cobrotoxin 对系统性红斑狼疮的治疗作用,初步观察的结果表明,cobrotoxin 治疗系统性红斑狼疮也是有效的。

我们了解到有志愿者服用自制的中华眼镜蛇蛇毒制制剂治疗了数例系统性红斑狼疮患者。

例1:患者神经系统症状为主,每周至少发作大癫痫样发作,服用强的松不能控制症状,丧失工作能力。服用眼镜蛇蛇毒两年半左右,症状控制,恢复工作能力。

例2:患者以肾功能损害为主,20多年病程,服用强的松,所有检测的红斑狼疮相关自身抗体阳性,丧失工作能力。服用眼镜蛇蛇毒3年,激素减为2粒,所有原来自身抗体阳性的指标全部转阴。恢复工作能力。

例3:年轻女性,服用强的松2~4粒控制症状,每月有一次感冒,需要用抗生素。服用眼镜蛇蛇毒后激素减为半粒可控制系统性红斑狼疮症状,服用蛇毒期间从未发生过感冒。后因阑尾手术终止了服用蛇毒。